好食 助好孕 养好儿

孕10月同步营养权威方案、孕产期营养全程指南

谷丽萍◎主编

吉林科学技术出版社

图书在版编目（CIP）数据

好食，助好孕、养好儿：孕产期营养全程指南 / 谷丽萍主编. -- 长春：吉林科学技术出版社，2015.1
ISBN 978-7-5384-8728-2

Ⅰ. ①好… Ⅱ. ①谷… Ⅲ. ①孕妇—营养卫生②产妇—营养卫生Ⅳ. ①R153.1

中国版本图书馆CIP数据核字（2014）第302176号

好食，助好孕、养好儿：孕产期营养全程指南

Haoshizhuhaoyun yanghaoeryunchanqiyingyangquanchengzhinan

主　　编　谷丽萍
编　　委　张海媛　史颖超　李玉兰　黄建朝　高亭亭　孙灵超　张志军　曾剑如
　　　　　孟　坤　陈　涤　刘力硕　杨丽娜　黄艳素　张　羿　杨志强　张　伟
　　　　　陈　勇　黄　辉　夏卫立　张海斌　逄　莹　刘波英　王雪玲
出 版 人　李　梁
特约策划　张海媛
策划责任编辑　孟　波　杨超然
执行责任编辑　王　皓
封面设计　长春市一行平面设计有限公司
开　　本　780mm×1460mm　1/24
字　　数　300千字
印　　张　10
印　　数　1—7000册
版　　次　2015年4月第1版
印　　次　2015年4月第1次印刷

出　　版　吉林科学技术出版社
发　　行　吉林科学技术出版社
地　　址　长春市人民大街4646号
邮　　编　130021
发行部电话/传真　0431-85635177　85651759
　　　　　　　　85651628　85635176
储运部电话　0431-84612872
编辑部电话　0431-85659498
网　　址　www.jlstp.net
印　　刷　沈阳新华印刷厂

书　　号　ISBN 978-7-5384-8728-2
定　　价　35.00元

如有印装质量问题　可寄出版社调换

序　言

宝宝是什么？爱的结晶？生命的延缓？未来的寄托？站在旁观者的角度来看，这些都可以成为极具正能量的答案，但对于妈妈来说，宝宝只是孩子，是妈妈的心头肉，是可以用自己的生命去维护的另一个生命。

在常人眼里，10个月很短暂，还不到1年时间，生活上、事业上或许不会有太大的惊喜，但对孕妈妈来说，仅仅是10个月的时间，就可以孕育出一条鲜活的小生命。几乎所有的孕妈妈都知道营养对自己及胎宝宝意味着什么，虽然它不能治疗孕期所有的病痛不适，但规律饮食、全面摄取营养会提高孕妈妈的抗病能力，若能根据自身情况有针对性地选择食物对预防及改善身体不适可起到辅助作用。此外，我们站在胎宝宝的角度来看，胎宝宝的生长发育也离不开母体的营养供给，丰富而全面的营养能为胎宝宝的成长发育奠定坚实的基础，满足您孕育健康、聪明宝贝的愿望！

在此基础上，这本《好食，助好孕、育好儿——孕产期营养全书》诞生了。我们经过两年时间的磨砺，终于让这本书与读者见面了。其实对于孕产期营养这个话题早在千年前就已经被国医们论证过，随着现代科学的发展，营养学家们对平常的食物进行了更深入细致地研究，发掘出食物背后的营养秘密。在庞大的理论基础支持下，我们将最科学但却深奥晦涩的理论知识，用最简单、通俗的表述方法进行解析，力求让读者朋友们在舒心阅读的前提下一看就懂，懂了便会做，做了即能看出成效，这就是我们最终要达到的目的。

我曾经接到过好多孕产妇们的来电，大家都反映一个问题，就是不知道相对月份该如何进行饮食保养。对此，我将针对孕期的每个月进行深入细致地讲解，这也是我对来电的朋友们做出的最全面而科学地解答。

本书还涉猎到孕期必补的营养素，以及孕产期最该摄取的食物，每一小节都会给读者朋友们带来全新的认识。

在此，我祝愿所有的读者朋友们，顺利度过孕产期，养育出健康聪明的宝宝。

——谷丽萍

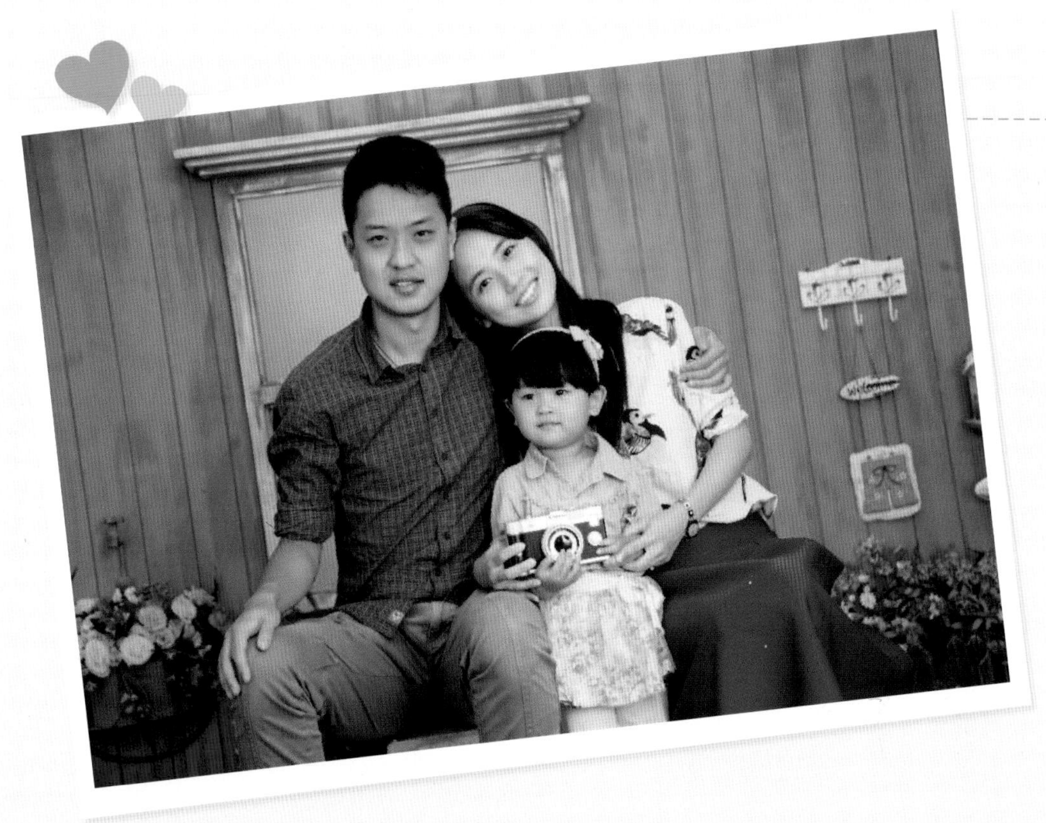

亲爱的读者朋友们：

大家好！

我是梅朵，是本书的特约模特，也是一名书评人，我代表女儿和先生向读者朋友们问好。两年前，当本书的出版人找到我参与图片拍摄时，其实我是有些犹豫的，出于职业习惯我对图书质量有着极高的专业要求，我担心本书内容理论依据不足，给读者造成误导。但当出版人将初稿拿给我看时，文稿中流畅的文笔、有理有据的内容给我吃了一颗定心丸，就此决定参与图片拍摄。现在看来我的决定是对的，希望这本书能惠及更多的孕妈妈！

做新新妈妈的时代来临啦！

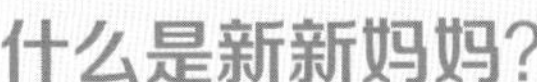

什么是新新妈妈?

对于80、90后的人们来说，视野开阔了，知识量大了，文化素养高了，敢于对老一辈的教育模式提出质疑了，对新时代的教育理念更容易接受了，这就是第一个新的寓意，而后面的新妈妈也就不言而喻了，既指孕期又包含初产期的妈妈们。

关于我们……

专家团队：

谷丽萍，吉林大学第二医院妇产科教授、主任医师，硕士生导师。1986年师从我国著名妇产科专家闫国来教授，获医学硕士学位。三十年来，一直从事妇产科专业的临床医疗、教学及科研工作。在医疗上，具有丰富的临床实践经验，对妇产科疑难、复杂病症有很强的诊断与治疗能力。

艺术创作团：

金牌摄影师：任兴立、刘计

特 约 模 特：梅朵、张海斌、于悦洋

化　妆　师：予墨

我们的目的……

提起孕产期营养，相信许多人都觉得是老生常谈了，而且这一谈就谈了数百乃至上千年。我国古代的中医先辈们早已对孕期及产后的营养事宜做过了详细论述，且大多收集在了各大中医典籍中，也就是说孕产期营养的问题，有着强大的中医理论依据。不仅如此，营养学界对此也极其认可，认为孕期及产后的女性科学摄取营养是必需的、必要的、必然的。既然如此，我们这部书就为读者朋友们详细介绍孕产期营养的相关知识，并以“轻松阅读”为目的设计版式、拍摄菜品、编排内容。希望能给读者们一个不同的阅读心境，并从中受益。

幸福生活从这里开始！

祝普天之下所有的孕妈妈、新妈妈健康多多、幸福满满；愿未出生及已出生的宝宝们健康多多、智慧满满！

目录 CONTENTS

孕产期营养采访记

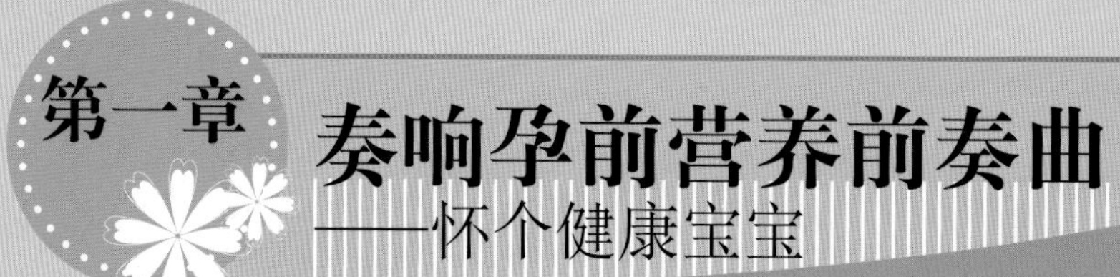

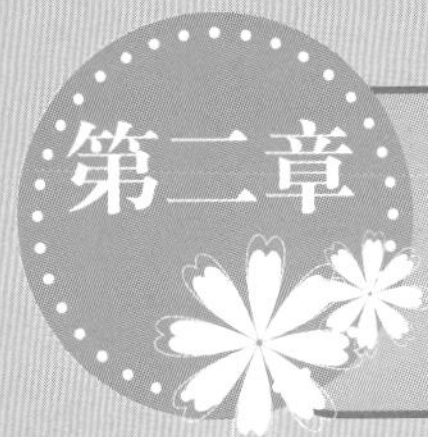

第二章 孕期营养全程指导

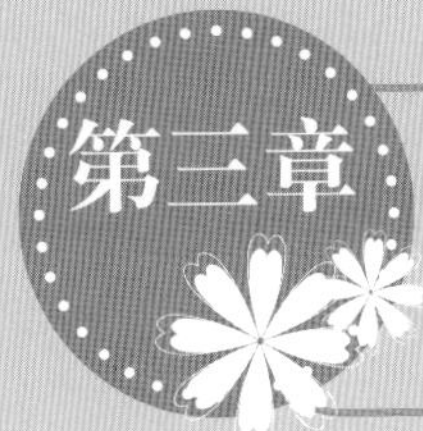

第三章 孕妈妈必补的 23 大营养素

第四章 孕期常见不适的营养改善法

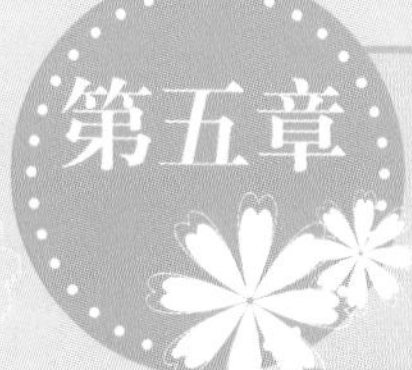

第五章 孕期必备的营养食材

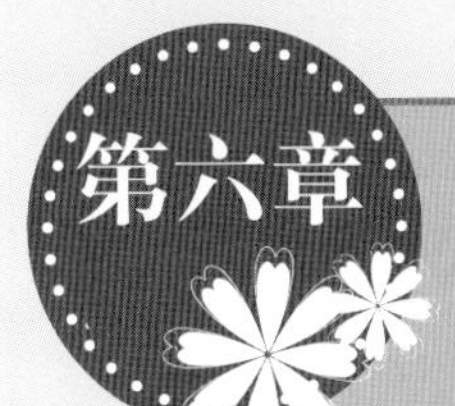

第六章 产后必备的营养食材

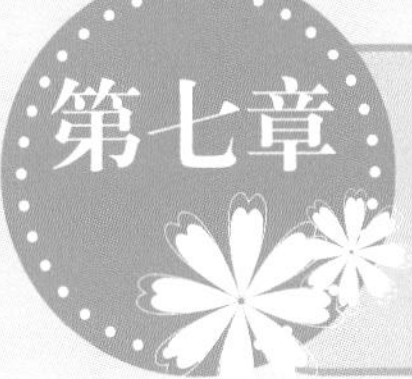

第七章 4周营养月子餐，为后期哺乳开个好头

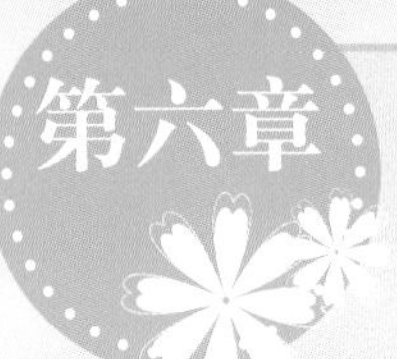

第六章 产后常见不适的营养改善法

我们采访了5位孕产期的妈妈，向她们了解了有关孕产期营养的相关问题，最后发现些话题，本书便由此而生！

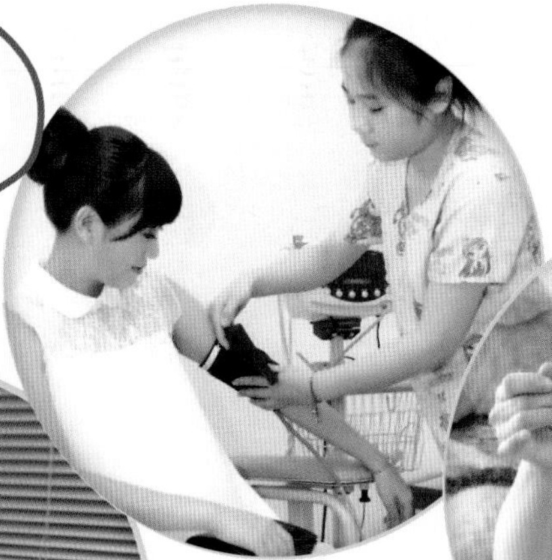

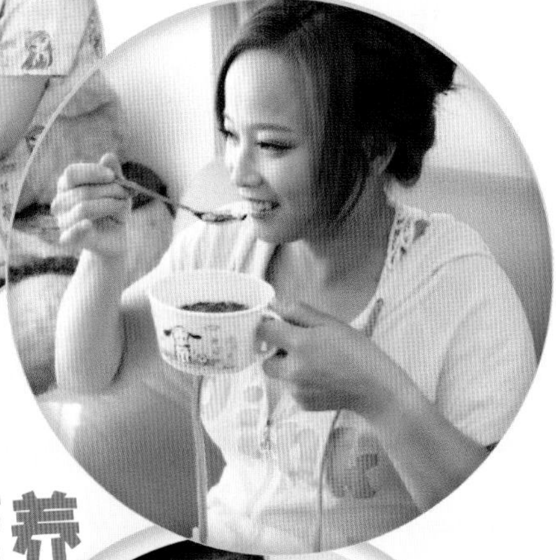

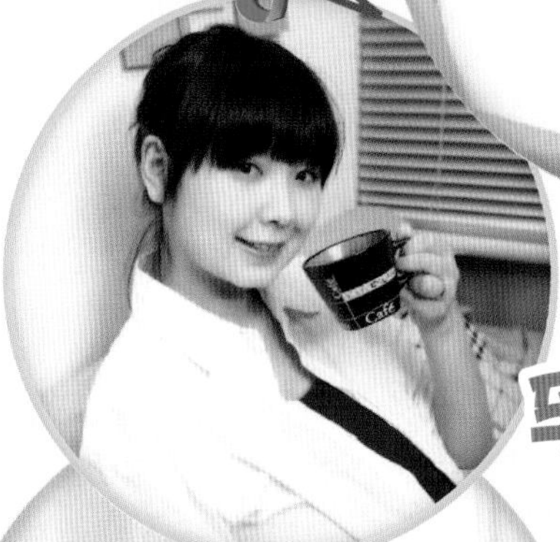

孕产期营养采访记

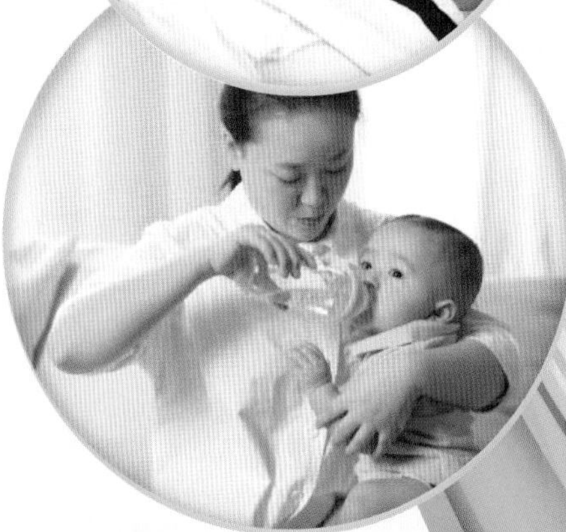

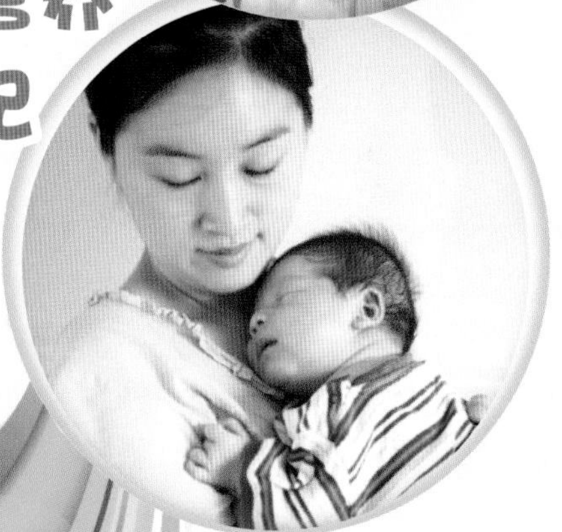

在我们的采访过程中，虽然这5个家庭情况不尽相同，但从主人公的言谈举止中我们了解到，他们有着共同的梦想——拥有一个健康、聪明的宝宝，而且大家都提到了一个共同的话题“营养”。的确，对于孕产期的女性来说，补充营养是最关键的事，看看您是否也遇到了类似的情况。

准备要孩子了，真的挺忐忑，不知道吃什么才能怀上一个健康孩子，所以叶酸、维生素……样样备齐。

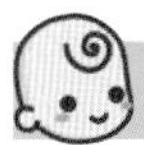

准妈妈姓名：陈圆圆　孕育状况：备孕　采访日期：2014年4月29日

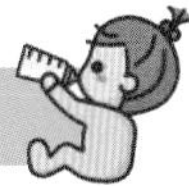

孕前准备有点“乱”

结婚3年了，我和老公的工作进展都不错，在双方父母的催促下，我决定进行人生另一项更大更重要的工作，那就是生一个健康可爱的小宝宝。

以往看别人怀孕，觉得是一件很简单的事，可是轮到自己了，却感觉要面对一项超级伟大的工程。要怀孕了，我的身体准备好了吗？咨询几个当了妈妈的姐妹，我买回来一堆的保养品，如叶酸、维生素、钙片、蛋白粉等。那天晚上，我正准备吃蛋白粉，老公阻止了我，“你知道自己的身体情况吗？你体内缺乏蛋白质吗？”我一下子蒙了，对啊，我根本没做过系统的检查，也不知道自己到底缺什么，这样乱补会不会适得其反？

老公说好多女性在怀孕前、怀孕后，一门心思要怀上一个健康宝宝，只要是对身体有好处的就吃，结果却造成不好的结果。为了顾及我的感受，老公并没有讲乱补会造成哪些不良后果，但我的脑海里却已经浮想联翩了，庆幸这些保养品还没下肚。

专业的孕前检查给我吃了定心丸

后来，我去医院进行了孕前检查，在医生的指导下，我保留了一部分叶酸、维生素，另一部分给丢弃了。另外，医生还建议我老公也要注意身体，不能吸烟、喝酒，还要尽量少吃辛辣刺激性的食物。

有医生的保驾护航，有自己还算“强壮”的身体做基础，还有支持、配合我的老公，对于生一个健康、聪明的宝宝，我更有信心了。

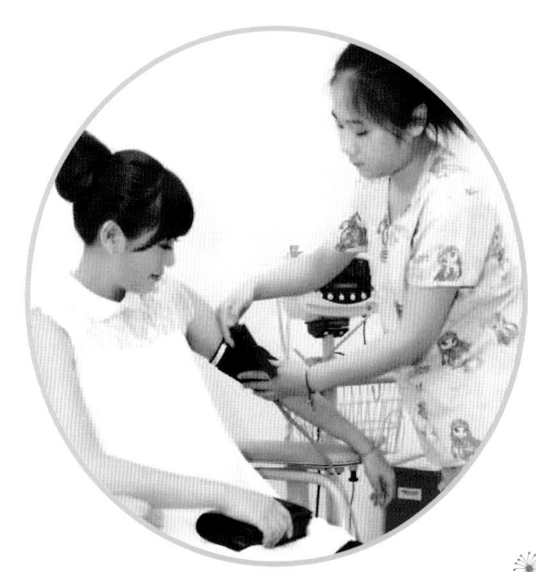

意外怀孕了，孕前没补充叶酸，医生开了复合维生素，可是越吃越吐，于是我选择了食补。

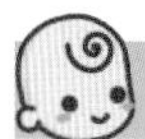

准妈妈姓名：小静　预产期：2014年10月3日　采访日期：2014年3月6日

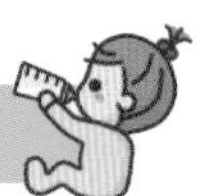

意外的惊喜让我手足无措

我和老公是去年秋天结婚的，结婚前老公就许诺我过3年二人世界再要宝宝，婚后就没有考虑要宝宝的事。上个月我例假没有来，上医院一检查，竟然怀孕了，这让我感到手足无措。

其实对于要宝宝的事情我和老公早已研究过，甚至连如何进行孕前准备都计划过，记得当时我还信誓旦旦地对老公说：“我一定要提前调整生活规律，提前三个月吃叶酸……”老公当时还怀疑我能否做到，而我却向他保证一定能做到。可是这样意外怀孕，什么该补该吃的都没有吃，该避免的事情一样也没做，这可怎么办啊！

老公看着我的样子，也很心疼，宽慰地说：“老婆不用担心，你和我身体一直不错，年轻体壮，没有不良生活习惯，应该是宝宝最好的温床，你就不必担心了。”看着老公担心的样子，我的心也慢慢沉静了下来，他让我一下子懂得自己现在是个妈妈，应该理性和坚强。

食补好像更适合我

医生对我进行了专业的检查，听了我的介绍，让我不要担心，还给我开了复合维生素。

我有一个已经当了妈妈的姐妹看到我痛苦的样子，让我不要再吃复合维生素了，说：“蔬菜、水果里含的维生素、叶酸够丰富的了，你身体又没有毛病，吃蔬菜、水果就够了。”现在我每天都吃大量的蔬菜、水果，各项指标都很正常。没有想到平时常吃的蔬菜、水果还有食疗的作用，孕妈妈们可要多吃哟！

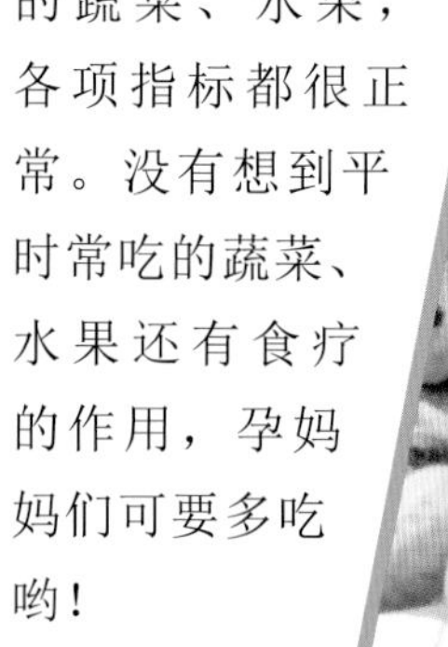

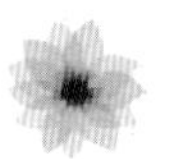

于 洋 采访实录

很快就要生了，吃得越来越多，总担心孩子太大不好生，爱人特意请教了营养专家，制作了营养食谱，好感动。

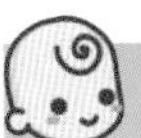

孕妈妈姓名：于 洋　预产期：2014年8月21日　采访日期：2014年5月2日

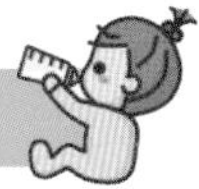

“母肥儿壮”给了我多吃的理由

从我怀孕开始，婆婆和妈妈都告诉我：“母肥儿才壮，妈妈身体好孩子才长得好，想吃什么就吃什么。”有了“母肥儿壮”这个理由，再加上也没多大的孕期反应，我就放开了吃。从怀孕到现在，我的胃口一直很好，见到水果更是停不下嘴。我的肚子长得比同月龄的孕妈妈都要大，我开始有些担心，甚至怀疑胎儿营养过剩，长得过大。

前两天的产检，应了我的怀疑。医生告诉我宝宝有点过大，并为我讲解了胎儿过大对分娩及母体健康造成的影响。听完医生的话让我着实担忧，见状医生便安慰我，说：“只要控制饮食，注意合理搭配，控制一下体重就可以了。”一方面不能亏着宝宝，另一方面又不能让宝宝长得过大，真的是有点左右为难。

科学的营养搭配让我和宝宝都好

老公的舅妈是学医的，知道我的情况后把我训了一顿，顺便也训了我妈和婆婆，“怀孩子这么大的事，哪能由着你们胡来呢？当妈的要吃好，肚子里的孩子也要吃好，可是吃法要科学、要营养，不是什么都可以吃、都能吃。顿顿猪肉牛肉，只会给妈妈和宝宝增加负担，多吃点蔬菜、水果和一些脂肪较少的鱼、虾，宝宝既聪明又不会太胖。”在舅妈的安排指导下，我每天的饮食都按少食多餐、有荤有素、少油少盐的规则来搭配。一个月下来，我感觉体重得到了有效控制，产检的时候医生说宝宝的一切检查数据都是正常的。于是，我这颗悬着的心才真正落地。

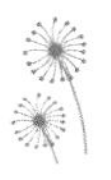

孩子生下来的时候好小，小到我担心她会因营养不足而发育不良，所以，那时候吃就是我的重要工作。

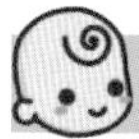

妈妈姓名：李智贤　宝宝姓名：朵儿　分娩时间：2014年3月6日　采访日期：2014年4月10日

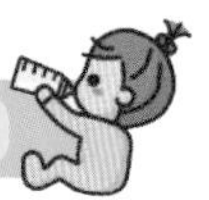

弱小的孩子没奶吃

经历了十月怀胎，我是多么迫切地希望尽早见到我的宝贝，就在2014年3月6日下午两点，我们母女俩终于见面了。当时，老公的眼里噙着泪水，他温柔地对我说："老婆辛苦了，我们的女儿出生了。"当时我非常虚弱，只能由老公抱着女儿给我看。当时，我的第一感觉就是"她好小。"我的眼泪瞬间滑出了眼眶。医生见状忙说："孩子很健康，只是轻了些，赶快振作起来，让奶水足足的，1个月后孩子会变个样儿。"

随后的几天里，我拼命地吃，什么乌鸡汤、猪肉汤、牛肉汤，只要是能吃的都往胃里灌，不但奶水没见多，肠胃还出了问题。于是不得不请来高级催乳师，但效果也不理想。看着女儿瘦小的身体，我的情绪也很低落，有时暗自掉眼泪。

清淡易消化的饮食救我出窘境

妈妈得知我的情况后从老家赶了过来，她是一名医生。了解了我的饮食情况后对我说："产后几天里胃肠功能是很弱的，吃太多油腻的东西不仅不能下奶，还会增加肠胃负担。另外，产后第一周内过分的催乳容易造成乳腺疾病，很可能适得其反。"此时的我才恍然大悟，被爱冲昏了头脑。妈妈重新安排了我的一日三餐，饮食尽量清淡细软、容易消化，我的胃肠功能才得以慢慢恢复，到了产后第二周以后，妈妈又为我精心烹制催乳餐，奶水才算正式多了起来。

看着宝贝吃饱喝足后的小模样，别提有多高兴了。我真的要对天下所有的妈妈们说上一句："科学地营养补充，才能达到预期目的"。

愿每一个孩子都能健康成长！

我的宝宝出生时只有5斤多，瘦瘦弱弱的样子，看一眼就让人心疼。出生后第3天就有了新生儿黄疸，看着她黄黄的小脸，我忍不住想哭。

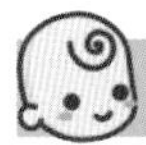

妈妈姓名：王春明 宝宝姓名：苗儿 分娩时间：2014年5月18日 采访日期：2014年8月6日

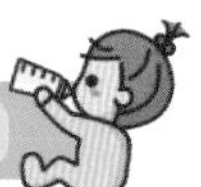

宝宝变成了黄宝宝，吓坏我们一家

苗儿出生的时候只有5斤多，瘦瘦弱弱的样子，看一眼就让人心疼。我最大的愿望和责任就是多吃多喝，让自己的奶水足足的，把她养得胖胖的。苗儿出生的第3天，我们就回到家了。可是回家后我们就发现不对劲儿，已经由红转白的苗儿有点泛黄，回家的第2天，变得更严重，身上、脸上都是黄黄的。

婆婆和老公急忙把她送到医院，我也想去，可是他们说我还在月子里，不让我去。焦急等待两个小时后，他们终于回家了，老公说苗儿是新生儿黄疸，医生也没有开什么药，让多晒晒太阳就可以了。接下来的几天，苗儿吃喝拉撒都没有问题，每天也让她在窗户下晒晒太阳，可是身上的黄还是没有退，真是吓坏我们了。

断几天奶，黄宝宝变白宝宝

看着宝宝黄黄的小脸，我也顾不上自己还在月子里，抱着她就上医院了。医生检查完了，问我："孩子是纯母乳喂养吗？"在得到我的肯定回答后，她让我停几天奶，给宝宝喝配方奶。医生说苗儿得的是母乳性黄疸，断几天奶应该就会好一点。此外，医生还再三叮嘱我断奶期间也要注意饮食卫生、多多摄入营养，及时吸出多余奶水，保证母乳的正常分泌。

看着苗儿瘦小的身体，我真的不忍心，但是看着她黄黄的小脸，我又只能狠一下心。后来的几天，我忍着奶胀的疼痛，听着苗儿的哭泣，没有给她喝我的奶，只给她冲奶粉喝，慢慢的，她身上的黄色消退了，黄疸慢慢地好了。有的时候狠心也是一种关心，对于孩子来说科学的，才是最有用的。

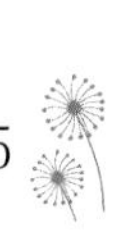

第一章

奏响孕前营养前奏曲

——怀个健康宝宝

备孕的号角吹响了，相信许多小夫妻们都摩拳擦掌准备孕育下一代了吧？但是，这里有个重要问题：“营养”您储备好了吗？要想怀个健康宝宝，营养可是重要的生命元素，至于怎么吃、吃什么，本章将给您一个完美答案。

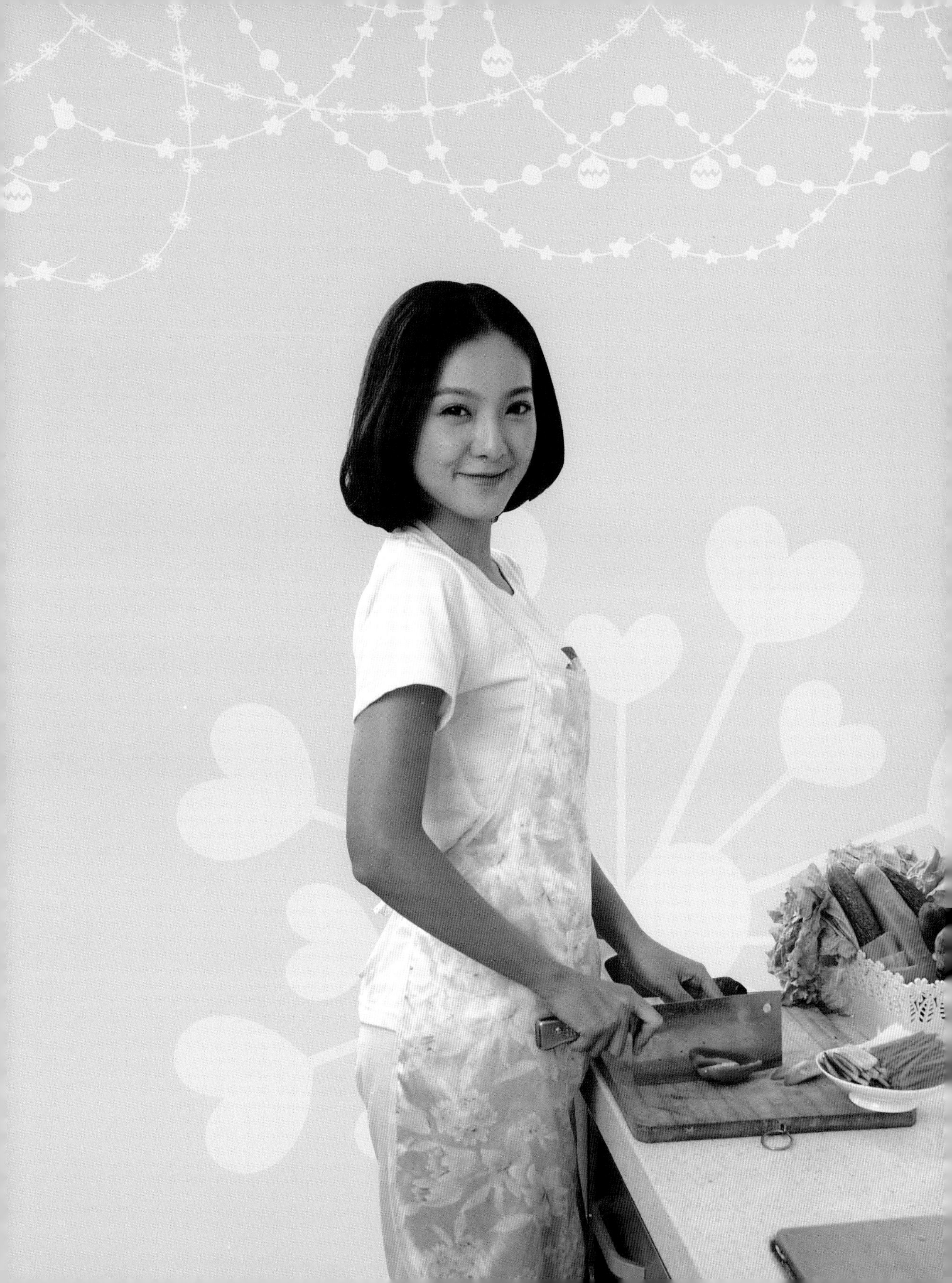

准备要孩子了，你做好营养储备了吗

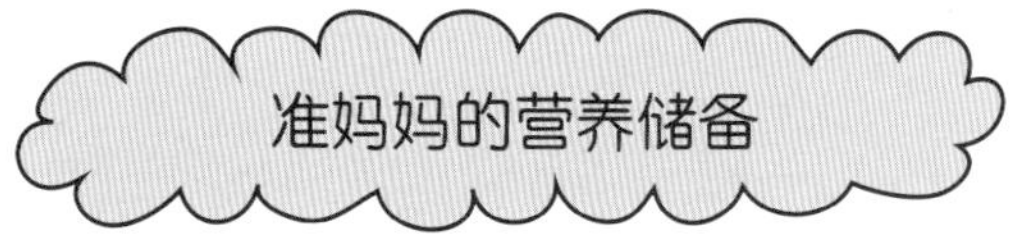

准妈妈的营养储备

别让必要营养缺了席

◆ 补补铁，不贫血

准备怀孕的女性在孕前可以多摄取一些含铁的营养物质，让身体不贫血，更利于怀孕。

◆ 叶酸够量就可以

叶酸是促进胎宝宝神经系统和大脑发育的重要物质，准妈妈补充叶酸可以有效防止胎宝宝畸形。备孕期女性一定要看清楚叶酸含量，切忌服用大剂量的叶酸片。

◆ 钙让骨骼更强壮

钙参与骨骼形成，能强健骨骼，安定神经，预防压力。备孕期女性补钙对形成优质卵子起重要作用。

◆ α-亚麻酸充足，宝宝智商高

α-亚麻酸是构成人体细胞的核心物质，α-亚麻酸进入人体后转化成大脑形成和智商开发的必需成分——DHA（二十二碳六烯酸）和EPA（二十碳五烯酸）。

◆ 碘保护母婴健康

碘是人体必需的微量元素，是人体甲状腺素的主要成分，但是不能够由人体自身合成。碘在人体的生长发育过程中起着重要作用。备孕期女性为补充碘平时应多食海带、海虾、黄花鱼、海藻、虾皮、紫菜等海产品。

◆ 蔬菜水果，维生素多

维生素是人体必需的营养素，不同的维生素对人体起着不同的作用。除维生素片外，备孕期女性应该从蔬菜和五谷中摄取维生素，每日适当增加水果青菜，以满足身体对维生素的需要。

助孕美食推荐

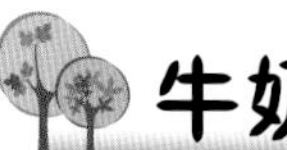

牛奶洋葱汤

原料 鲜牛奶350毫升，洋葱50克。

调料 橄榄油、盐各适量。

做法

1. 洋葱去蒂、皮，洗净，切丝。
2. 锅内放适量橄榄油烧热，放入洋葱炒香，加水煮10分钟。
3. 加入鲜牛奶煮沸，加盐调味即可。

功效 橄榄油和洋葱都是健康食材，能改善人体系统功能，准备怀孕的女性食用此菜，可以调节身体状态。

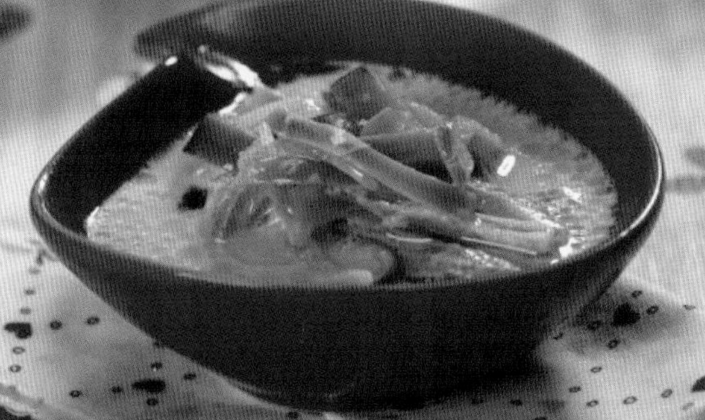

准爸爸的营养储备

别让必要营养缺了席

◆ 多补镁，增强精子活力

镁是维持人体生命活动的必需元素，它可以调节神经和肌肉活动力、增强耐久力。另外，镁还可以增强精子活力，提高男子生育能力，增加受孕概率。含镁较丰富的食物有：菠菜、苋菜、豆类、花生、荞麦、南瓜子、西瓜子、松子等。

◆ 补点叶酸，保障精子质量

叶酸不是女人的专利，准爸爸也要经常补充叶酸。如果准爸爸缺乏叶酸，会导致精液浓度降低、精子活力减弱，而且精液中携带的染色体数量也会发生异常，增加孕妈妈流产的概率，引起新生儿缺陷。准爸爸要多吃动物肝脏、红苋菜、菠菜、生菜、芦笋、豆类、苹果、柑橘等食物，来增加叶酸的摄入量。

◆ 维生素E，提高生育力

维生素E又名生育酚，能促进性激素分泌，能促进男性精子的生成及增强其活力。补充维生素E的最好方法是从食物中摄取，也可以用维生素E制剂来进行补充，每日10～20毫克便基本足够，否则容易产生副作用。

◆ 补补锌，精子更有活力

锌直接参与精子内的糖酵解和氧化过程，保持精子细胞膜的完整性和通透性，维持精子的活力。准爸爸补锌需要适量，每天2毫克基本足够。含锌丰富的食物有肉类、豆类、茶叶、小米、萝卜、牡蛎、干酪、花生酱等等。

助育美食推荐　GO

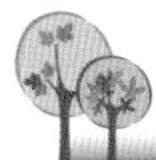

牡蛎小米粥

原料　牡蛎200克，小米50克。

调料　酱油、盐、姜各适量。

做法

1. 小米洗净，加适量清水，煮成粥。
2. 牡蛎在盐水中泡20分钟，洗净泥沙，倒入粥锅，加姜丝煮开。
3. 待牡蛎煮熟，加酱油、盐，调味，即可。

功效　牡蛎富含锌、优质蛋白质、低脂肪，营养丰富，备育的男性食用此粥可以改善因缺锌导致的精子减少、不育症等症状。

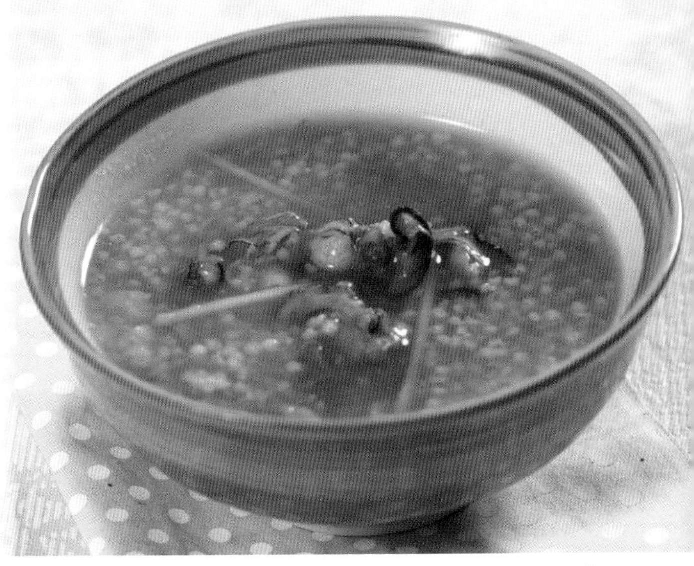

了解自己的体质类型，有计划地补充营养

每个人都有不同的生长过程和生长环境，每个人的体质多多少少有些区别。“十月怀胎”是件说起来轻松做起来难的事，备孕妈妈你准备好了没有？在准备升级为妈妈之前，你最好对自己的体质有所认识，做一些专业检查，排除器质性疾病，这样才能更好地迎接新生命的到来哟。

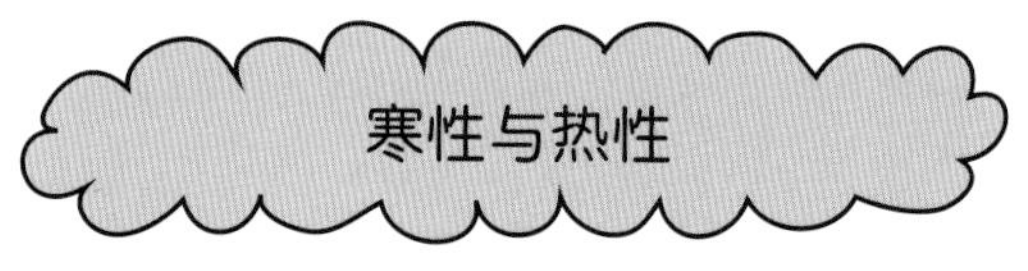

寒性体质

◆ 寒性体质特征

1	畏寒怕冷，经常四肢冰冷
2	贫血，经常脸色苍白
3	舌苔较白，不常喝水
4	行动比较迟缓
5	经常觉得没有力气
6	尿量多，尿色较浅
7	生理周期较长
8	精神虚弱，很容易疲劳
9	喜欢喝热水或热饮料

◆ 营养补充要点

寒性体质的备孕期女性以温补肾阳、祛寒气为目的。应该多吃一些温热性食物和平性食物，少吃凉性食物，不吃寒性食物，为胎宝宝创造一个“温暖”的家。

◆ 推荐食材

高粱、糯米、青菜、芥菜、香菜、韭菜、南瓜、大蒜、大葱、生姜、茴香、荔枝、桂圆、桃子、红枣、杨梅、核桃、杏、橘子、杧果、樱桃、羊肉、狗肉、黄鳝、河虾、海虾、雀肉、鹅蛋、猪肝等。

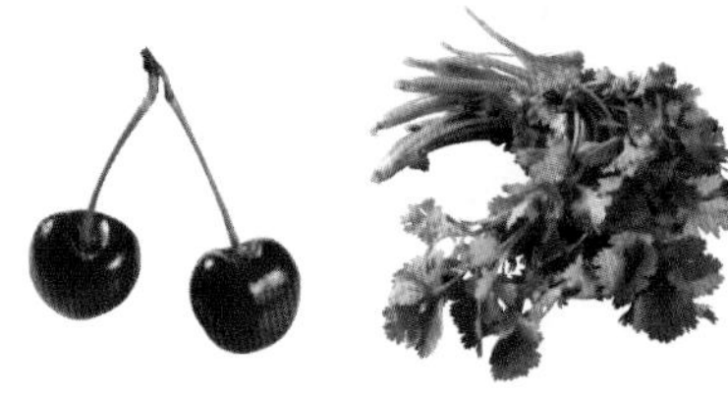

热性体质

◆ 热性体质特征

1	舌头偏红，有黄色舌苔
2	容易口渴
3	口臭，觉得口里发苦
4	经常红光满面，甚至是面红耳赤

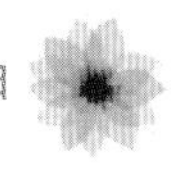

5	容易紧张，也容易亢奋
6	脾气不好，容易上火
7	生理周期较短
8	大便容易干结，甚至便秘
9	尿量多，尿色偏黄

◆ 营养补充要点

热性体质的备孕期女性再吃温热的食物就是火上浇油了，应该多吃一些寒凉性食物、平性食物。准妈妈要记住身体太热也并不是胎宝宝所喜欢和需要的，所以在平时的饮食中一定要记住以清内热的食物为主。

◆ 推荐食材

荞麦、小米、大麦、青稞、绿豆、薏米、大米、芹菜、冬瓜、苋菜、黄瓜、苦瓜、丝瓜、竹笋、冬笋、菊花菜、菠菜、油菜、莴笋、卷心菜、西红柿、豇豆、四季豆、黑木耳、山药、松仁、芝麻、胡萝卜、鸭肉、兔肉、牡蛎肉、鸭蛋、蛤蚌、猪肉、鹅肉、黄花鱼、带鱼、鸡蛋、鹌鹑肉、香蕉、西瓜、梨、苹果、葡萄等。

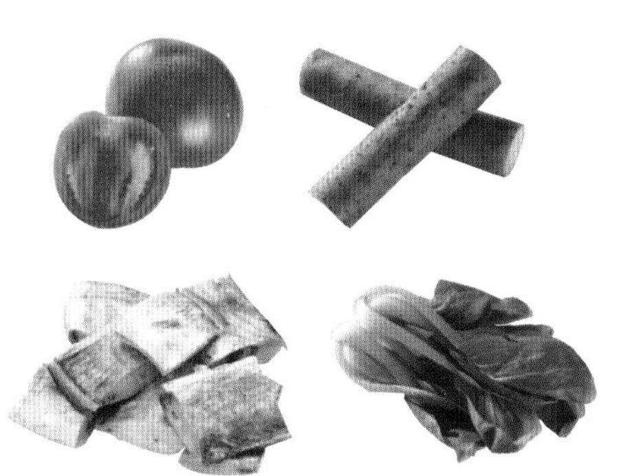

虚证与实证

虚证体质

◆ 气虚体质

气虚体质特征

1	身体较弱，没有力气
2	面色偏黄或白
3	目光没有多少神采
4	精神疲倦，身体疲乏无力
5	舌头淡红
6	嘴里发淡
7	容易出汗
8	有脱肛、子宫下垂的现象
9	呼吸急促

营养补充要点

气虚体质的备孕期女性应以补气养气为主，“气”足了，脾、胃、肺、肾才会更强健，更利于胎宝宝的着床、生长。最好是选择一些补气虚食品进行进补、调养，常见的有肉类食品、豆类食品等，山楂、薄荷、香菜等最好少吃或不吃。

推荐食材

山药、红薯、香菇、蘑菇、韭菜、樱桃、红枣、桂圆、羊肉、口蘑、鲜姜等。

血虚体质特征

1	毛发枯燥，毛发稀疏没有光泽
2	肌肤没有光泽
3	记忆力不好
4	经常气短，提不起气
5	脉搏细弱，无力
6	心悸、失眠
7	脸色苍白，形体消瘦
8	头晕，有时会感觉到眩晕
9	月经量少，甚至闭经

营养补充要点

血虚体质的备孕期女性要注意血虚不同于贫血，不是单纯补血就可以的。另外中医认为，气能生血，补血的同时还要补气。备孕期的准妈妈应多食用一些进补作用的食物，不宜食用辛辣的食物。

推荐食材

胡萝卜、莲藕、黑木耳、红枣、桂圆、葡萄、橘子、乌鸡、黑芝麻、胡桃肉、鸡肉、猪血、猪肝、红糖、红豆等。

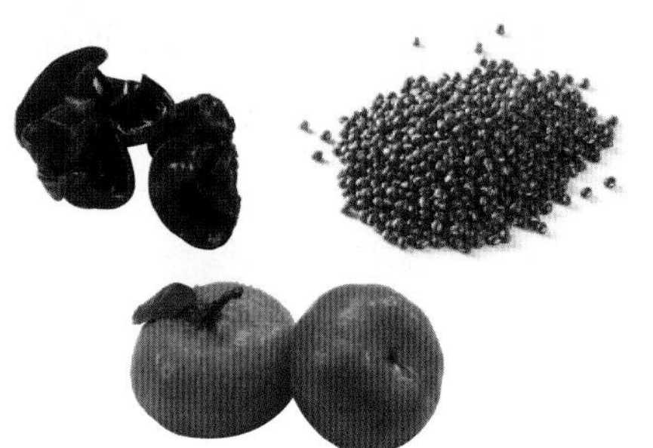

◆ 阴虚体质

阴虚体质特征

1	毛发枯燥，毛发稀疏没有光泽
2	身体瘦长
3	两目干涩，视物模糊
4	手心、脚心发热
5	脸色常发红
6	大便偏干，或者便秘
7	夜寐不安，梦较多
8	喜欢冷饮
9	心烦气躁，脾气不好

营养补充要点

阴虚体质的备孕期女性容易新陈代谢加快、体内津液耗损过度，进而出现各种热证表现。所以在饮食调理上应多吃些具有养阴降火、滋阴润燥功效的食物。可以多吃一些具有清热、凉血、止血的食物，比如肉类、贝类。

推荐食材

大白菜、冬瓜、黄瓜、紫菜、梨、莲子、山药、牛奶、马铃薯、红糖、禽蛋、鱼、甘蓝、菠菜、芹菜、胡萝卜、南瓜、甜薯、西红柿、鸡肉、麦胚、麦片、面包、花生、芝麻、鲜枣等。

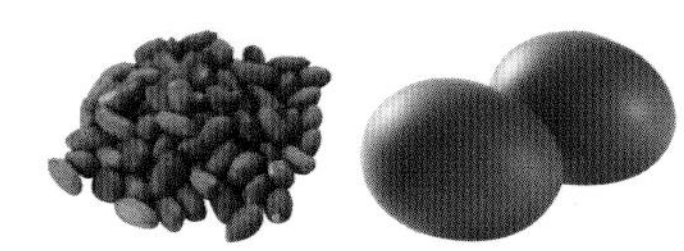

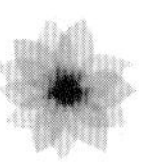

◆ 阳虚体质

阳虚体质特征

1	怕冷，手脚发凉
2	面色灰暗，少有光泽
3	身体疲惫，没有力气
4	口中乏味，但不喜欢喝水
5	大便偏稀，小便偏多
6	精神不振，嗜睡
7	少言少语，语调偏低
8	月经量增多，白带清而稀
9	尿量多，而且清长，容易腹泻

营养补充要点

阳虚体质的备孕准妈妈不要着急，要慢温、慢补，缓缓调理。阳虚体质的准妈妈应该少吃或者不吃性寒生冷的食物，可多吃温热性的食物。另外，阳虚体质的准妈妈还要兼顾补养脾胃，因为只有脾胃好，才能吃得香，为身体源源不断地提供养分，为胎宝宝做好温床。

推荐食材

荔枝、榴梿、樱桃、红枣、核桃、腰果、生姜、韭菜、南瓜、黄豆芽、羊肉、牛肉、狗肉、鸡肉、桂圆、杏、栗子、香菜、胡萝卜、山药等。

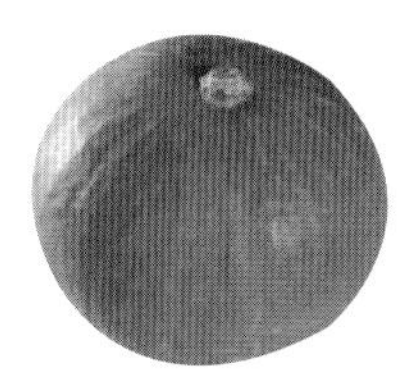

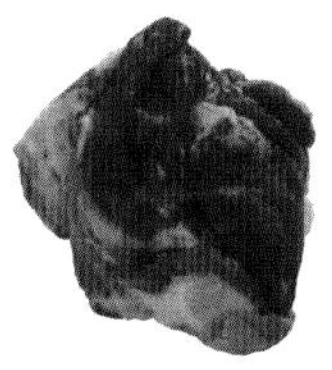

实证体质

◆ 实证体质特征

1	口干口臭
2	呼吸气粗，容易腹胀
3	体力充沛，但无汗
4	活动量大，肌肉有力
5	脾气较差，容易烦躁不安
6	容易失眠
7	舌苔厚重
8	大便秘结、小便色黄
9	有抗病力

◆ 营养补充要点

实证体质的备孕期女性在生活中表现得很好，很“健康”，但是实际上却不是完全健康的，存在很多隐患。在平时的饮食上要以调节、调理为目的，不要因为抗病能力强就不注意饮食。实证体质的备孕女性应该多吃一些寒凉性的食物，少吃或不吃温热性的食物。

◆ 推荐食材

小米、小麦、荞麦、绿豆、鸭蛋、蛤蜊、牡蛎肉、螺蛳、苹果、梨、草莓、枇杷、莲子芯、柿子、猕猴桃、西瓜、竹笋、海带、紫菜、草菇、苦瓜、西红柿、茄子、油菜、苋菜、菠菜、莴笋、芦蒿、豆腐、藕、冬瓜、蘑菇、牛肉、鸭肉、兔肉、马奶、蛙肉、鱼、鲍鱼等。

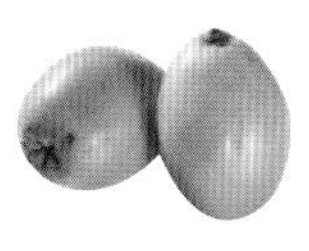

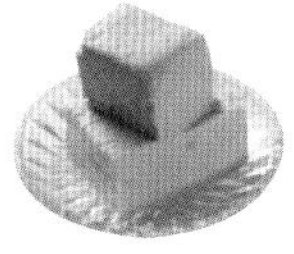

盘点助孕好食材

在怀孕之前什么食物是最好的？当然是对怀孕有帮助，对未来宝宝有好处的食物了。下面这些食物非常适合备孕期的小夫妻食用，能有效提高受孕概率哟！

食材类别	适用人群	助孕原理
核桃	准爸爸、准妈妈均可经常食用	核桃中含有蛋白质、维生素E、钙、磷、镁、锰、锌等营养物质，核桃不仅有健肾、补血、益胃、润肺等功能，还有增强性功能的作用
红枣	准妈妈可以经常食用	红枣中富含蛋白质、脂肪、糖类、胡萝卜素、B族维生素、维生素C以及磷、钙、铁等成分，红枣不仅有滋补作用还有催情作用
鸡蛋	准爸爸、准妈妈均宜常吃	鸡蛋中含有蛋白质、脂肪、多种维生素、锌、钙、磷以及铁等多种营养物质，是性生活后补充体力的最佳食物
大葱	准爸爸、准妈妈均可常吃	大葱中含有的物质可以保证人体激素正常的分泌，有滋阴补阳的功效，鸡蛋炒大葱被很多国家认为是助孕的最好食物
泥鳅	准爸爸可以经常食用	泥鳅肉中含有一种名叫“河洛克蛋白质”的物质，具有养肾生精的功效，常吃可促进精子形成
冻豆腐	准妈妈可以经常食用	冻豆腐中含有丰富的精氨酸，可以有效提高性功能，消除疲劳
牡蛎	适合准爸爸经常食用	牡蛎中锌的含量是目前所知道的天然食物中最丰富的，是天然的补精良药
牛肉	准爸爸、准妈妈均可常吃	中医认为牛肉有补中益气、滋养脾胃、强筋健骨的功效。牛肉含锌量也是非常丰富的，对于准备怀孕的小夫妻有极好的食疗效果

续表

食材类别	适用人群	助孕原理
香蕉	准爸爸可以经常食用	香蕉中富含镁，镁可以增强精子的活力，提高男性的性功能
乌鸡	准妈妈可以经常食用	乌鸡不仅是女性滋补身体的必选材料，其对于怀孕也有很大帮助，可以增强女性体质，更利于怀孕
猪肝	准爸爸、准妈妈可以经常食用	猪肝含有较多的肾上腺皮质激素和性激素，对增强性功能有一定作用
小米	准爸爸可经常食用	小米含有大量的锌，可以增强精子的质量；小米营养丰富，可以让男性更强壮
芦笋	准妈妈可以经常食用	芦笋含有丰富的叶酸和膳食纤维，是孕前补充叶酸的佳品，有益于以后胎宝宝的健康发育
橙子	准爸爸、准妈妈可以经常食用	橙子是富含维生素C的天然抗氧化剂，同时也是清洁身体和增强能量的佳品，备孕的小夫妻食用可以消除身体炎症，促进细胞再生
巧克力	准妈妈可以适当食用	巧克力堪称自然的“女性催情药”，女性食用可诱导人体释放更多的多巴胺，提高兴奋度，增强性快感
燕麦	准爸爸可以经常食用	燕麦能提高血液中睾丸激素水平，男性适当食用燕麦，有助于提高游离睾丸素含量，提高性趣
生姜	准爸爸、准妈妈可以经常食用	生姜的挥发油可促进血液循环，对大脑皮层、心脏、呼吸、中枢和血管运动中枢均有兴奋作用，有助于恢复体力，促进性爱
草莓	准爸爸准妈妈可以经常食用	草莓营养丰富，含有多种抗氧化剂，有助于改善血液循环，提高性生活质量
鳕鱼	准妈妈可以经常食用	可调节女性体内激素，改善子宫环境，促进排卵，进而提高怀孕概率
虾	准爸爸可以经常食用	虾性温，味甘，能补肾壮阳，准爸爸多吃虾有助于强壮身体，提高性生活质量

别让不当食物破坏了你的怀孕大计

怀孕是人生的大事，当你打定主意要宝宝时，从吃到喝样样都要注意，别让不当的食物影响到怀孕。

准妈妈需远离的食物

腌制食品

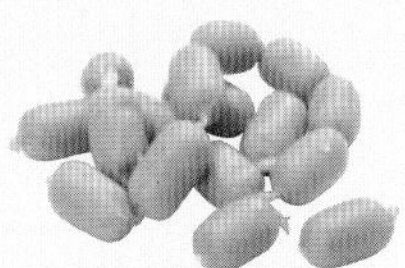

腊肉、香肠、咸鱼等各种腌制品虽然风味独特，受人喜欢，但是其中含有微量的亚硝胺，不但会增加身体排毒负担，还可能致癌，孕前的准妈妈最好远离

胡萝卜

胡萝卜含有丰富的胡萝卜素、多种维生素以及对人体有益的多种营养成分。但是备孕期的女性食用过多会引起闭经和降低受孕率

咖啡

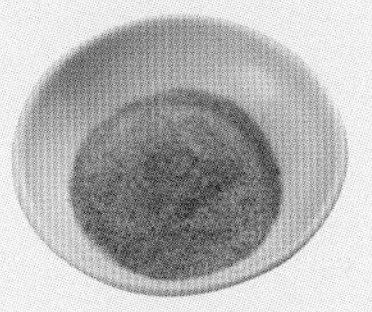

咖啡中的主要原料咖啡因在某种程度上会影响到受孕。所以，备孕期的女性应该远离咖啡，可选择白开水、果汁等健康饮品

木瓜

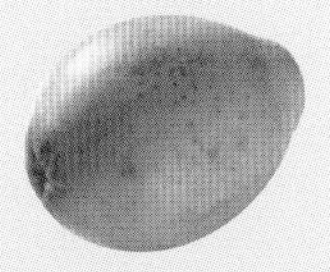

木瓜可以丰胸、美容，也是一种很有效的避孕药。因为木瓜中含有一种特殊的酶——木瓜蛋白酶，可与黄体酮相互作用，从而达到避孕效果。想要小宝宝的年轻女性，在备孕期间最好少吃或不吃木瓜

苦瓜

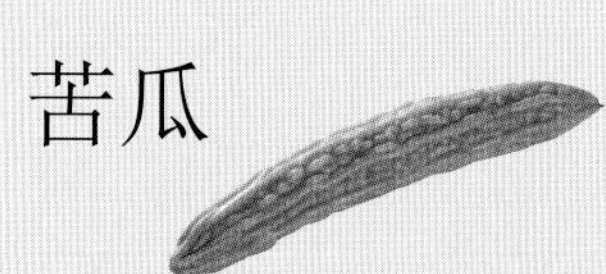

苦瓜蛋白在孕早期和孕中期可能会抑制子宫内膜的分化、干扰胚胎着床，诱使流产，影响怀孕能力。虽然苦瓜具有一定的药用价值，但也不能盲目食用

烤牛羊肉

街边的烤牛羊肉存在不清洁、卫生状况不良等多种情况，烤牛羊肉里可能含有致宝宝畸形的弓形虫。准备怀孕的女性一定要管住自己的嘴，尽量少吃烤牛羊肉

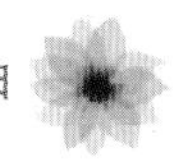

准爸爸需远离的食物

芹菜

芹菜会抑制睾酮的生成，有杀精作用，减少精子数量。生育的男性最好少吃、不吃芹菜，以确保精子的数量和质量，为生下一个健康宝宝打下基础

葵花子

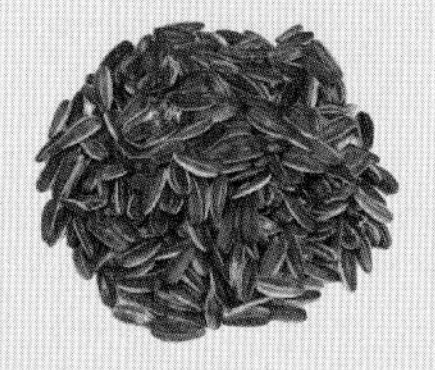

葵花子的蛋白质部分含有抑制睾丸成分，能引起睾丸萎缩，影响正常生育功能。准备生育的男性不宜多吃，以免影响自己以及宝宝的未来

大蒜

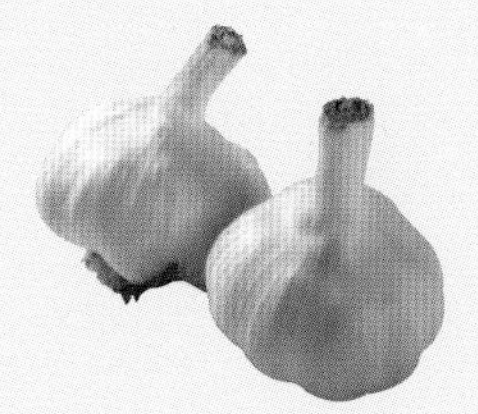

大蒜在正气、杀菌的同时也有明显的杀灭精子的作用。准备生育的男性如果食用过多，对生育有着不利的影响，故不宜多食

大豆

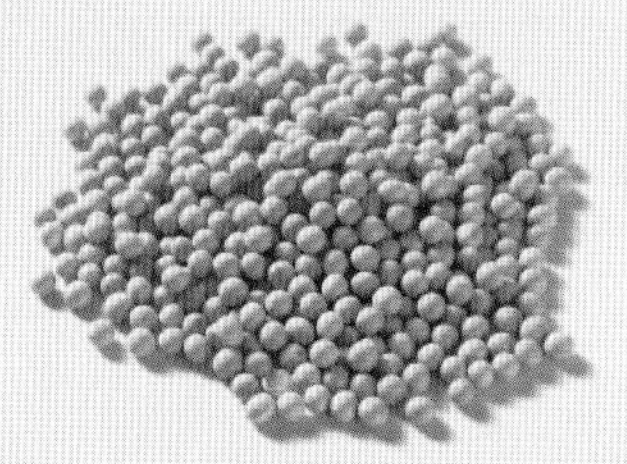

大豆中所含的化学成分可以“模拟”雌性激素雌二醇的功能，从而导致精子数量减少。准备生育的男性应该少吃大豆及其新鲜制品

啤酒

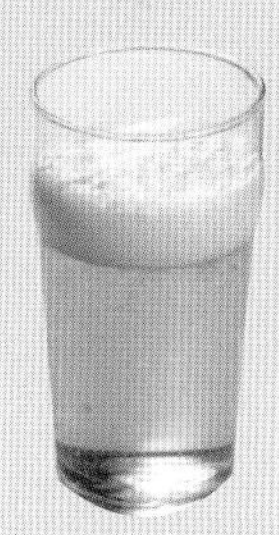

啤酒中含有仿荷尔蒙化学物质，实验显示，精子只要接触到极少量这类化学物质，就会太早消耗能量，结果失去穿破卵子外层薄膜的能力，使精子与卵子的结合率下降。准备生育的男性少喝啤酒，有利于提高生育率

小夫妻联手抵抗备孕期的危险饮食习惯

饮食无律、喝酒泡吧、交际应酬、饥饱无常……似乎成了现代年轻人的一大特色。可是，身为备孕期的小夫妻，可要与这些不良习惯说拜拜。不要以为自己身体好，就没影响。其实这些不良的饮食习惯都会影响受孕率。所以，这里提醒备孕期的小夫妻，在饮食上务必克制一些，增强自身身体素质，给胎宝宝创造良好的生长环境。

以下这些不良的饮食习惯您有吗？如果有须立即喊停！

长期吃素

现在很多人尤其是体形丰满的女性，认为吃素就是最健康的，不仅能减肥，还可以减轻身体的负担，于是吃素就流行开来，有的人甚至把吃素当成了习惯。不过，女性经常吃素，会对体内激素分泌造成影响，严重的甚至会导致不孕。

挑食偏食

挑食偏食不是孩子的专利，很多成年人也挑食。有的人不吃内脏（如猪肝），有的人不喝牛奶，有的人不吃鸡蛋……长此以往，会造成饮食单一、营养缺乏，对自己的身体极为不利，进而影响受孕率。

饮食无节制

许多备孕期的人都一致认为，孕前补充营养是至关重要的事。营养专家也提倡孕前的营养补充很关键，但补充营养并不意味着要大吃特吃，无节制进食，而应本着科学补充，合理安排一日三餐的原则进行补充。无节制进食不仅不能补身体营养，反而会给自身的代谢增加负担，以致体重快速增长，影响受孕概率。此外，备孕期饮食无节制，母体的体重会大幅度增长，怀孕后受母体影响胎儿很可能会因营养过剩而发育成巨大儿，这对母子双方来说都会造成恶性影响。

食品过精、过细

备孕期小夫妻的饮食很重要，但是并不意味着一定要吃大米白面，身体才会强壮。平时多吃一些粗粮、糙米，可以增强体质，让身体更适合怀孕。

大量食用辛辣食物

辣椒、胡椒、花椒等调味品刺激性较大，可以激发人的食欲，但是多食不仅会引起便秘，还影响人体其他功能。若计划怀孕的女性大量食用辛辣食物，会出现消化功能障碍。

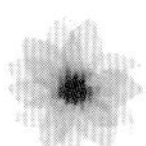

吸烟饮酒

对于备孕的夫妻来说，吸烟喝酒并不是好事。香烟里的尼古丁对受精卵、胎儿、新生儿的发育都有一定伤害，酒精可以导致胎儿畸形和智力低下。现在很多女性也加入了吸烟喝酒的行列，如果想要健康宝宝夫妻二人就要远离烟酒。

嗜吃膨化食品

怀孕前的女性好像很“馋”，很喜欢吃零食，薯片、爆米花等膨化食品成了最爱。膨化食品含有大量味精，而味精的成分是谷氨酸钠，进食过量可影响锌的吸收，对于胎宝宝极为不利。准备怀孕的女性应及时改正吃零食的不好习惯。

摄入过多植物脂肪

猪油、牛油等动物油富含动物脂肪，已经不是爱美女性的最爱了。女性更喜欢豆油、菜油等植物油，殊不知长期食用植物油或者过多食用植物油，会造成单一性的植物脂肪过高，对胎儿脑部发育不利，也影响母体健康。准备怀孕的女性应适当摄入一定量的动物脂肪，如猪油、肥肉等。

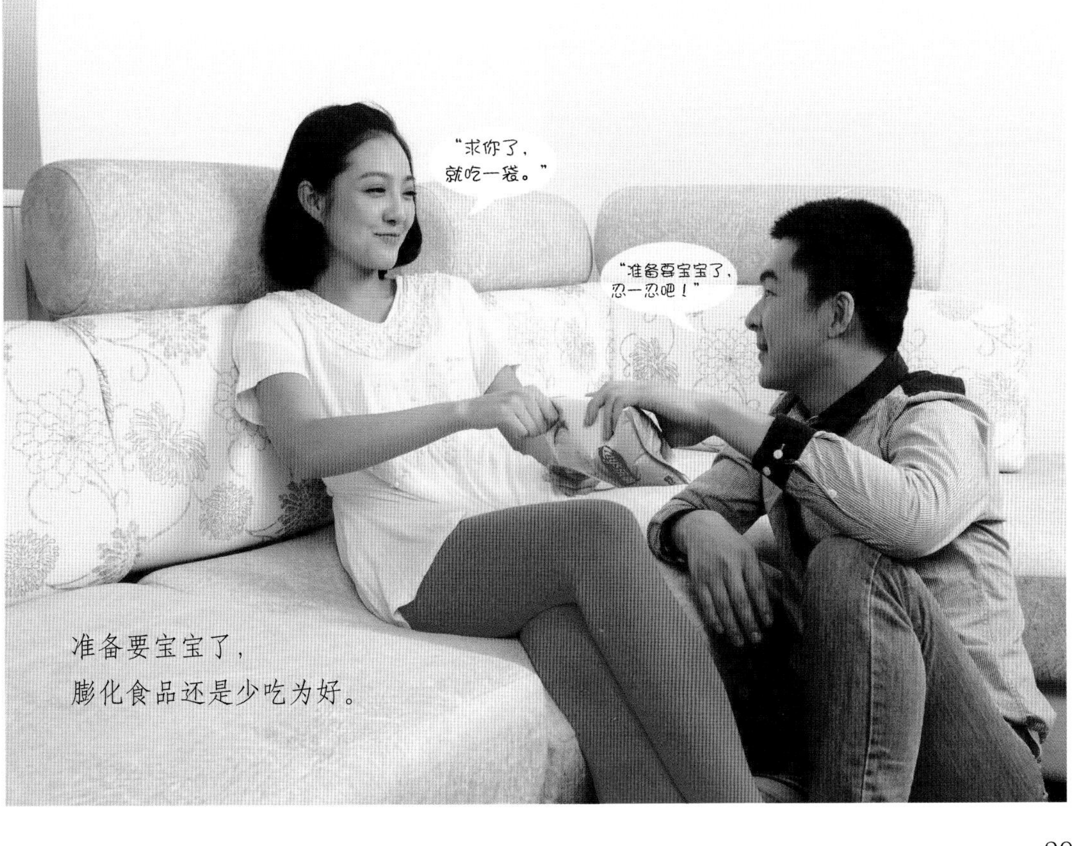

“求你了，
就吃一袋。”

“准备要宝宝了，
忍一忍吧！”

准备要宝宝了，
膨化食品还是少吃为好。

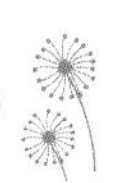

第二章

孕期营养全程指导

宝宝的健康是妈妈最关心的问题，宝宝的健康要从哪里开始呢？当然从孕期开始。怀孕期间，准妈妈吃什么？怎么吃？有人认为怀孕了想吃什么就吃什么，其实那并不是最好的方式，孕妈妈要结合自己的身体状况，吃好、吃对，才是对自己、对胎宝宝最负责任的做法。

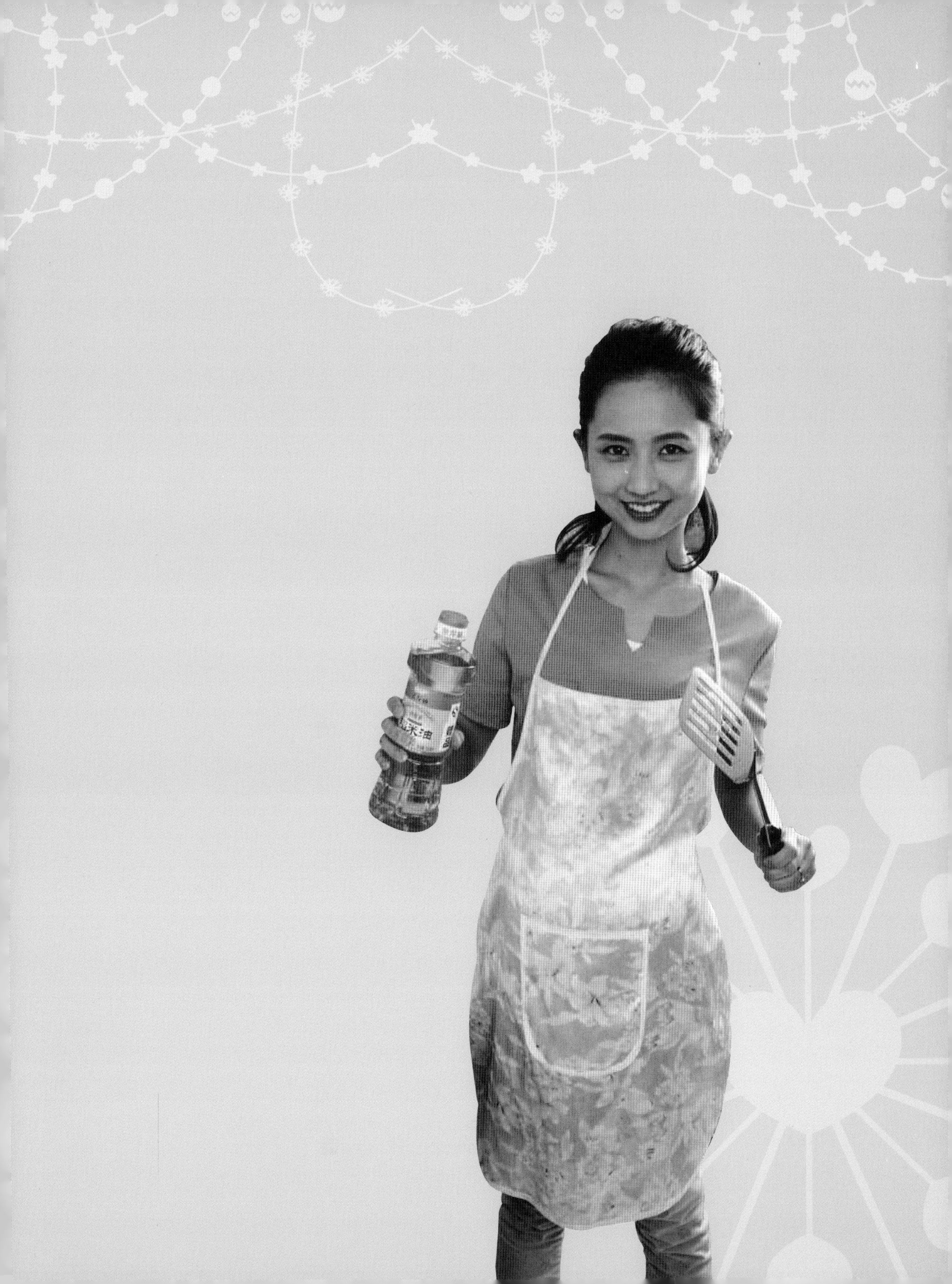

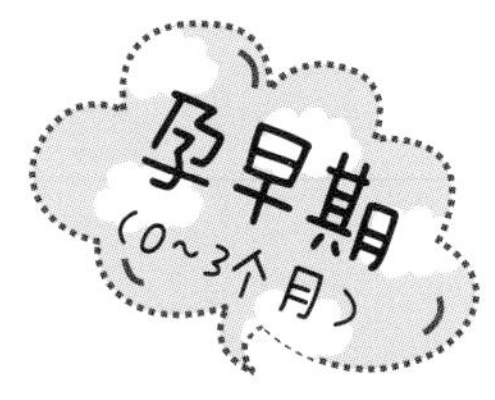

孕1月——懵懵懂懂的第一个月

怀孕第1个月，孕妈妈可能还不知道自己要当妈妈了。因为无论是体形还是体重都跟怀孕前没有差别。其实孕妈妈的身体已经悄然发生了变化，而一个鲜活的小生命也就此开始了他的生命旅程。值得提醒的是：孕妈妈一旦出现各种不适症状，请务必及时就医，随时提醒自己“我处于备孕期，有怀孕的可能”，不随意乱用药物，以免影响胎宝宝的健康。

胎宝宝现状

本月初胚胎尚未形成，还只是以精子和卵子两种形态的物质游离在孕妈妈体内。来自于准爸爸最快最强壮的精子与卵子相遇时，受精卵就此形成，新生命也便诞生了。

受精卵形成后一边沿输卵管向子宫方向运行，一边迅速地进行卵裂。到本月末的时候胚胎虽然很小，但心脏已经开始跳动。

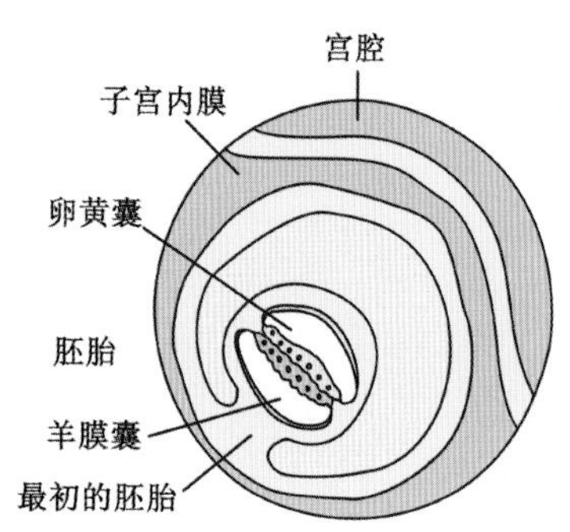

孕妈妈现状

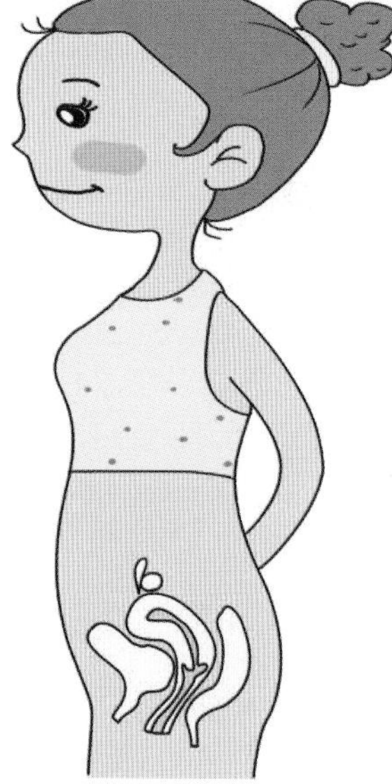

孕妈妈在身体上发现一些怀孕的蛛丝马迹，例如：

乳房慢慢大起来，乳晕颜色变深了，乳晕周围的小颗粒也明显清晰起来，乳房偶尔有一种一闪即逝的痛痒感。

孕妈妈的胃口也悄悄有一些变化，有一些平时不喜欢吃的东西，现在反而喜欢了。

孕妈妈还经常会莫名地出现疲倦、嗜睡，如早上刚起床不久，坐在桌子前、沙发上不知不觉又睡着了。

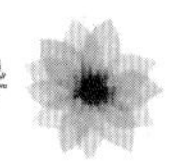

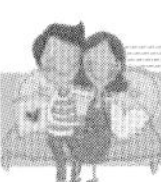

小夫妻携手共闯营养关

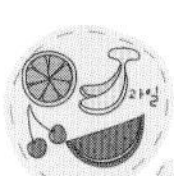

本月营养关键点

大多数孕妈妈在本月不会有明显的妊娠反应，由于胚胎尚小，对营养的需求量没有孕中期、后期那么大，所以孕妈妈的食量不会有明显变化。但是，专家提醒本月的孕妈妈，这个时期对胎宝宝的发育来说非常重要，最好趁着妊娠反应来临前为胚胎的发育全面储备足够的营养成分，以免妊娠反应来临时想补却无法做到。

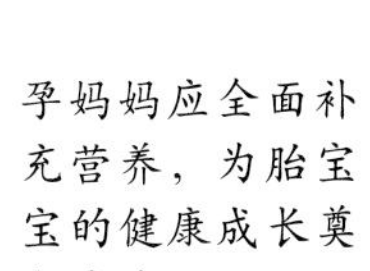

孕妈妈应全面补充营养，为胎宝宝的健康成长奠定基础。

爱心对对碰

孕妈妈可以这样做

挑食是本月饮食的大忌，胚胎所需要的营养是全面的，为了胚胎的健康发育，孕妈妈必须确保营养均衡。此外，孕妈妈还要做到饮食规律，无论如何都要把吃饭的时间留出来。有条件的情况下，可以做一下全面的体检，对缺乏的营养在医生的指导下有针对性地额外补充，千万不要擅自食用营养剂、保健品等，能食补的尽量食补。

准爸爸可以这样做

怀孕第一个月，孕妈妈是懵懵懂懂的，准爸爸可能更是丈二和尚摸不着头脑。无论胎宝宝的到来是意料中的惊喜还是意料外的收获，准爸爸都要照顾好妻子的一日三餐，尽量让她吃得舒心、吃得营养。

另外，准爸爸请戒烟吧！吸烟有害健康这是早已被科学证实的，且吸二手烟对健康的危害更大，更何况孕妈妈是一人吸两人受累，为了妻子及其腹中胎儿的健康，最好不要吸烟。当然，这对于长时间吸烟的准爸爸来讲并非一件容易做到的事，但至少要保证不要在妻子的面前吸烟，尽量保持孕妈妈所处环境的空气流通、无污染、自然、清新，这对养胎及其重要。

注意啦！对于准爸爸来讲戒烟何其艰难，但方法还是有的：第一，逐渐减少吸烟次数；第二，丢掉与烟有关的所有物品；第三，将餐后吸烟的习惯改成餐后喝水或散步；第四，烟瘾来时，立即做深呼吸或咀嚼无糖口香糖或瓜子之类的坚果。

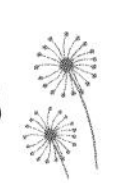

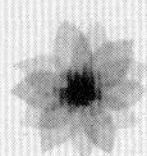

本月食物竞技赛——食材大PK

怀孕第1个月孕妈妈要常吃富含叶酸的食物，如面条、大米、面包等谷类食物，牛肝、菠菜、龙须菜、芦笋、豆类等食物，以及苹果、柑橘、橙子等水果。对于那些刺激性强、易导致流产的食物必须敬而远之。

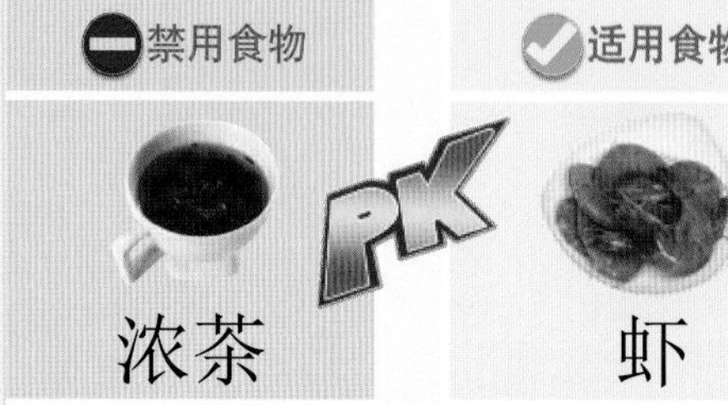

禁用食物	适用食物
浓茶	虾
推荐指数：☆☆☆	推荐指数：★★★
专家的话：浓茶含有高浓度的鞣酸，影响铁和钙的吸收，影响胚胎的健康成长。孕妈妈可多喝白开水、果汁等饮品	**专家的话**：虾含有丰富的营养元素，味道鲜美，吃虾可以改善胃口，增进食欲，还可补充精力，减轻疲劳感

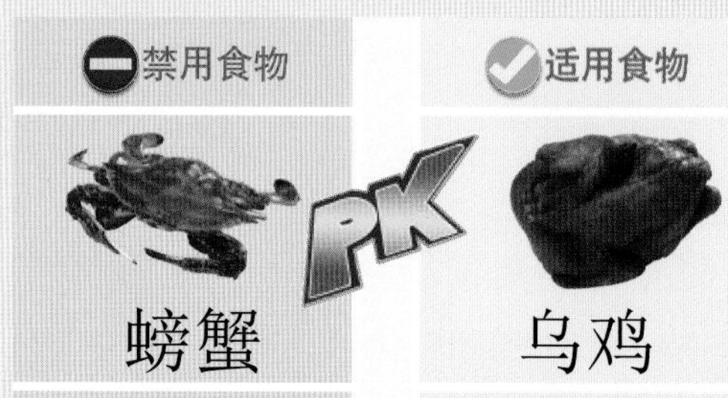

禁用食物	适用食物
螃蟹	乌鸡
推荐指数：☆☆☆	推荐指数：★★★
专家的话：专家认为，螃蟹具有较强的活血化瘀作用，孕妈妈食用可能导致胎气不安，也可能导致流产	**专家的话**：乌鸡是营养价值极高的滋补品。其营养远远高于普通的鸡，怀孕初期食用乌鸡可以提高生理机能、强筋健骨

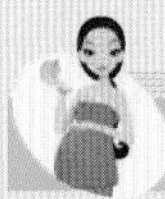

专家在线——营养问答Q&A

Q 谷主任，我怀孕了，以前不喜欢吃的罐头，现在基本离不开，这样做可以吗？

A 孕妈妈不能过多食用罐头，因为罐头含有部分有害化学物质，胚胎刚发育时，对有害化学物质的反应和解毒机制还没有形成，极易受到影响。

Q 谷主任，听说怀孕期间多吃水果以后孩子的皮肤好，我要吃多少水果才合适啊？

A 您好，您的说法不太准确哟，不过适量吃水果对孕妈妈和胎宝宝都是极有利的。一般来说，孕妈妈每天吃500克左右的水果已经足够了。

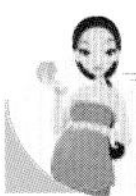

谷医师推荐的1日食谱

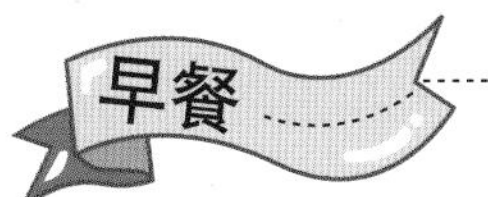

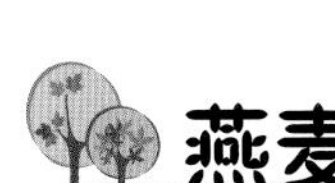

燕麦南瓜粥

原料 燕麦100克，大米50克，南瓜150克。

调料 盐适量。

做法

1.将燕麦洗净，加水提前浸泡2个小时；大米淘洗干净。

2.把浸泡过的燕麦放锅内，大火煮沸后改小火煮30分钟，加入大米，煮沸后改小火煮1个小时。

3.　南瓜切成丁，倒入粥中，中小火煮20分钟，加入盐调味，即可。

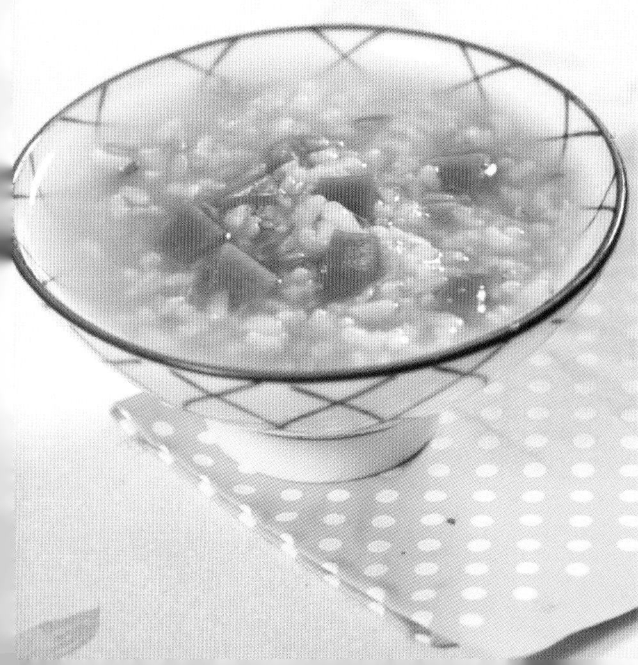

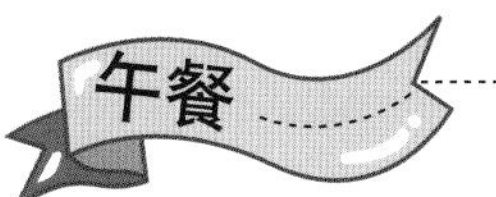

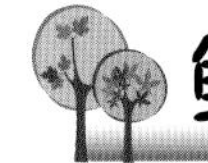

鲜蘑莴笋尖

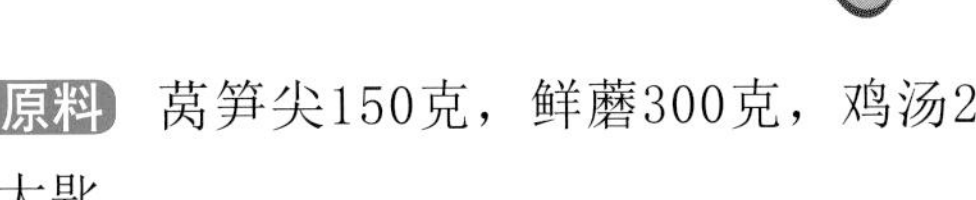

原料 莴笋尖150克，鲜蘑300克，鸡汤2大匙。

调料 水淀粉、盐、鸡精、料酒各适量。

做法

1.莴笋尖洗净，去老叶，放进开水中焯熟，捞出过凉水，备用；鲜蘑洗净切块。

2.锅热下鲜蘑和莴笋尖稍煸，加入鸡汤。

3.煮开后，加入盐、料酒、鸡精，最后用水淀粉勾芡即可。

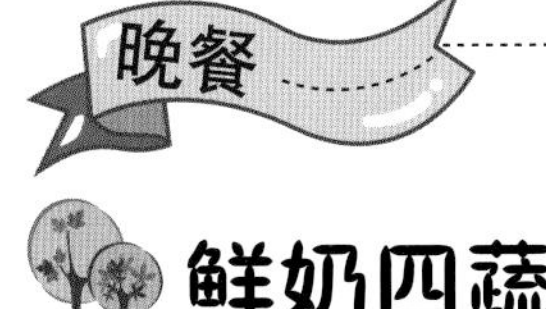

鲜奶四蔬

原料 菜花、西蓝花、生菜、甜椒各50克，椰汁20毫升，鲜奶50毫升，面粉50克。

调料 白糖、盐各适量。

做法

1.把菜花、西蓝花、生菜、甜椒分别洗净，切成小块，用开水焯熟，沥干待用。

2.将水煮开，加入面粉慢火搅匀，再加入白糖、盐、椰汁、鲜奶，煮滚即离火。

3.把制作好的奶汁淋在鲜蔬菜上，即可。

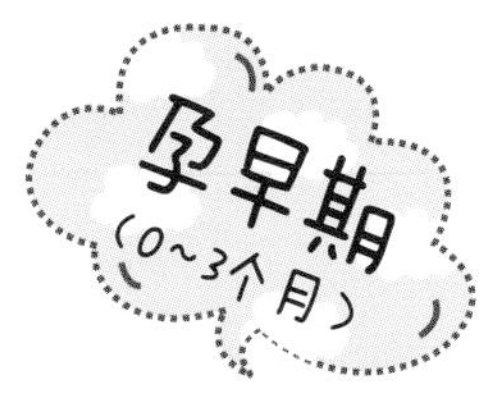

孕2月——孕早期最艰难的日子

孕2月，孕妈妈已经要升级当妈妈了，愉快的心情很快被身体的不适所代替。孕妈妈由于妊娠的关系，受激素分泌的影响，身体开始变得敏感、不适。妊娠反应来袭，孕妈妈除了要保持心情愉快、情绪稳定、起居规律、睡眠充足以外，科学合理的膳食也能帮助自己减轻不适症状。

胎宝宝现状

孕2月，胎宝宝已经进入了器官分化和形成的高峰期。胎宝宝已经萌发成一个小小的人了，手、脚、头、躯干已经长成，大体上有了人的基本形状。胎宝宝可以在羊水中自由流动，通过B超可以清晰地见到初成期的小模样。现在还不能从外表上分辨出胎宝宝的性别，所以孕妈妈可以给胎宝宝取一个中性的胎名哟。

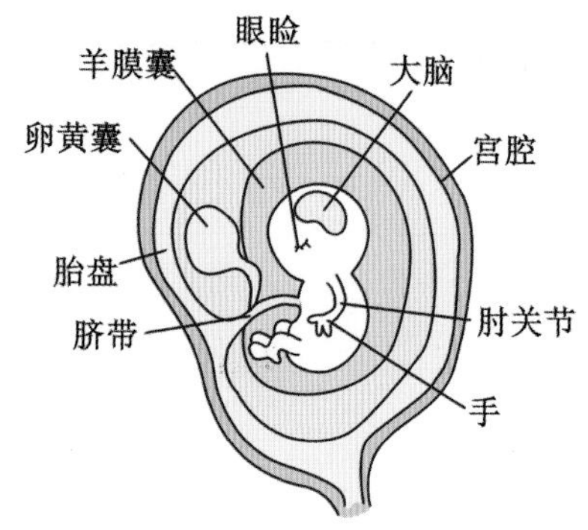

孕妈妈现状

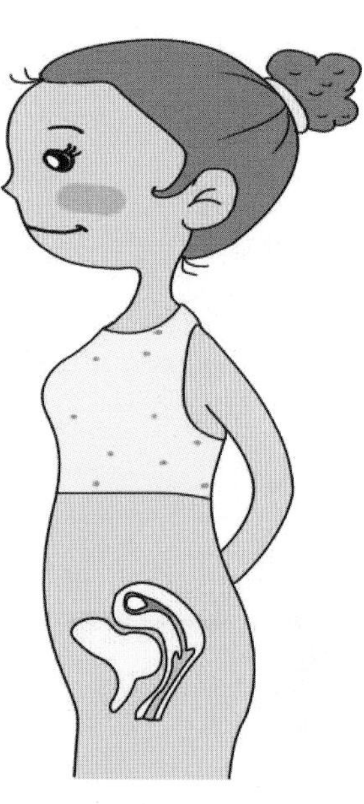

孕2月的孕妈妈，嗅觉相当敏感，闻到异味就会出现恶心、呕吐的反应，晨起时会更严重，恶心、胃口差、厌恶油腻食物……孕妈妈不必担心，这是典型的妊娠反应。孕妈妈可能会出现小便次数增多、下腹部不适、身体疲乏、贪睡并伴有头晕、便秘等症状。孕妈妈会发现自己体温较以前升高了，乳房发胀、增大，乳头变得更加敏感，稍有碰触就会出现疼痛感，乳头和乳晕的颜色较上个月更深。

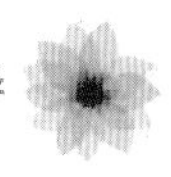

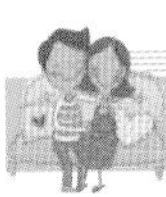

小夫妻携手共闯营养关

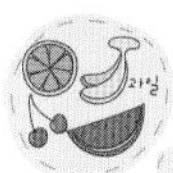

本月营养关键点

孕2月，胎宝宝正处于器官分化的关键期，孕妈妈又面临妊娠反应，怎么吃得下，怎么吃得好，这就是本月孕妈妈的最大挑战。对于本月的孕妈妈来说，食物要多样化，保证每类食物的摄入量和比例适当。食物要易于消化，清淡细软。

本月是妊娠反应的高峰期，厨房的味道容易引起呕吐感，准爸爸可承担起做饭大任，让妻子远离厨房。

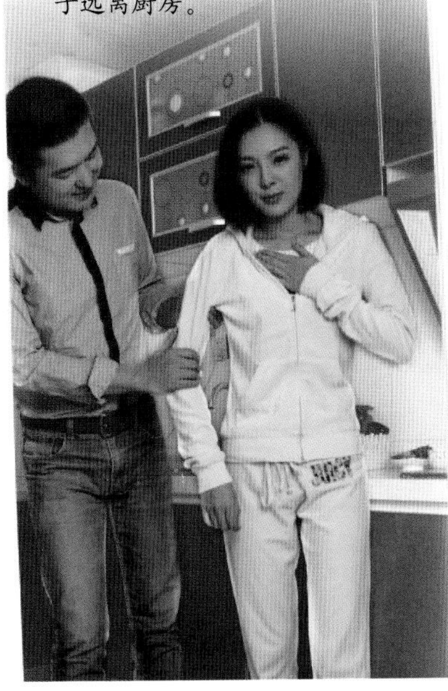

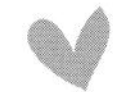

爱心对对碰

孕妈妈可以这样做

妊娠反应最主要的表现是恶心、呕吐、食欲缺乏、空腹时想吐等。此时，孕妈妈应调整好心态，做好与妊娠反应斗争的准备，在饮食上尽量做到以下几点：

第一，尽可能坚持进食，想吃的时候能吃多少是多少，不想吃的时候可选择一些可口的食物尽量吃一些。

第二，每次不可吃得太饱，可本着少食多餐的原则进食。

第三，早晨起床前可先喝一杯白开水。当感到恶心时，可闻闻柠檬片或用生姜片涂抹唇部；呕吐较为严重时，可吃些蔬菜水果，如黄瓜、樱桃、西红柿等以补充维生素和矿物质。

准爸爸可以这样做

孕育生命是个自然过程，是苦乐相伴的。在妻子经历恶心、呕吐、头晕等不适时，作为准爸爸的你要担当起照顾妻子的重任。妻子闻到菜市场的鱼腥味就恶心呕吐，那么你可以承担起买菜的任务；厨房的气味易引起妻子的呕吐，做饭的工作最好也能主动承担；妻子因妊娠反应情绪不稳时，你不要抱怨更不能表示反感，应该多体谅妻子。

此外，准爸爸还要做好孕期知识储备，既然挑起了照顾妻子饮食的重任，就应该知道如何为其调配营养餐。

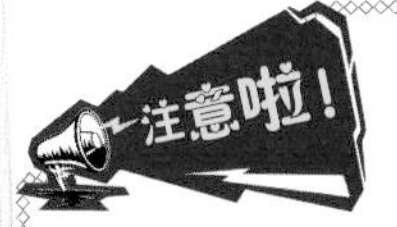

有些孕妈妈担心自己吃不进东西胎宝宝会营养不足，从而选择药物补充法，这样做之前最好先征求医生的意见，以免乱补影响胎宝宝健康，造成终身遗憾。

本月食物竞技赛——食材大PK

怀孕2个月是流产的高发期，饮食上要格外注意，那些具有活血化瘀、收缩子宫、性寒冷而滑利、生物碱含量大的食物都可导致见红、腹痛等先兆流产症状，孕妈妈一定要远离它们。

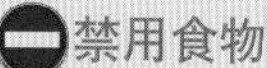

禁用食物	适用食物
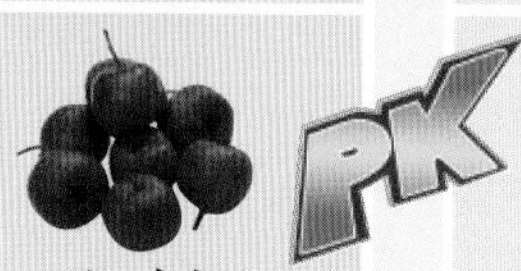 山楂	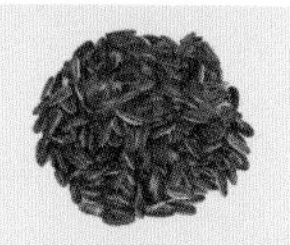 葵花子
推荐指数：★☆☆	推荐指数：★★☆
专家的话：很多孕妈妈喜欢吃酸味食物，于是山楂就成了理想选择，但山楂具有活血化瘀的作用，食用过量易造成流产，孕妈妈须谨慎	**专家的话**：葵花子含有丰富的维生素E，可防止孕期流产。孕妈妈平时吃点葵花子，还可以保护胎宝宝哟

禁用食物	适用食物
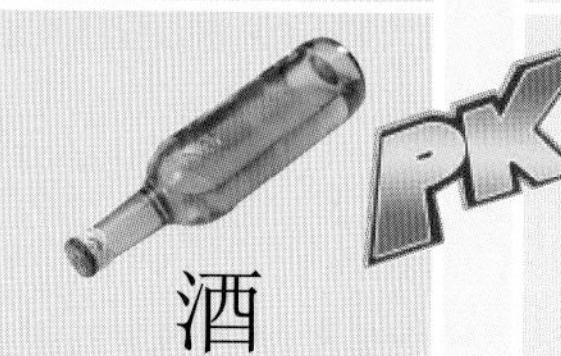 酒	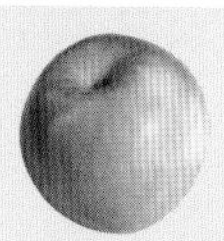 苹果
推荐指数：★☆☆	推荐指数：★★★
专家的话：孕妈妈饮酒可能会造成胎宝宝畸形或者智力低。任何微量酒精都可以通过孕妈妈进入胎宝宝的身体，对胎宝宝造成伤害	**专家的话**：苹果含有丰富的叶酸，很适合孕妈妈孕2月时食用，因为这个月胎宝宝脸部的各器官、腿、性器官等开始发育，需要摄取适量的叶酸

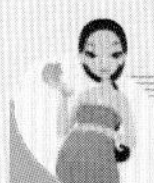

专家在线——营养问答Q&A

Q 谷主任，我最近特别喜欢吃酸味食物，是不是证明我怀的是个男孩？酸儿辣女嘛。

A 酸儿辣女的说法并没有一定的科学依据，喜欢吃酸味食物是因为酸味食物能刺激胃酸分泌，起到帮助消化、增进食欲的作用。

Q 谷主任，我的妊娠反应相当严重，根本不能进食，有什么好的办法吗？

A 吃什么吐什么，甚至不吃也吐的情况，这称为“妊娠剧吐”，此时最科学的做法是到医院就诊，听从医生的安排，以免造成胎儿营养不良，发育迟缓。

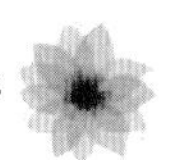

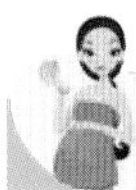

谷医师推荐的1日食谱

早餐

最佳搭配
面包、小包子、馒头片

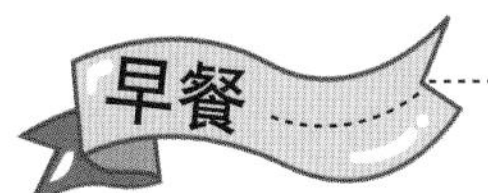

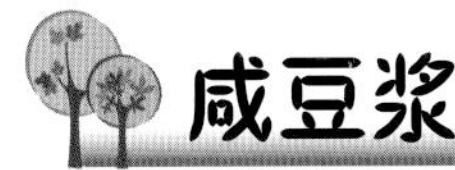

咸豆浆

原料 豆浆1杯。

调料 盐适量。

做法

将豆浆加热煮熟，加入盐即可。还可以根据个人口味放入其余调料，如鸡精等。

午餐
最佳搭配
米饭、馒头、西红柿鸡蛋汤

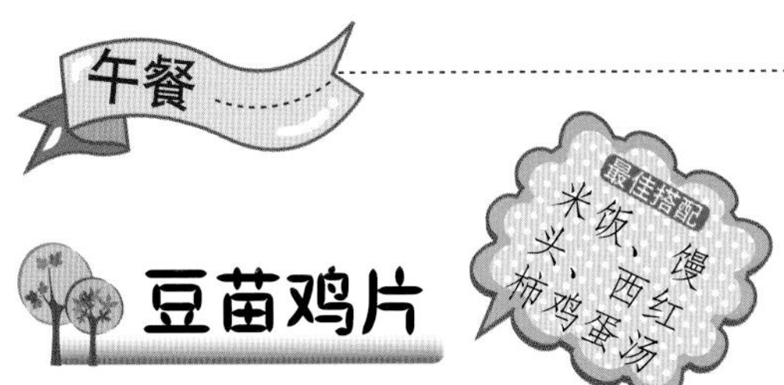

豆苗鸡片

原料 鸡胸肉200克，豆苗100克，蛋清3个。

调料 葱4段，姜5片，料酒半大匙，高汤半碗，盐、水淀粉、白糖各适量。

做法

1. 豆苗洗净沥干；鸡胸肉洗净切片，加料酒、高汤、蛋清、盐和水淀粉，拌匀腌制。
2. 油锅烧热，下鸡片炒至八分熟，捞出。
3. 锅内留些余油，加葱、姜爆香，加入剩余高汤、盐、白糖、豆苗、鸡片烧沸，去浮沫，用水淀粉勾芡即可。

晚餐
最佳搭配
花卷、馒头、烧饼、酱牛肉

枸杞子山药粥

原料 山药、鸡胸肉各50克，枸杞子10克，大米100克。

调料 盐、葱花各适量。

做法

1. 鸡胸肉切丁，洗净，焯熟备用；山药去皮、洗净、切块备用；大米淘洗干净备用。
2. 锅内加入适量清水，再放入大米、鸡胸肉丁、山药、枸杞子大火煮开后改小火熬成粥。
3. 出锅时撒些葱花和盐，即可。

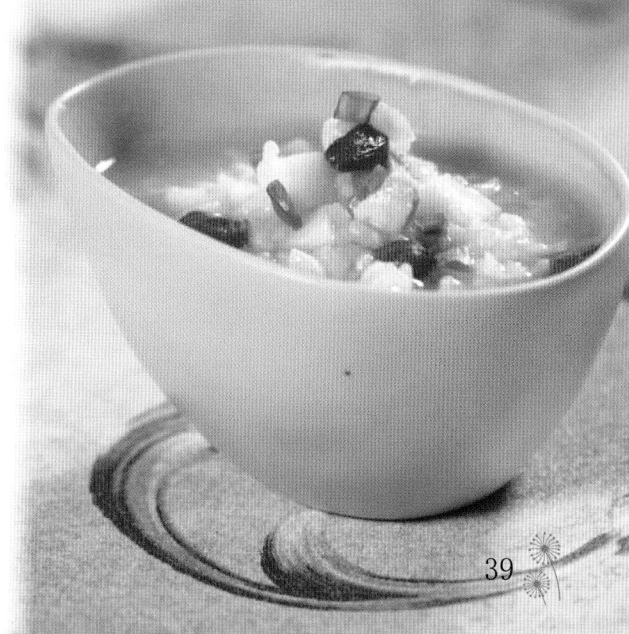

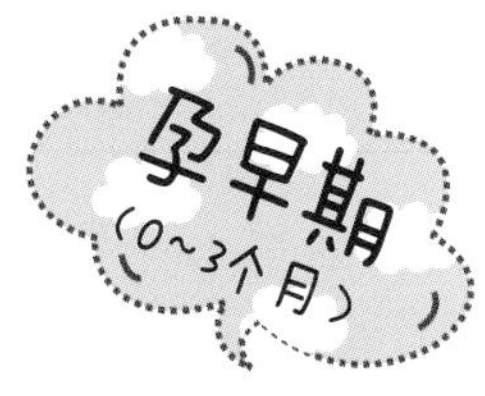

孕3月——有喜有忧的害喜期

怀孕第3个月是个悲喜交加的过程，欣喜的是胎盘基本形成，与孕妈妈的联系进入稳步发展阶段，发生流产的概率较上两个月少了很多，妊娠反应也随着孕月的增大而逐渐减轻。忧的是部分孕妈妈的妊娠反应依旧没有减轻，有的甚至更加严重了。

胎宝宝现状

从孕3月开始胎宝宝的雏形已具备，不再称为“胎芽”，而是成了真正意义上的“胎宝宝”。到了本月，胎宝宝的成长很快。骨骼开始慢慢变硬，四肢可以活动，头显得格外大。外生殖器已经发育，但还不能辨认性别，内生殖器的分泌功能也活跃起来。到了月末，胎宝宝的身体结构将会全部成型。头、颈、躯干、四肢关节活动更加明显，表明胎宝宝的神经肌肉协调系统已经建立。

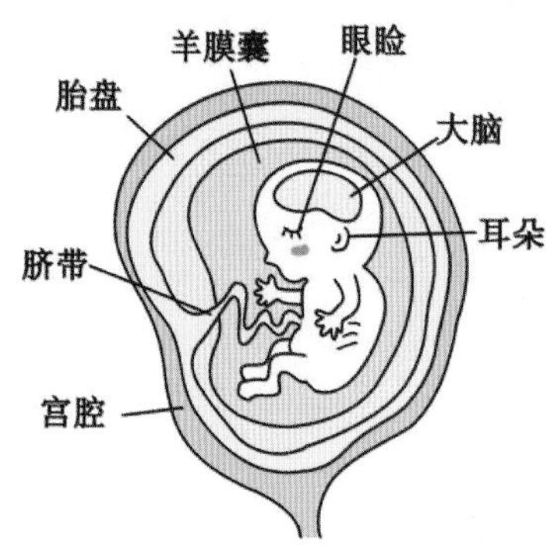

孕妈妈现状

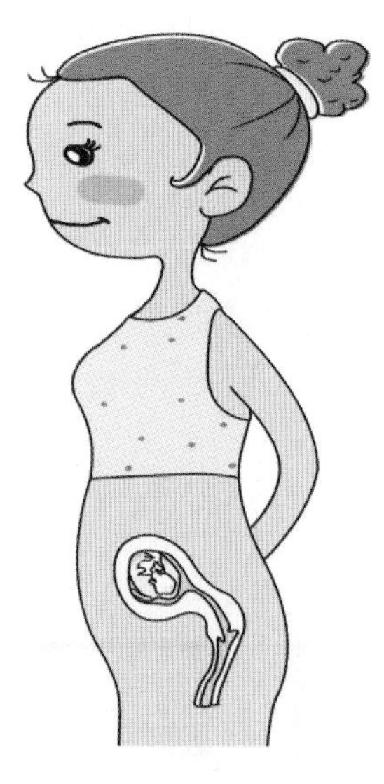

为了胎宝宝更好成长，孕妈妈的子宫开始膨胀，如拳头般大小。如果此时按压子宫周围，会觉得下腹部有压迫感并伴随脚后跟抽筋。孕妈妈的腹部外形无明显变化，缺乏外在的“孕味”。乳房比以前增大明显，孕妈妈自觉胀痛，乳头颜色加深，乳晕颜色变暗。孕妈妈脸上可能会出现黄褐色的妊娠斑，腹部从肚脐到耻骨会出现一条垂直、黑色的妊娠线。对于这些，孕妈妈都不必担心，这是怀孕的特征，分娩结束后，这些就会逐渐变淡或消失。

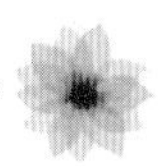

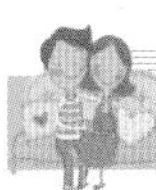

小夫妻携手共闯营养关

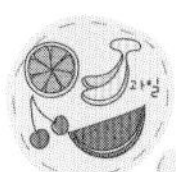

本月营养关键点

在孕妈妈营养的补充上，依旧要注重质的好坏，而不是量的多少。这个月胎宝宝的脑细胞处于第一个发育高峰期，孕妈妈要适当增加蛋白质的摄入量，如奶、瘦肉、鱼类等，同时还可多吃一些富含DHA（二十二碳六烯酸）、胆碱的海产品，这对满足胎宝宝的大脑发育有着积极的作用。

爱心对对碰

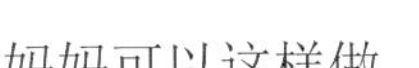

孕妈妈可以这样做

在饮食上，依然可遵循上一个月的原则：食欲不佳时尽量选择自己想吃的食物；少吃多餐，挑选容易消化的、新鲜的食物。怀孕后的女性新陈代谢较孕前快，孕妈妈不要忘记补充水分，以免机体缺水。补水时要本着饭前少喝，饭后随意饮用的原则。新鲜的蔬菜水果对本月的孕妈妈来讲也是一个不错的选择。

准爸爸可以这样做

到了这个阶段，孕妈妈的口味有些刁钻，有时候莫名其妙地想吃某种食物，甚至半夜醒来都可能想立刻吃到某种食物。这是一种正常现象，准爸爸要给予足够的理解。

对于那些工作繁忙的准爸爸而言，若实在没有时间照料妻子的一日三餐，务必要叮嘱家人或保姆，按照妻子的口味烹制食物。

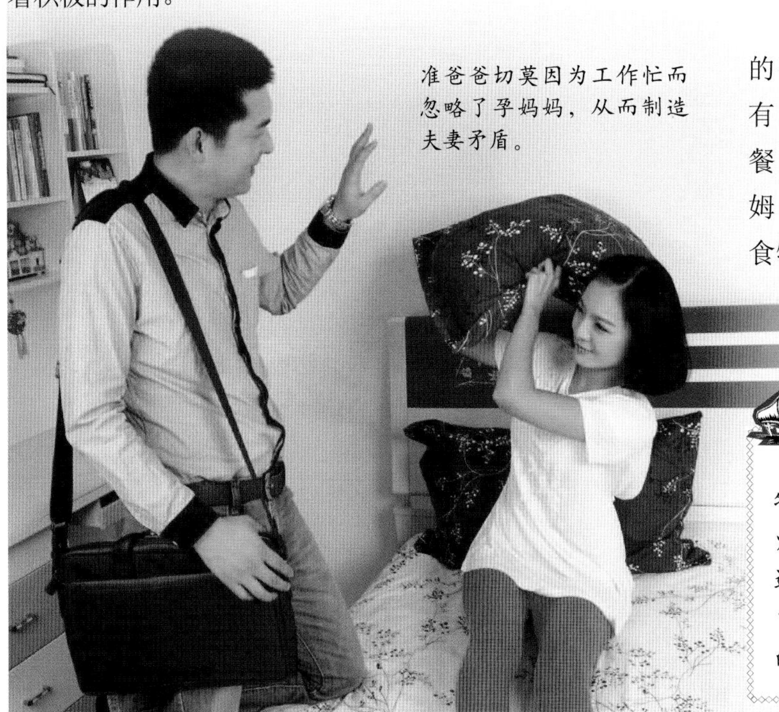

准爸爸切莫因为工作忙而忽略了孕妈妈，从而制造夫妻矛盾。

注意啦！ 孕妈妈在烹制食物时最好不要用微波炉、电磁炉等，因为这些电子产品会产生电磁辐射，对胎宝宝的健康不利。

本月食物竞技赛——食材大PK

孕3月，胎宝宝的大脑进入第一个发育高峰，孕妈妈要多吃有利于脑部发育的食物。充足而合理的营养是保证胎宝宝大脑健康成长的重要因素。

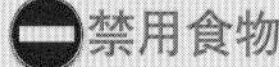

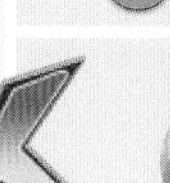

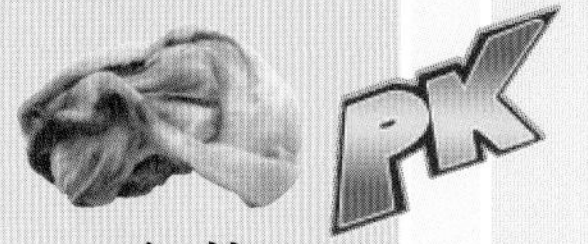

禁用食物	适用食物
酸菜	**南瓜**
推荐指数：★☆☆	推荐指数：★★★
专家的话：酸菜中几乎没有维生素、矿物质、氨基酸、糖分等营养成分，失去了原本的营养价值	**专家的话**：南瓜口感甘甜，含有丰富的锌，可以参与促进人体内核酸、蛋白质的合成，能够促进胎宝宝的生长发育

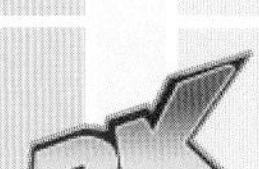

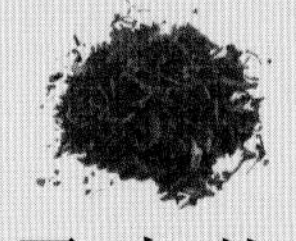

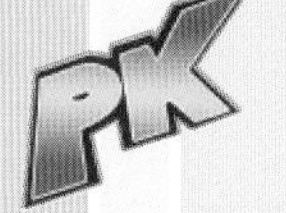

禁用食物	适用食物
马齿苋	**柠檬**
推荐指数：☆☆☆	推荐指数：★★☆
专家的话：马齿苋有散血消肿、利肠滑胎的功效，怀孕前期的孕妈妈最好不要食用	**专家的话**：柠檬因其味极酸，对孕期的呕吐能起到很好的止吐效果，故称益母果或益母子。孕妈妈在饮食中可以适当加一些柠檬

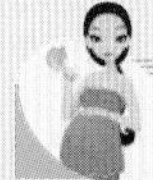

专家在线——营养问答Q&A

Q 谷主任，我怀孕3个月了，这两天胃火好大，能不能吃冰激凌啊？

A 孕早期的孕妈妈最好不要吃冰镇食物，最大限度只能偶尔吃几口，如果一次性超量或是一天内累积超量，就可能引起肠胃疾病，增加用药风险。

Q 谷主任，我这两天有点感冒，可以吃点中药吗？

A 中药相对安全一点，但是孕妈妈也要慎用。一般具有活血化瘀、行气祛风、苦寒清热、凉血解毒功效的中药，孕妈妈都要禁用。你最好到医院进行专业性的治疗，不可盲目吃药。

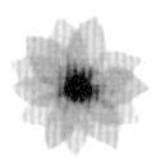

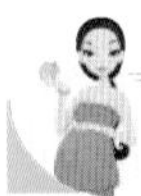

谷医师推荐的1日食谱

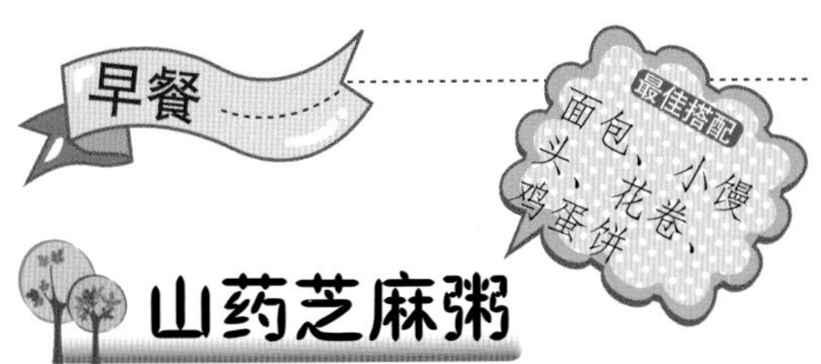

山药芝麻粥

原料 大米100克，山药50克，黑芝麻20克。

调料 冰糖20克。

做法

1. 大米淘洗干净，山药清洗干净，刮掉外皮，滚刀切成小块。
2. 将大米、山药和黑芝麻一起放入锅中，加入足量的水，大火煮开后改小火，煮1小时。
3. 加入冰糖，小火煮10分钟，即可。

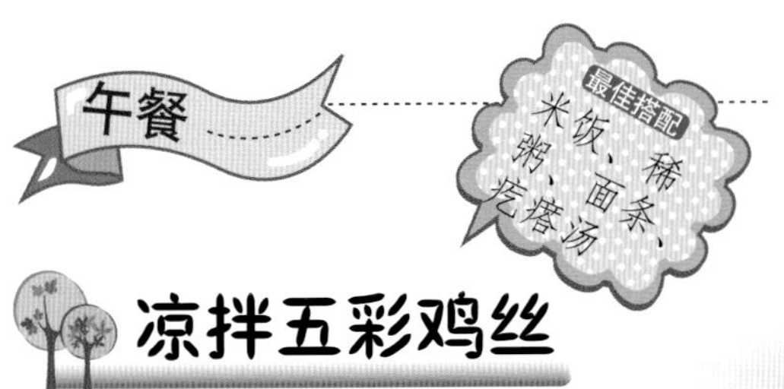

凉拌五彩鸡丝

原料 熟鸡脯肉150克，胡萝卜、金针菇、黄瓜各100克，红椒丝50克。

调料 盐、胡椒粉、白糖、香油各适量。

做法

1. 将熟鸡脯肉撕成丝；胡萝卜、黄瓜分别洗净切成丝；金针菇与红椒丝一起焯熟。
2. 所有原料放入碗中，加盐、胡椒粉、白糖搅拌入味，淋上香油即可。

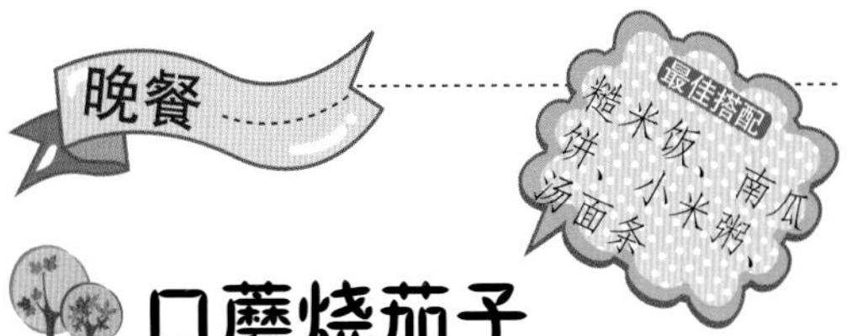

口蘑烧茄子

原料 嫩茄子300克，口蘑50克，毛豆50克。

调料 酱油1小匙，盐、湿淀粉、蒜末各适量，清汤少许。

做法

1. 将嫩茄子去皮切成丁，口蘑切片，毛豆用开水焯熟。
2. 锅内烧油，下入蒜末、茄子丁，用中火炒至茄子变软。
3. 加入口蘑、毛豆，清汤少许，放入盐、酱油，用小火烧透，用湿淀粉勾芡，即可。

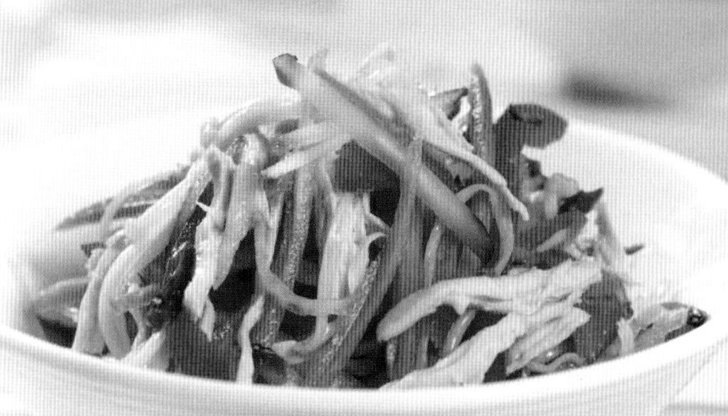

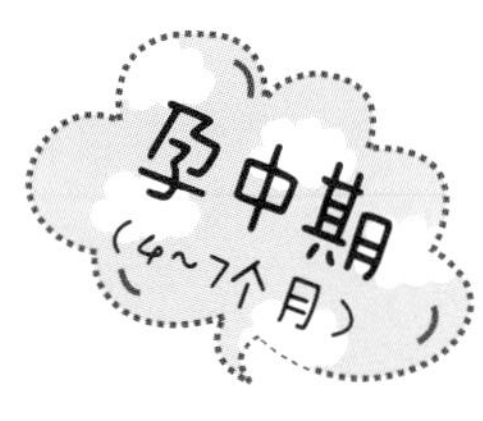

孕4月——舒舒服服享受怀孕带来的喜悦

孕4月，孕妈妈的妊娠反应基本消失了，胃口开始变得好起来，此时的孕妈妈务必要保证合理进食，避免因体重增长过快而出现巨大儿。孕相也开始显现了，肚子慢慢大起来，腰腹部不再纤细，原来的衣服可能穿不上了，真正的孕味儿就此开始。

胎宝宝现状

胎宝宝的肺脏发育已经基本完成，胃肠功能也充分发育，可以吸收水分，并可以将不能被身体吸收的物质输送到大肠；胎宝宝的免疫系统正在逐步完善，胎宝宝血液中的某些抗体浓度已发育到一定水平；胎宝宝的皮肤逐渐增厚，变得红润有光泽，并开始长头发了；胎宝宝的骨骼继续发育，由于骨骼不断变硬，他的小手、小脚可以微微活动了，但由于力度较轻，大多数孕妈妈还是感觉不到胎动。

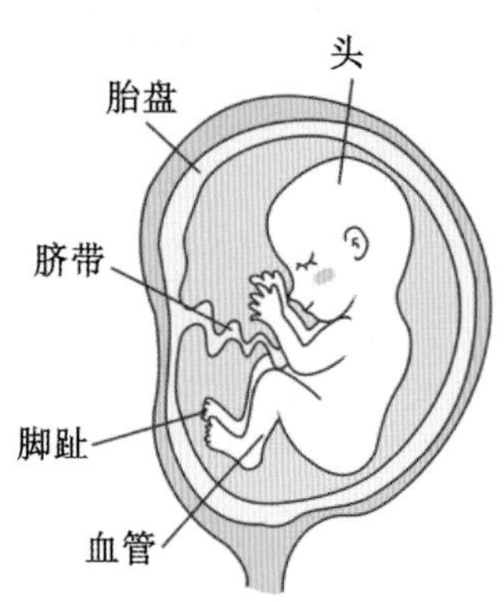

孕妈妈现状

孕妈妈最大的变化在于腹部明显显形，肚子开始越来越大了；由于胎盘已经形成，流产的可能性大大减少，但是白带增多了，腹部沉重感及尿频现象持续存在；孕妈妈的乳房明显增大，乳头周围乳晕发黑的情况更为明显；妊娠斑也更为明显，一般来说妊娠斑是没法避免的，爱美的孕妈妈为减少妊娠斑，尽量避免日光直接照射脸部，可能会有所帮助。到了本月，受孕激素水平升高的影响，小肠平滑肌运动减慢，孕妈妈依然要承受便秘之苦。

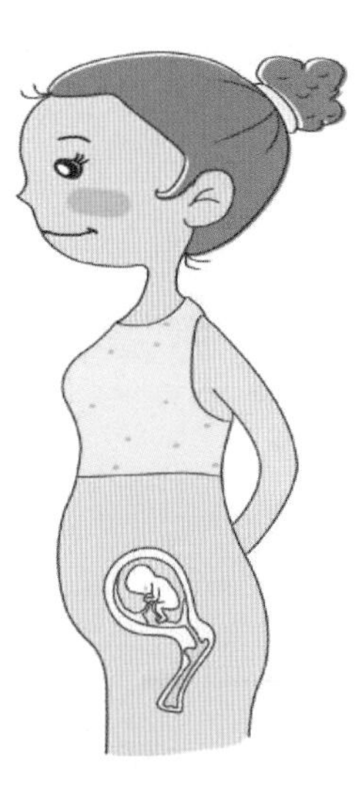

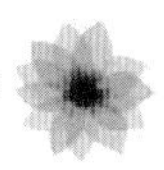

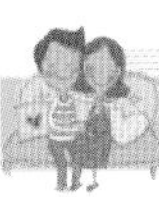

小夫妻携手共闯营养关

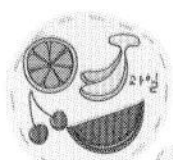

本月营养关键点

孕4月是胎宝宝长牙根的时期，对蛋白质和钙、铁需求量比较大，孕妈妈要有针对性地为胎宝宝的发育补充营养。此外，含糖高的食物不宜多吃，本月的孕妈妈还要注意增加营养，保证营养均衡，避免营养不良对胎宝宝生长发育和自身健康带来影响。

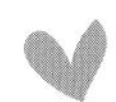

爱心对对碰

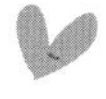

孕妈妈可以这样做

对于孕妈妈来说，鱼、肉固然很重要，但过多也不一定对身体有益，物极必反的道理相信人人都懂。孕妈妈除了要确保定量的动物性食物、水产类食物的摄入满足母婴双方所必需的蛋白质以外，还要多多食用新鲜蔬果、豆类食品。另外，主食对孕妈妈来说也是不可忽视的。孕妈妈要增加主食的摄入，选用标准米、面，搭配玉米、小米、燕麦等杂粮。

准爸爸可以这样做

在为妻子搭配一日三餐的同时，还要随时检测妻子的体重变化，并可以将其记录下来，一旦发现有过快或过慢的情况，应随时与医生取得联系。此外，准爸爸平时还要监督妻子的运动状况，督促其多运动，这对母婴双方均有好处。

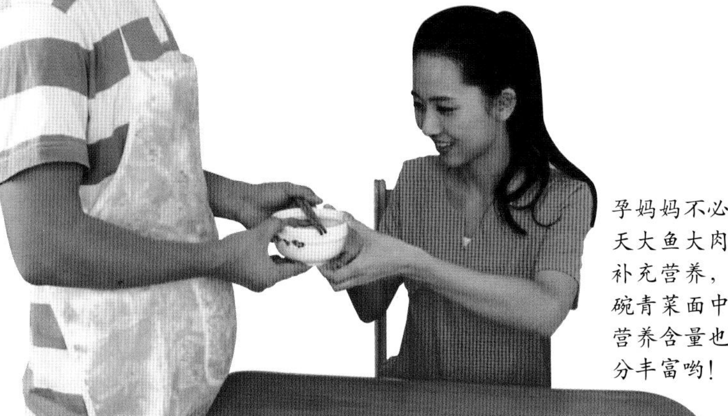

孕妈妈不必天天大鱼大肉地补充营养，一碗青菜面中的营养含量也十分丰富哟！

注意啦！

孕妈妈们要注意了，餐后散步虽然对身体助益颇多，但要讲究一些原则：第一，饭后半小时内不宜散步；第二，散步时需穿着宽松舒适的衣裤，选择平底防滑的运动鞋；第三，散步的速度不宜过快，以每分钟60～80步，每次30分钟左右为佳。

本月食物竞技赛——食材大PK

孕4月，孕妈妈容易出现便秘，可多吃些富含膳食纤维的食物。孕妈妈也会因为摄入过多的糖分引起胃灼热情况，可以多吃蔬菜、多喝水。

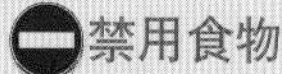

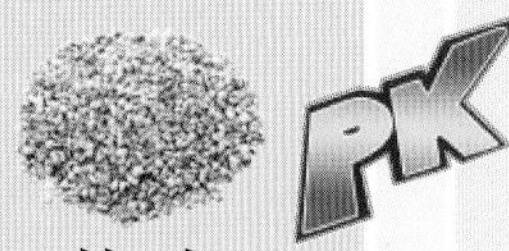

薏米

推荐指数：★☆☆

专家的话：薏米对子宫平滑肌有兴奋作用，会促使子宫收缩，有诱发流产的可能，不可过多食用

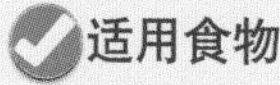

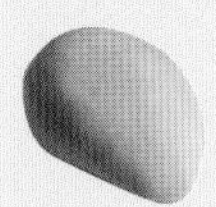

杧果

推荐指数：★★☆

专家的话：杧果是人们喜食的热带水果之一，营养丰富，具有益胃止呕、祛痰止咳的功效。孕妈妈能吃杧果，但不宜多吃，属于过敏体质的孕妈妈不能吃

禁用食物

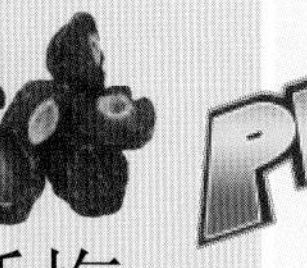

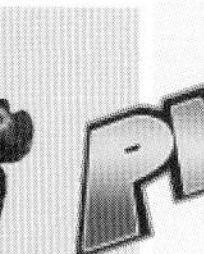

话梅

推荐指数：★☆☆

专家的话：有些孕妈妈喜欢吃话梅，但话梅在酸甜口味之下含有很多有害物质，食用过多会使毒素在体内堆积，直接影响胎宝宝发育

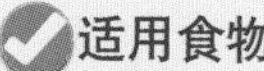

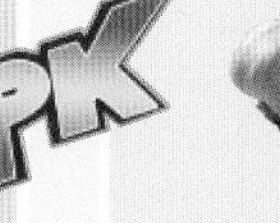

大蒜

推荐指数：★★☆

专家的话：大蒜不仅含有多种矿物质和维生素，还含有植物杀菌素，对多种病毒、细菌有杀灭作用。孕妈妈适量食用大蒜可以促进人体的血液循环，还能促进胎宝宝智力发育

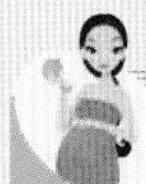

专家在线——营养问答Q&A

Q 谷主任，我不爱吃肉，怎么补充蛋白质啊？

A 你好，不爱吃肉的孕妈妈容易缺蛋白质、B族维生素，对胎宝宝的成长极为不利。不过，孕妈妈可以吃奶制品、豆制品、全谷物食物、鸡蛋和坚果，以满足蛋白质的补给。

Q 谷主任，我爱吃火锅，现在还可以吃吗？

A 火锅可以吃，但要适量，最好少吃。吃火锅的时候食物要切薄，少量多次放入，将食物煮熟，随煮随吃。

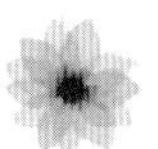

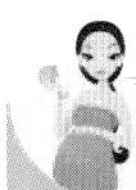

谷医师推荐的1日食谱

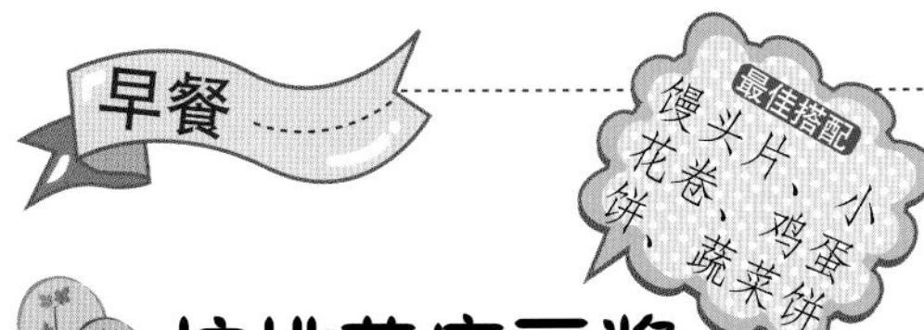

核桃芝麻豆浆

原料 黄豆60克、芝麻10克、核桃仁20克。

做法

1. 黄豆洗净，用水浸泡一晚上。
2. 核桃仁、黑芝麻洗净，沥干水。
3. 所有原料倒入豆浆机，打成豆浆即可。

午餐
最佳搭配
米饭、窝头、紫菜鸡蛋汤

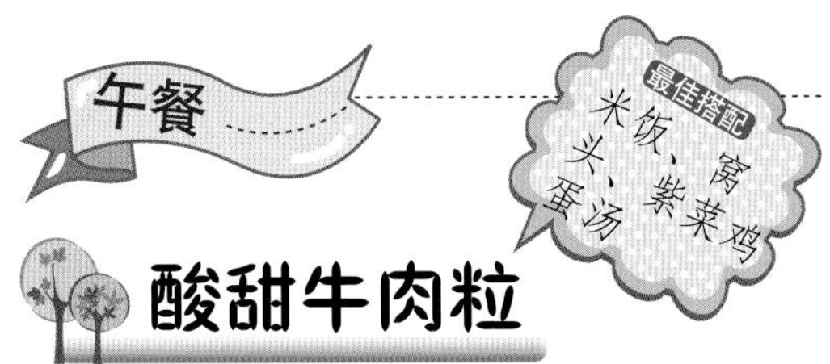

酸甜牛肉粒

原料 牛柳150克，胡萝卜、黄瓜各1根，哈密瓜1个。

调料 番茄酱1小匙，嫩肉粉、盐各适量，蒜茸、蛋清各少许，高汤2大匙，柠檬汁半小匙。

做法

1. 牛柳切粒，胡萝卜、黄瓜、哈密瓜分别切粒。肉粒加盐、嫩肉粉、蛋清，腌10分钟。
2. 用六成油温将牛柳粒炸熟，捞起沥干油分。
3. 热锅爆香蒜蓉，放入番茄酱、柠檬汁，再放入牛肉粒、胡萝卜粒、黄瓜粒，加入高汤，放盐炒匀至收汁，放入哈密瓜粒，即可。

晚餐

最佳搭配
葱花饼、小花卷、馒头片、拌黄瓜

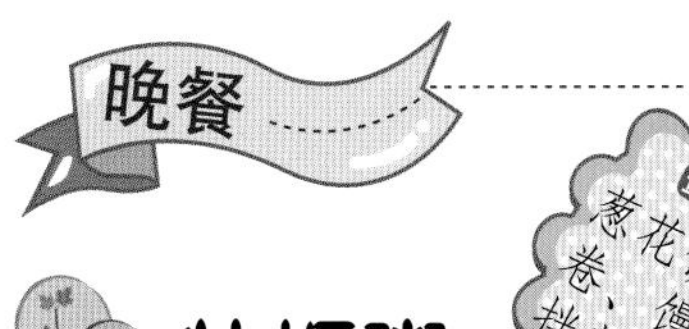

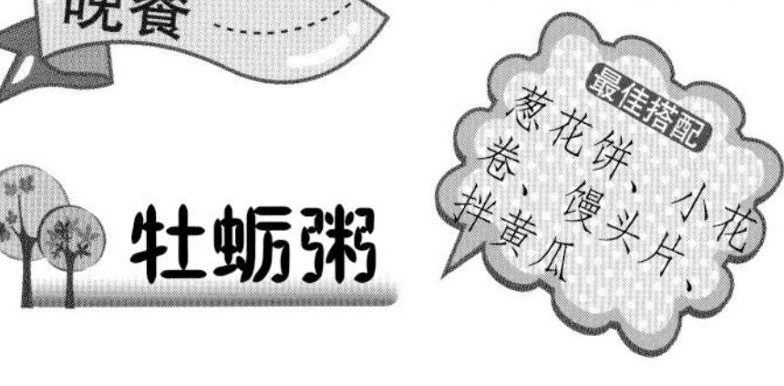

牡蛎粥

原料 鲜牡蛎肉150克，糯米100克，五花肉各50克，洋葱末适量。

调料 料酒、胡椒粉、盐各适量，熟猪油1小匙。

做法

1. 糯米淘洗干净备用；鲜牡蛎肉清洗干净；五花肉切成细丝。
2. 糯米下锅，加清水烧开，待米煮至开花时，加入猪肉丝、牡蛎肉、料酒、盐、熟猪油，一同煮成粥，然后加入洋葱末、胡椒粉调匀即可。

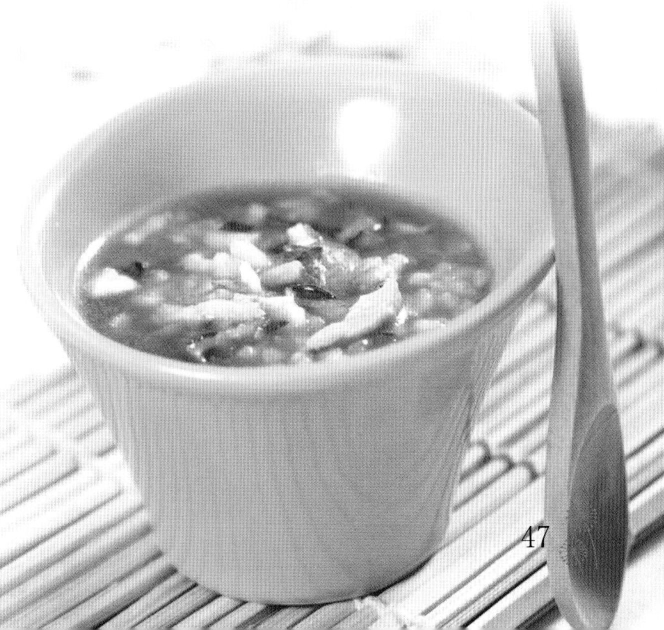

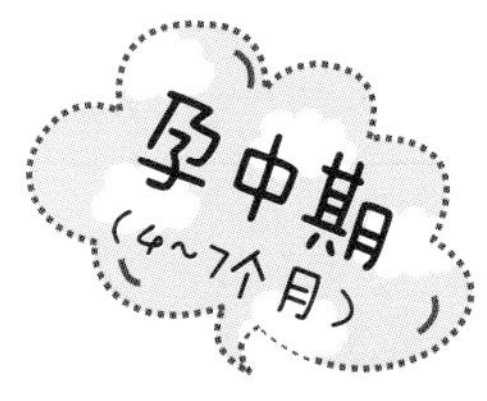

孕5月——感受鲜活的小生命

孕5月，孕妈妈进入最为舒服的孕中期了，身体和心情舒畅了许多。此时是增长知识，外出旅行的好时机。孕妈妈们要注意了，此时也是胎宝宝成长最迅速的阶段，孕妈妈要做好营养储备工作哟！

胎宝宝现状

孕5月的胎宝宝拥有了第一个玩具——脐带，胎宝宝特别喜欢用手拉住或抓住脐带，甚至会抓得特别紧，紧得只能有少量的氧气输送。胎宝宝的大脑已经发育，能及时产生与孕妈妈完全一致的喜怒哀乐等感受；胎宝宝的皮肤由先前的深红色慢慢变为不太透明的红色，从头、面部开始，全身上下长满汗毛。胎宝宝的骨骼和肌肉更加结实起来，手脚的动作也硬实一些，因此孕妈妈能明显感受到的胎宝宝的运动了。

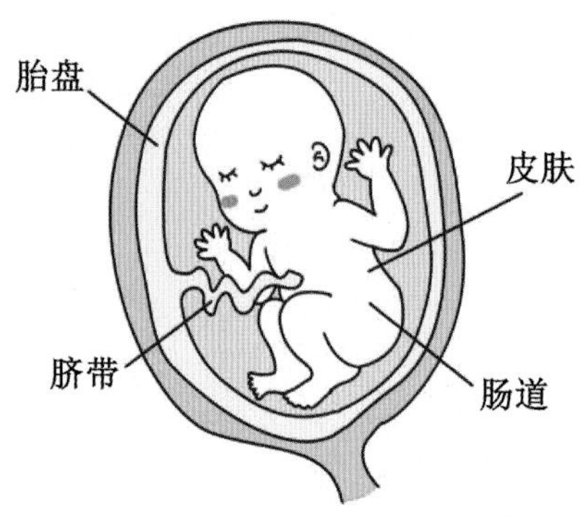

孕妈妈现状

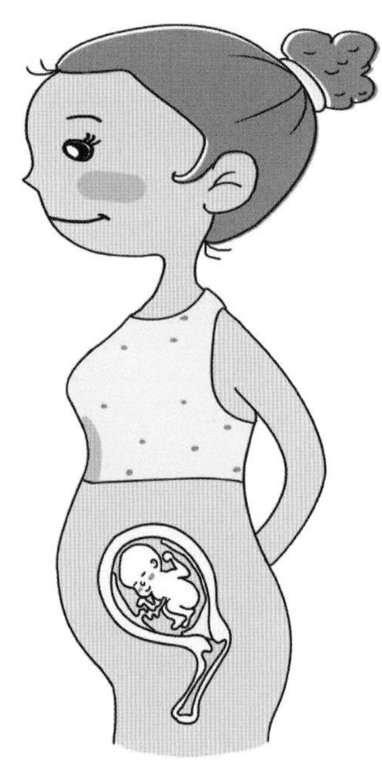

孕5月，孕妈妈基本上度过了危险期，流产、早产的情况一般不太容易发生了；孕妈妈的身体更趋丰满，乳房胀满，腹部隆起，真是“孕味”十足；由于孕妈妈脚部负担加重，双腿容易出现肿胀、干燥，甚至疼痛；孕妈妈可以明显地感受到胎动，另外经腹壁可以触及胎宝宝的肢体；孕妈妈偶尔会感觉到子宫间歇性收缩，不要紧张，一般来说都没有大问题，休息一会儿就会好的。

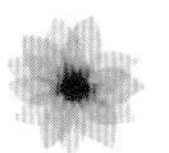

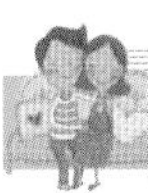

小夫妻携手共闯营养关

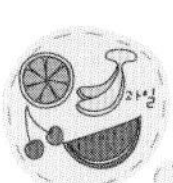

本月营养关键点

孕5月，胎宝宝各部分器官组织在快速地完善和发育，对营养的需求量较前4个月更大了，孕妈妈依然要遵守均衡营养、科学进补的原则。大量补充钙、铁、锌、维生素等营养成分。到了本月胎宝宝快速生长，孕妈妈的胃部受到挤压，容量减少，可能会出现消化不良的症状，此时应选择体积小、营养价值高的食品，最好每顿减量，少食多餐。不能一味地追求高热量食物，要注意调节主食的品种和花样，如小米、红薯、大米、玉米等。

爱心对对碰

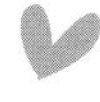

孕妈妈可以这样做

到了本月，孕妈妈除了要保持科学合理的一日三餐外，还应坚持每天早晚各饮用250毫升孕妇配方奶粉，可经常到户外晒太阳补充维生素D，以促进钙的吸收，满足母子对钙的需求。

孕妈妈可每天吃一个苹果，对健康大有裨益。能为孕妈妈提供多种维生素。此外，苹果中还含有果胶成分，对改善孕期便秘也大有益处。

除此之外，孕妈妈还可以补充一些干果，因为带壳类的食物里含锌很高，是胎宝宝大脑发育不可或缺的营养物质。

准爸爸可以这样做

看到这儿，准爸爸们可能已经摩拳擦掌了。准爸爸们要注意了，苹果的选购可是一门大学问。具体方法为：选购苹果时应选取皮色光泽、结实、气味清香的，这样的苹果脆爽、清甜。如果苹果已经在腐烂，或是被削去一部分，那么其营养成分已经流失或变质了，就不要购买，也不要让孕妈妈吃。

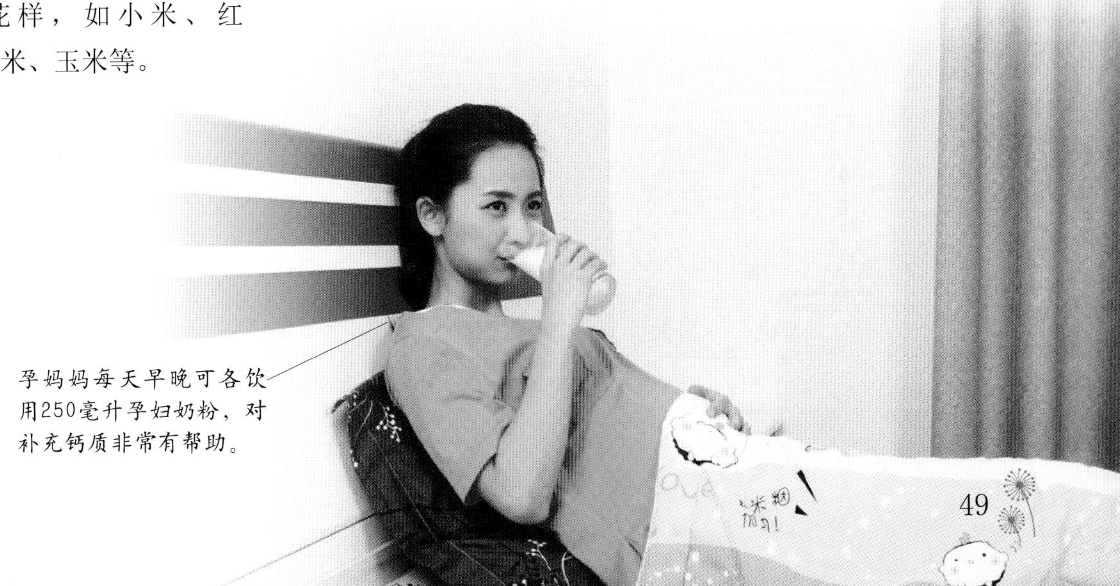

孕妈妈每天早晚可各饮用250毫升孕妇奶粉，对补充钙质非常有帮助。

本月食物竞技赛——食材大PK

到了本月胎宝宝虽说已不再像孕早期那般脆弱，但孕妈妈在饮食上同样不可大意，有些食物过量食用同样会对胎宝宝造成伤害。

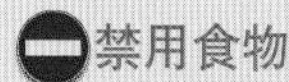

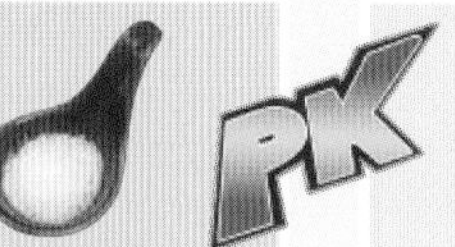

味精

推荐指数：★☆☆

专家的话：味精作为调味品，对人体有一定的滋补、解毒作用。食用味精过量，会消耗大量的锌，导致孕妈妈体内缺锌

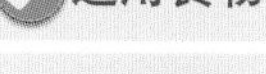

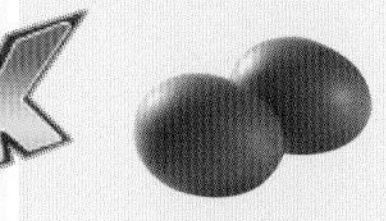

鸡蛋

推荐指数：★★★

专家的话：鸡蛋营养丰富，蒸煮方便，其蛋白质含量为各种食品之最。鸡蛋的蛋白质易被人体吸收，孕妈妈每天都要吃一个鸡蛋哟

禁用食物

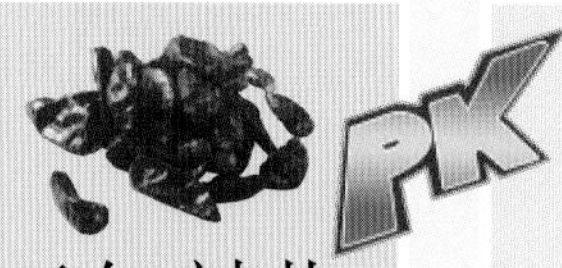

干红辣椒

推荐指数：☆☆☆

专家的话：怀孕期间，许多孕妈妈都喜欢吃辣味食物，辣椒则是理想选择，但对于有便秘症状的孕妈妈，专家建议尽量避免食用辣椒，特别是干红辣椒，以免加重便秘，造成更加严重的后果

适用食物

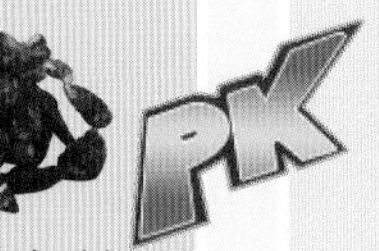

猪肉

推荐指数：★★★

专家的话：猪肉能提供优质蛋白质和必需脂肪酸，还可以提供血红素和促进铁吸收的物质，能改善缺铁性贫血。孕妈妈要想让自己变得更“强壮”，更利于生产，就要适当吃一些猪肉

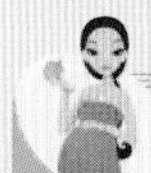

专家在线——营养问答Q&A

Q 谷主任，我现在多吃点高钙食物来补钙，可以吗？

A 作为一个准妈妈，你的心情我是可以理解的，但是靠多吃高钙食物来补钙却是不可取的。如果长期食用高钙食物，会引起食欲减退、皮肤瘙痒、毛发脱落等症状，不仅不利于你，还不利于胎儿，是不可取的。

Q 谷主任，我超重了，胎宝宝也超大了，我可以节食减肥吗？

A 你好，你现在在怀孕中期，节食减肥对你、对胎儿都不利。孕期节食减肥会使准妈妈和胎儿缺铁、叶酸以及其他重要的维生素、矿物质。为了控制你和胎儿的体重，你可以适当运动，但最好不要节食减肥。

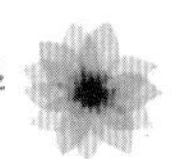

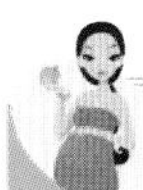

谷医师推荐的1日食谱

早餐

最佳搭配
南瓜饼、红豆糕、小花卷、馒头片

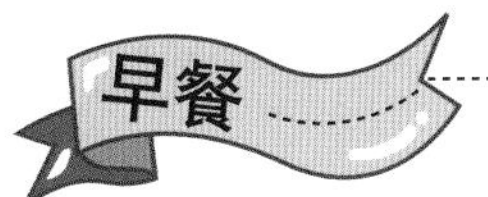

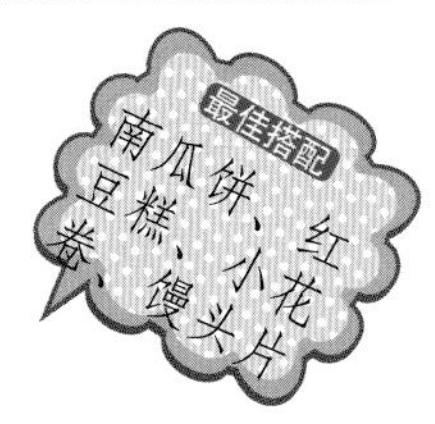

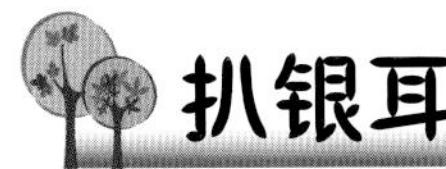

扒银耳

原料 银耳100克，豆苗50克。

调料 盐、香油各适量。

做法

1. 将银耳泡发，去蒂洗净，撕小朵，焯熟后沥干；豆苗洗净，焯水后沥干，备用。
2. 锅内放入适量清水，加盐、银耳煮沸，捞出盛入碗内过凉，撒上豆苗，加盐拌匀，淋上香油，即可。

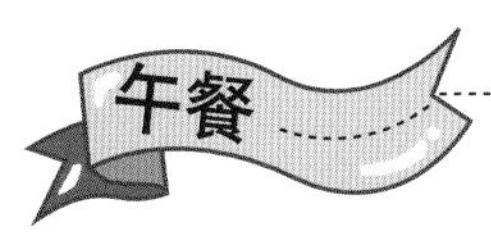

最佳搭配：豆角焖面、炒饼、米饭、玉米饼

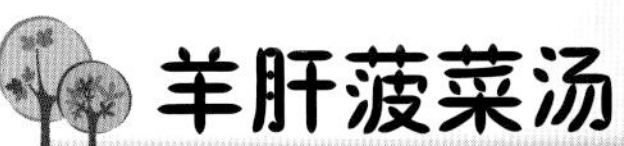

羊肝菠菜汤

原料 鲜菠菜、羊肝各200克。

调料 盐、香油各适量。

做法

1. 羊肝切成片，菠菜洗净，切成段。
2. 将锅中的水烧沸后倒入羊肝。
3. 汤煮开后下入菠菜，加盐调味。
4. 再次煮开后，加入香油，即可。

晚餐

最佳搭配
汤面条、糙米饭、玉米粥、炒青菜

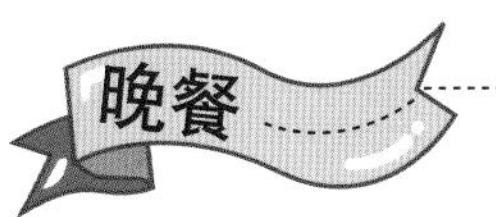

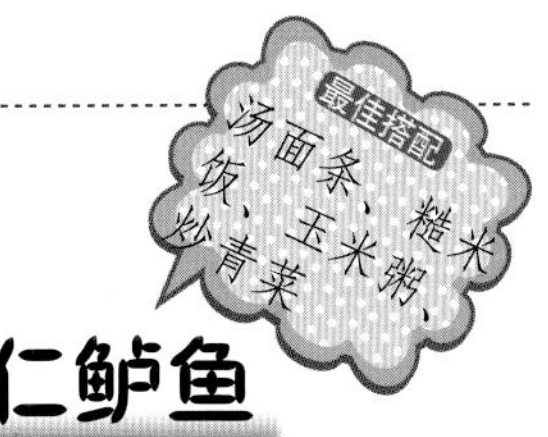

清蒸砂仁鲈鱼

原料 鲈鱼500克，砂仁10克。

调料 盐、香油、料酒、姜末、鸡精各适量。

做法

1. 将鲈鱼洗净，沥干水分。
2. 将砂仁捣碎，和姜末一起装入鲈鱼腹中，放入盘中。
3. 在盘中加入盐、香油、料酒、鸡精，放在蒸笼内蒸熟，即可。

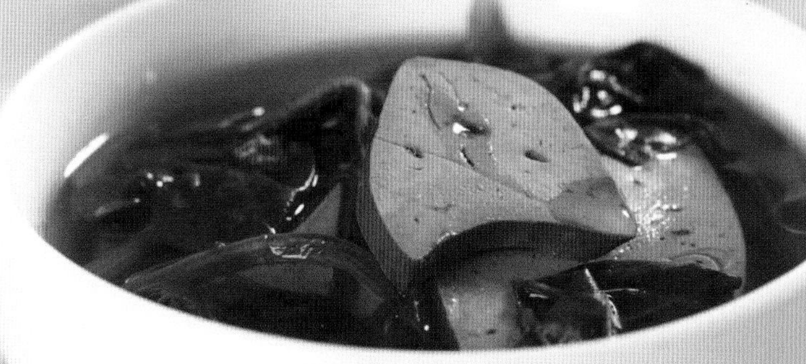

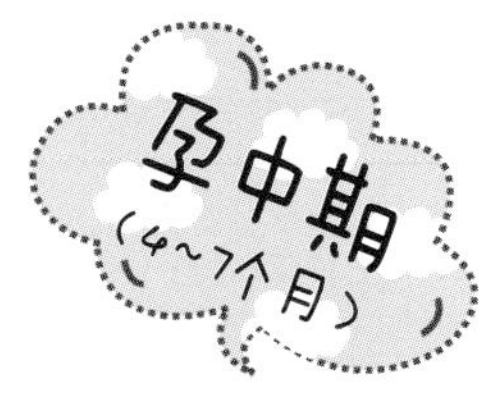

孕6月——最幸福的黄金时段

到了孕6月，孕妈妈的腹部较之前隆起了不少，孕妈妈的行动开始有些吃力了，但腹部的隆起意味着胎宝宝正在健康成长，孕妈妈应为此而感到幸福。到了这个月份，孕早期的不适感一扫而光，取而代之的是舒适的孕期生活，胃口好转，食欲大增，以前不喜欢的食物现在看起来都觉得很香。那么，孕妈妈们就趁着这一黄金时期，好好补养身体，增强体质，为将来的分娩和产后哺乳做足准备吧！

胎宝宝现状

孕6月，胎宝宝的各个脏器都已经发育，双眼几乎完全发育成型，并试着睁眼；胎宝宝还可以做出咳嗽、打嗝、皱眉、眯眼的动作，会吸吮自己的手指，能自由地吞咽羊水；胎宝宝的皮肤还呈皱缩状，胎宝宝的骨骼已经相当结实了，关节也在这个月开始发达；孕妈妈如果拍自己的肚皮，有时候胎宝宝会回应着踹两脚。

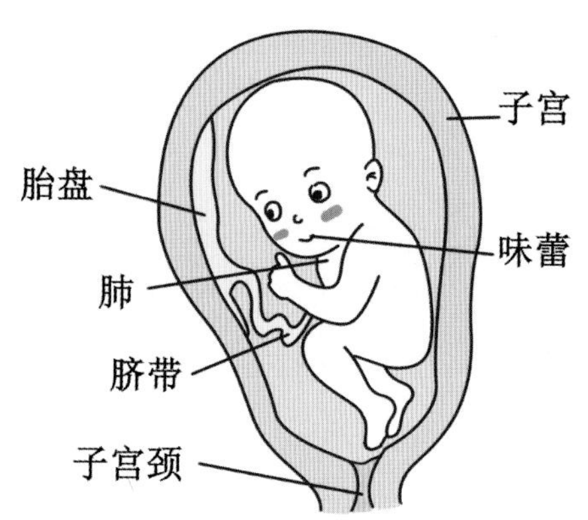

孕妈妈现状

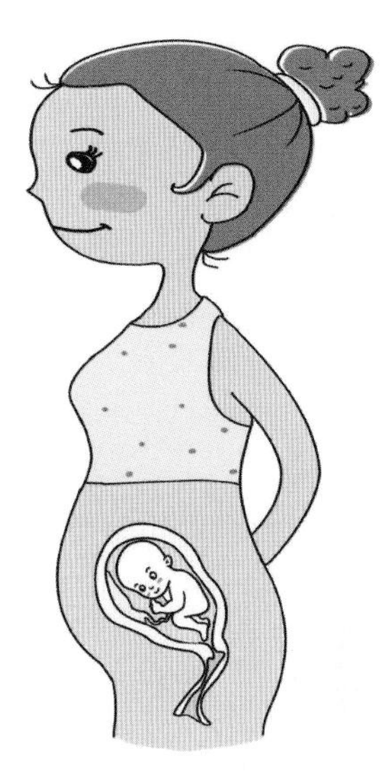

随着胎宝宝一天天长大，孕妈妈的身体会越来越重，平均会以每周250克的速度增长，腰部增粗开始明显，身体重心向前移，孕味儿十足；脸上出现蝴蝶斑，肚皮上出现妊娠纹；乳房增大、外形饱满，甚至可以挤出少量初乳；到了这个月份，子宫会压迫下腔静脉，致使盆腔和下肢血管内的血液淤积，血液流通不畅，导致血管压力增大，再加上体内激素的变化，孕妈妈会出现下肢水肿。

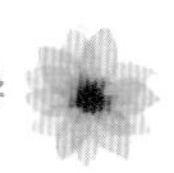

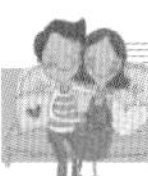

小夫妻携手共闯营养关

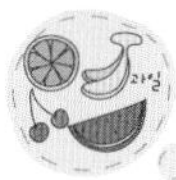

本月营养关键点

孕6月，胎宝宝的骨骼和牙齿正在“茁壮成长”，需要大量的钙。到了这个月，由于胎宝宝的快速生长，对铁的需求量更大了，孕妈妈应注意及时补充，以免造成孕期贫血，影响母婴健康。到了这个阶段，多数孕妈妈的便秘问题会越发凸显出来，此时在膳食中加入大量的膳食纤维就显得尤为重要。

爱心对对碰

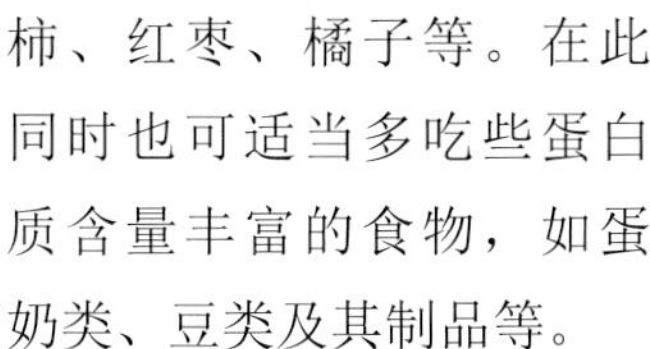

孕妈妈可以这样做

应摄入些含磷多的食物，如米饭、面包、豆腐、莲藕、红薯、海带、蛤蜊、白萝卜、冬瓜等。因为磷可促进人体对钙的吸收利用。到了这个阶段，孕妈妈可在医生的指导下服用一些钙片。

孕妈妈可多吃些铁含量丰富的食物，如动物内脏、海带、紫菜、黄豆、菠菜、芹菜、油菜、西红柿、红枣、橘子等。在此同时也可适当多吃些蛋白质含量丰富的食物，如蛋奶类、豆类及其制品等。

对于深受便秘困扰的孕妈妈们，建议大家多吃些新鲜蔬果，如红薯、牛蒡、芹菜、无花果等。这对于改善便秘是很有帮助的。

准爸爸可以这样做

看到孕妈妈的大肚子，准爸爸的责任感、幸福感肯定开始澎湃了吧！准爸爸不能只是高兴，要更多地去帮助、保护孕妈妈。准爸爸应该抽时间补充孕期知识，了解孕妈妈每个月的身体反应，并有针对性地制作一些有食疗功效的膳食。在替妻子分忧的同时，又表达了自己的爱心，岂不两全其美？此外，准爸爸还要督促孕妈妈少食多餐，管住妻子的嘴，不让她食用一些对胎宝宝不利的食物，如可乐、膨化食品等。

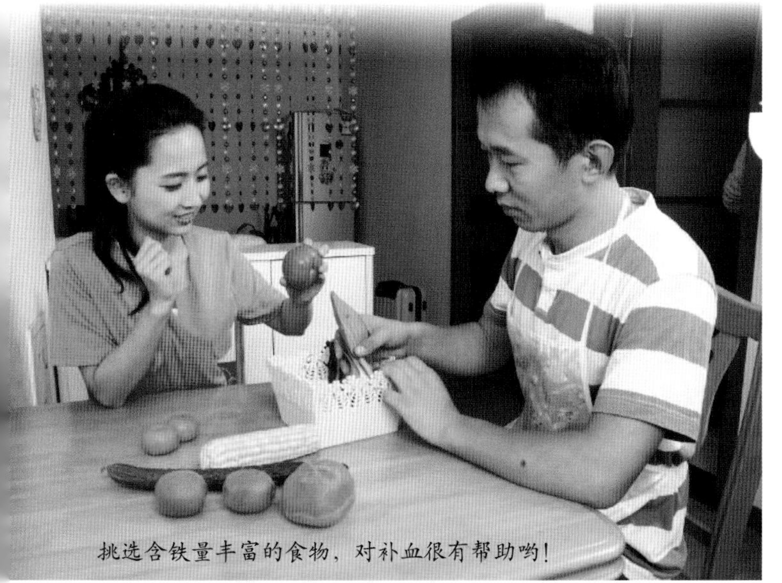

挑选含铁量丰富的食物，对补血很有帮助哟！

本月食物竞技赛——食材大PK

孕6月是相对幸福的一个月，胎宝宝在妈妈的腹中快速成长，身为妈妈的您应尽一切可能为胎宝宝的成长打好营养基础，以下内容可供参考。

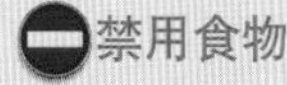
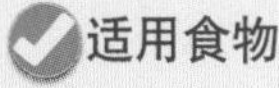
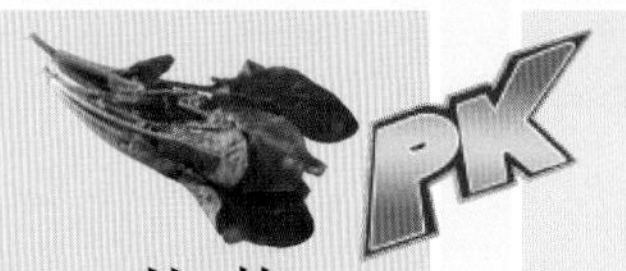
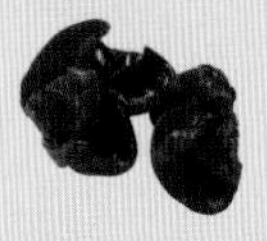
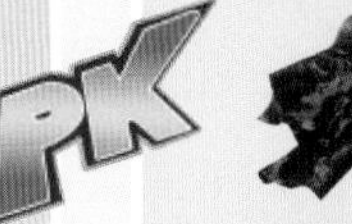

禁用食物	适用食物	禁用食物	适用食物
菠菜	牛奶	黑木耳	海带
推荐指数：☆☆☆	推荐指数：★★★	推荐指数：☆☆☆	推荐指数：★★★
专家的话：菠菜营养丰富，但是其中的草酸影响人体对钙、锌的吸收。孕妈妈食用过多，会降低体内钙、锌的含量，这对胎宝宝的健康成长极为不利	**专家的话**：牛奶含钙量高，锌的含量也很高，钙和锌能促进胎宝宝身体、智力的发育。如果条件允许，孕妈妈最好每天喝牛奶300毫升左右	**专家的话**：黑木耳营养丰富，但是它具有活血化瘀的功能，不利于胚胎的稳固和生长，是胎宝宝最害怕的食物之一，所以孕妈妈尽量不要吃黑木耳	**专家的话**：孕妈妈每天补充的碘量应达到200毫克左右，海带是含碘量最高的天然食材，孕妈妈多食用海带可以满足胎宝宝和自身对碘的需要

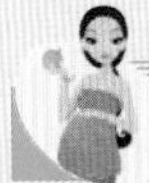

专家在线——营养问答Q&A

Q 谷主任，我便秘了，怎么办啊？

A 解决便秘问题的方法很多，除了我们上面提到的食疗法以外，孕妈妈还要养成定时排便、多运动的习惯，便秘严重时要在医生指导下用药，切勿擅自吃药。

Q 谷主任，我夜里总是小腿抽筋，听说吃东西可以帮助缓解，吃什么好啊？

A 孕妈妈小腿抽筋应该注意补钙，一般不要用保健品补充，最好的方式是食物补充。

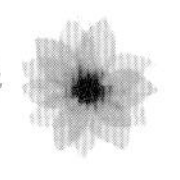

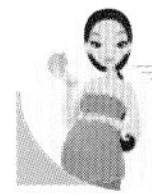

谷医师推荐的1日食谱

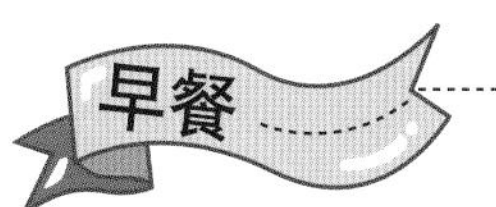

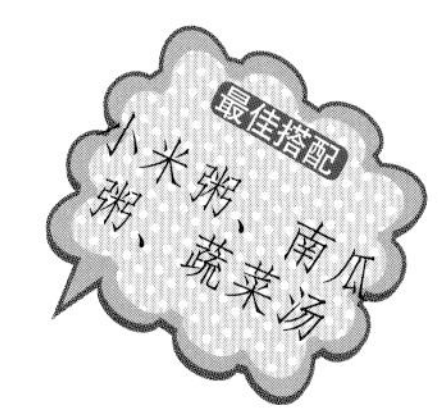

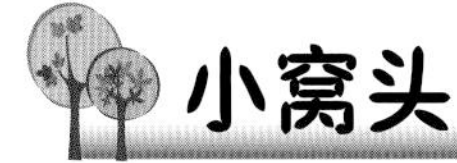

小窝头

原料 细玉米面300克，黄豆粉100克。

调料 白糖100克，小苏打适量。

做法

1. 将玉米面、黄豆粉、白糖放入盆中，调匀。
2. 逐次加入适量温水及小苏打，边加水边揉搓。
3. 面团分成若干小份，并做成窝头形状。
4. 将做好的窝头蒸15分钟，即可。

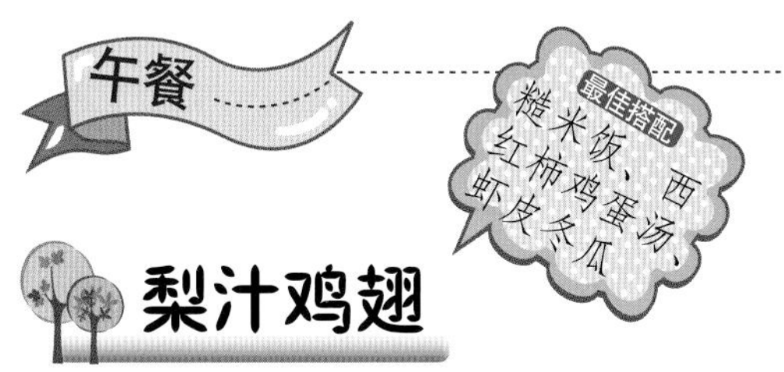

梨汁鸡翅

原料 鸡翅8个，雪梨1个。

调料 蚝油1大匙，生抽2小匙，盐、蜂蜜各适量。

做法

1. 雪梨去皮，切块，用搅拌机搅打成蓉，取汁，备用。
2. 梨汁中加入蜂蜜、生抽、盐、蚝油，调成腌肉汁。
3. 鸡翅洗净，放入腌肉汁中，腌渍一晚。
4. 平底锅烧热，将鸡翅码入锅内，中小火煎熟，即可。

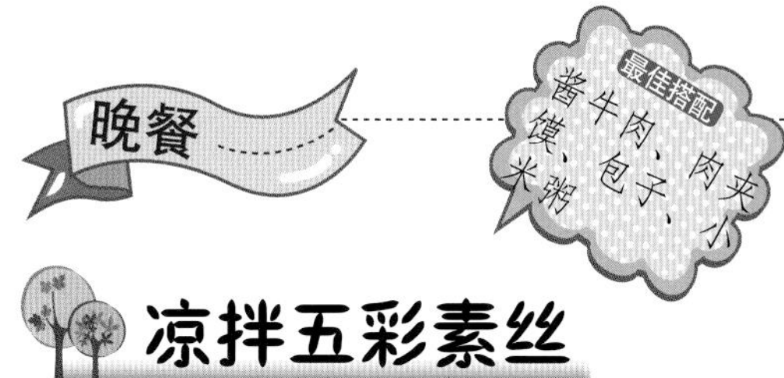

凉拌五彩素丝

原料 土豆、洋葱、胡萝卜、黄瓜、青椒各1个。

调料 香醋、香油各1小匙，盐、白芝麻、蒜蓉各适量。

做法

1. 将土豆、洋葱、胡萝卜、黄瓜、青椒洗净，去皮切丝，焯熟过冷水。
2. 将土豆丝、胡萝卜丝、青椒丝、黄瓜丝、洋葱丝放入碟中，加蒜蓉、盐、香醋拌匀略腌。
3. 淋上香油，撒上白芝麻，即可。

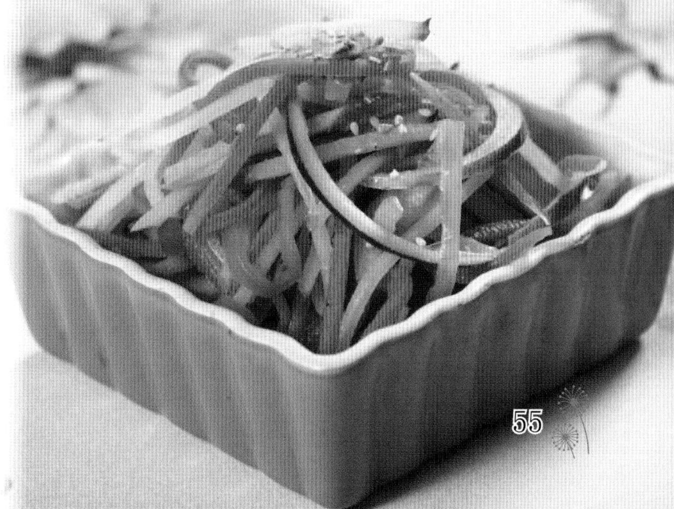

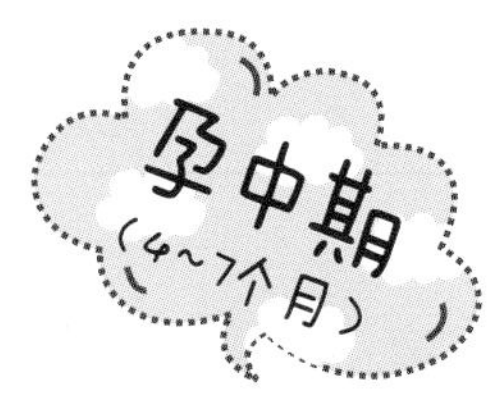

孕7月——迎接孕期营养的关键时刻

到了这个月，孕妈妈的腹部更大了，不仅身体在迎接着巨大的挑战，心理也在承受着考验。胎宝宝的个头越来越大，动静也越来越大，有的时候在孕妈妈肚子里不停地翻身，好像随时准备着跑出来见识这个世界。孕妈妈要注意饮食上的调整，适当做一些家务，多多运动，这样不仅有利于自身健康，还可以促进胎宝宝健康成长。

胎宝宝现状

此时的胎宝宝就像个小老头，皮下脂肪少，皮肤呈粉红色，皱皱巴巴的；胎宝宝的肺部成长迅速，但到目前为止仍未发育完成；胎宝宝的大脑继续发育，四肢活动功能良好；胎宝宝的视网膜开始形成，能够区分光亮与黑暗了；胎宝宝的指甲尚未超过指端；男孩子的睾丸开始下垂，女孩子的阴唇已经发育。

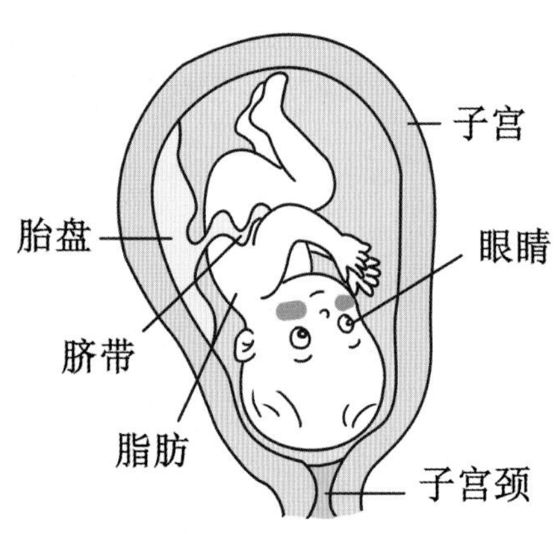

孕妈妈现状

孕妈妈会发现自己肚子上、乳房上出现了越来越多暗红色的妊娠纹，而且非常容易疲劳；孕妈妈可能会出现腿部抽筋的问题，特别是小腿抽筋的情况更多些；到了这个月，由于腹中羊水量的增大，胎宝宝重量增加，孕妈妈的体重迅速上升。

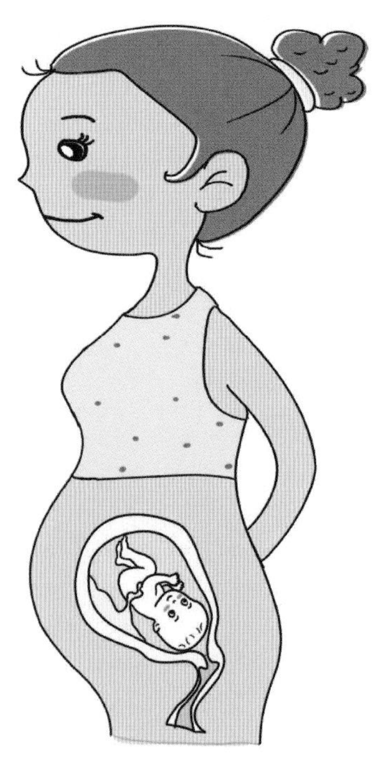

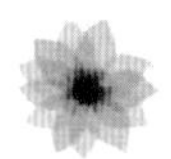

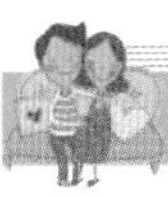

小夫妻携手共闯营养关

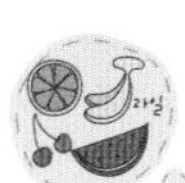

本月营养关键点

到了这个月，胎宝宝正在快速地生长，孕妈妈的营养需求量也达到了高峰。因此，孕妈妈要注意全面摄取营养，确保饮食多样化、规律化，保证营养素和热量的供给。此外，孕7月还应重点关注胎宝宝的大脑发育，及时补充DHA（二十二碳六烯酸）、ARA（花生四烯酸）、卵磷脂等有益于大脑发育的营养成分，该类营养被称之为“脑黄金”，具有双重保养作用。

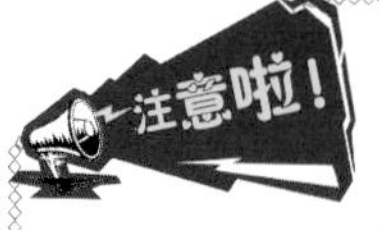

所谓妊娠高血压是指妊娠期血压≥140/90mmHg，或较妊娠前或妊娠早期（三个月内）血压升高≥25/15mmHg。患有妊娠高血压综合征的孕妈妈注意，在选择药物的时候万万不可随意而为，必须听从医嘱，以免用错药伤害胎宝宝。

爱心对对碰

孕妈妈可以这样做

本月是孕中期的最后一个月，各方面情况与上个月相差不大，饮食要求也没有特别大的转变，仍需做到规律饮食、全面补充营养。

值得注意的是，本月已经开始面临早产和妊娠高血压综合征的问题。所以在饮食上可多给些关注，如不宜多吃易导致早产的食物，如青木瓜、芦荟、黑木耳等。孕妈妈还不宜多吃动物性脂肪，减少盐的摄入量，日常饮食以清淡为佳，忌吃咸菜、咸鸭蛋等盐分高的食品，这对预防及改善妊娠高血压很有帮助。对于水肿较为严重的孕妈妈，要限制每日盐的摄入量，最高不可超过4克。忌吃辛辣刺激性食物，多吃新鲜蔬果，适当补充钙元素。

准爸爸可以这样做

活血通络效果强的食物最易诱发早产，准爸爸须严格监控，不能由着孕妈妈的脾性随意食用。此外，到了这个月份，准爸爸可着手为宝宝布置婴儿房了。

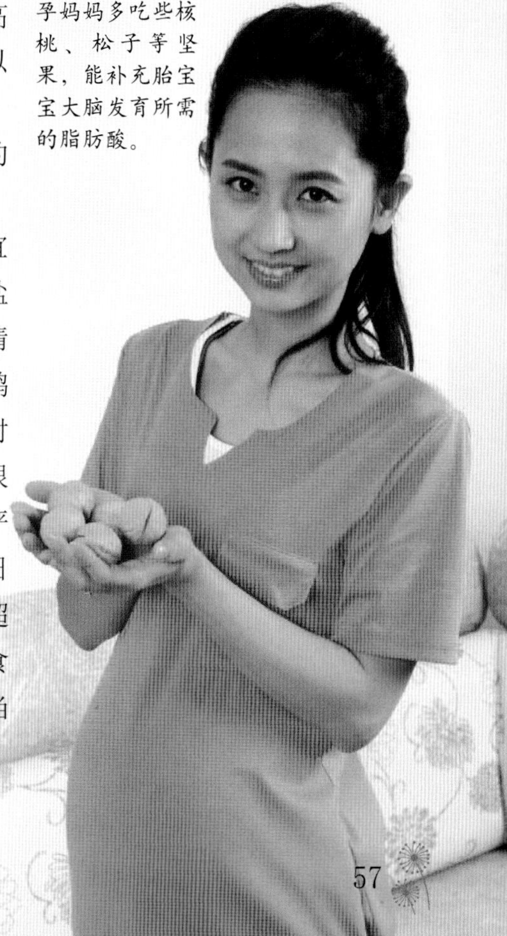

孕妈妈多吃些核桃、松子等坚果，能补充胎宝宝大脑发育所需的脂肪酸。

本月食物竞技赛——食材大PK

孕7月是早产的易发期，孕妈妈在饮食上应注意避免食用活血化瘀类食物，例如：山楂、马齿苋等，可适当多吃新鲜蔬果，优质蛋白含量高的食物。

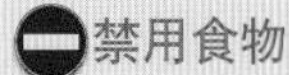

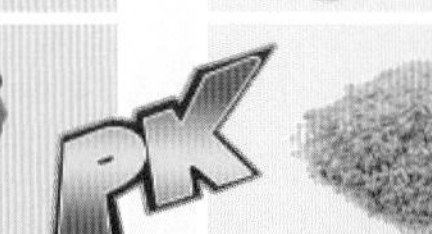

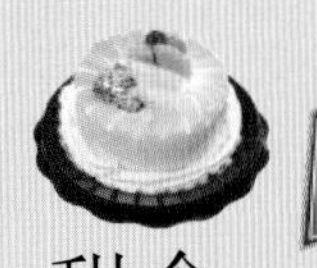

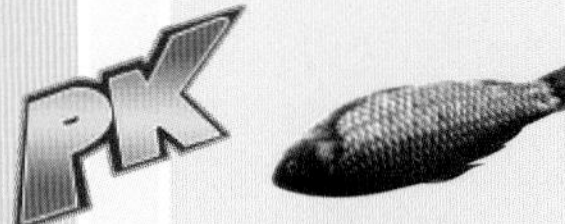

禁用食物	适用食物	禁用食物	适用食物
油条	粗粮	甜食	鲫鱼
推荐指数：★☆☆	推荐指数：★★★	推荐指数：★☆☆	推荐指数：★★★
专家的话：油条中会加入一定量明矾，明矾含有铝，铝可以通过胎盘进入胎宝宝大脑，造成胎宝宝大脑发育障碍。孕妈妈，为了胎宝宝的健康，你就戒了油条吧	**专家的话**：相比于大米白面，粗粮中膳食纤维、B族维生素和矿物质含量要高得多。对于丰富营养结构，缓解便秘等有益。孕妈妈，不论是为自己还是为胎宝宝，都要适当吃一些粗粮	**专家的话**：糖在人体内的代谢会大量消耗钙，孕妈妈在怀孕期间如果钙缺乏，会影响胎宝宝牙齿、骨骼的发育。孕妈妈吃糖要适量，不要图一时痛快吃太多了	**专家的话**：鱼肉鲜美，含有大量优质蛋白质、维生素、矿物质、无机盐等，另外，鱼肉组织结构细微而柔软，便于人体消化吸收。孕妈妈多吃鱼有利于胎宝宝神经系统的发育

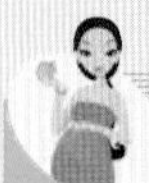

专家在线——营养问答Q&A

Q 谷主任，我天生就很瘦，到了孕七月还是很瘦，怎么办？

A 不要担心，瘦并不代表不能孕育健康的宝宝。对于身体瘦弱、体重少于正常值的孕妈妈，怀孕期间应尽量多吃，增加食物摄入量，这样才能使身体有足够的体能和热量，负担得起孕育健康宝宝的使命。

Q 菜比饭更有营养，我是不是应该多吃菜，少吃饭？

A 你的说法不科学，俗话说“人是铁饭是钢”。饭是米面等主食，是能量的主要来源，孕妈妈不论吃多少菜，都要吃主食，孕7月的孕妈妈一天应吃500克左右的主食。

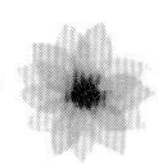

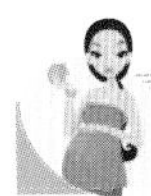

谷医师推荐的1日食谱

早餐

最佳搭配
米粥、紫菜鸡蛋汤、酸辣汤

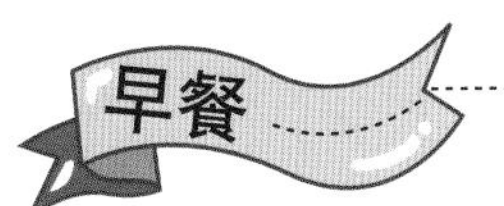

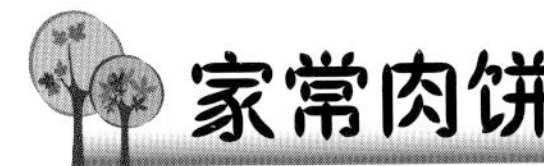

家常肉饼

原料 面粉500克，五花肉500克。

调料 葱3棵，生抽、老抽、蚝油、香油各1小匙，甜面酱2小匙，胡椒粉、五香粉各适量。

做法

1. 温水和面，盖上湿毛巾，醒大约30分钟。
2. 葱洗净，切葱花，五花肉切成细丁。
3. 在肉馅中，加入生抽、老抽、蚝油、甜面酱、胡椒粉、五香粉、葱花、香油，拌匀。
4. 面擀成长方片，放入馅料，包好。
5. 平底锅放入饼，两面烘好，即可。

午餐

最佳搭配
米饭、大饼、蔬菜汤、南瓜粥

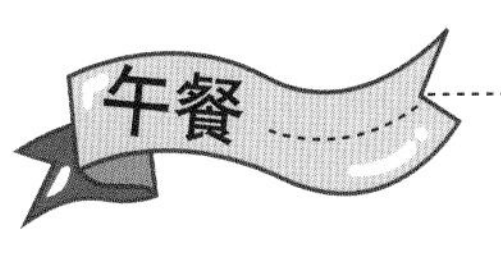

干煎带鱼

原料 带鱼500克，面粉50克。

调料 盐、酱油、醋各少许，葱丝、姜片、蒜片各适量。

做法

1. 带鱼去头、内脏，洗净切段，沥干。
2. 带鱼裹面粉，过油炸至金黄色捞出。
3. 锅内留少量底油，放入葱丝、姜片、蒜片炒香，然后放入带鱼段。
4. 加入盐、酱油、醋，焖烧，烧熟，即可。

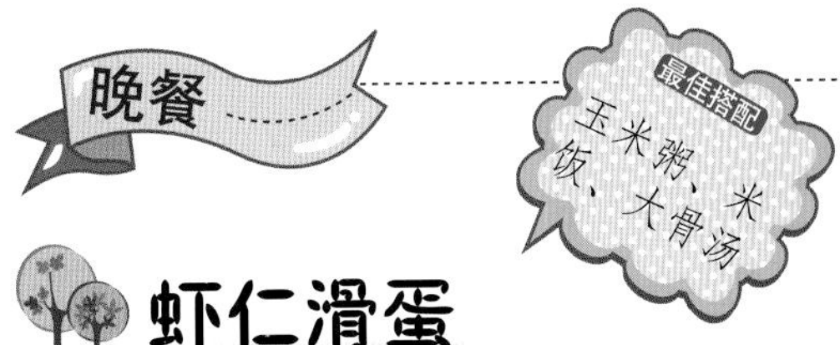

虾仁滑蛋

原料 虾仁300克，鸡蛋2个。

调料 小葱1棵，盐、鸡精、白胡椒各适量。

做法

1. 虾仁洗净，沥干水分，加入胡椒粉、盐，腌制10分钟。
2. 小葱洗净，切成葱花；鸡蛋打散，加入适量的盐搅拌均匀。
3. 虾仁，煸炒至半生。
4. 将炒好的虾仁倒入蛋液中，搅拌均匀；另起锅，加油烧热后，倒入带有虾仁的蛋液，快速翻炒均匀，加入鸡精调味即可。

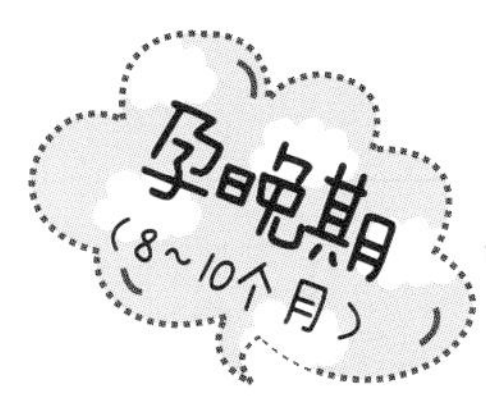

孕8月——大腹便便的日子到来了

孕妈妈的肚子每天都在长大，体重增加很快，不论是站还是走都不得不挺胸抬头，越来越笨重，也越来越累。孕妈妈开始懒惰了！虽然这种懒惰有情可原，但是就算再辛苦，也不要太懒惰，最好每天都散散步，做一些适当的运动。孕期不适又来了，孕妈妈经常觉得胃灼热，饭量减少，胸口上不来气。孕妈妈要调节好自己的身体和心情，坚持就是胜利！

胎宝宝现状

胎宝宝已经变得光滑起来，皮下脂肪日渐增多，但是皮肤下的皱褶仍然存在，所以还是有些“小老头”的风范；胎宝宝的身体长大了，在孕妈妈子宫里的活动空间就相对小一点了，不过，还是可以紧贴着子宫转；孕8月的胎宝宝已经相当敏感了，一旦遇到强烈的声音刺激和震动，就会大惊失色，做出非常惊愕的样子；胎宝宝在子宫内的位置大多数转为头部朝下，位于孕妈妈的骨盆入口处。

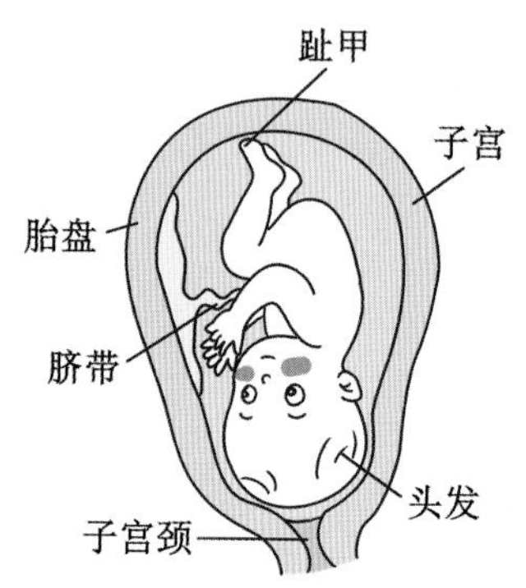

孕妈妈现状

孕8月，孕妈妈子宫向前挺得更为明显，子宫底的高度上升很多，使得孕妈妈不得不大腹便便；子宫增大还会增加孕妈妈患上呼吸道疾病的风险，使得胃内压力增高，胃的蠕动加强，这就是多数孕妈妈胃部不适的原因之一；此时便秘、静脉曲张、贫血、水肿等问题会加重，孕妈妈容易患上痔疮。

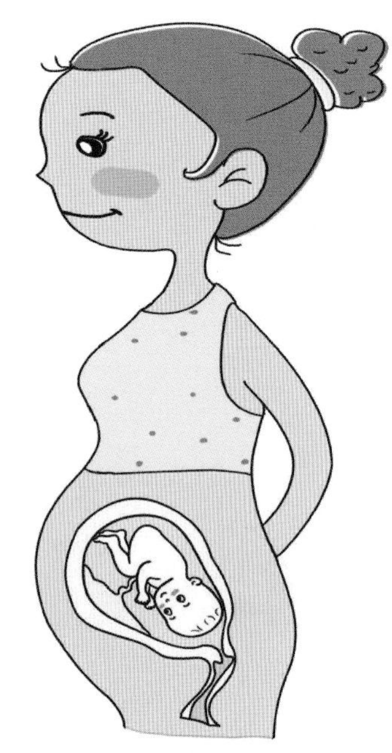

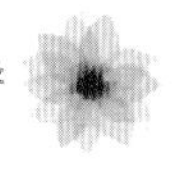

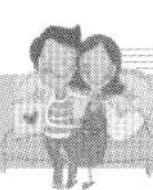

小夫妻携手共闯营养关

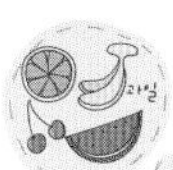

本月营养关键点

到了本月，孕妈妈的膳食要保证质量，要确保摄取优质营养，可选择些优质蛋白质、无机盐、维生素和矿物质，比如：鸡蛋、猪瘦肉、鸡肉、鱼类、豆制品、小米、豆类。孕8月是胎宝宝骨骼、牙齿发育的重点时期，补钙仍然是本月的重点。此外，本月还是胎宝宝囤积皮下脂肪的关键时期，孕妈妈要确保葡萄糖、脂肪酸、亚油酸的供给，以满足储存脂肪的成长需求。

爱心对对碰

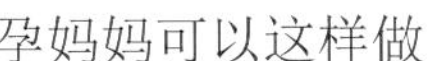

孕妈妈可以这样做

到了这个时候，孕妈妈的胃因为胎宝宝的成长而受到挤压，胃的容量变小了，食量大幅度减少。

孕妈妈可回到孕早期的饮食方式——少食而多餐，每顿饭少吃一点，但是每天多吃几次，这样胎宝宝所需能量的总量就达到了。

准爸爸应精心为孕妈妈挑选健康小零食。

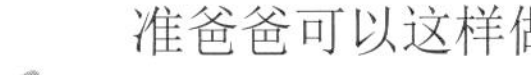

准爸爸可以这样做

到了本月，孕妈妈会有胃部不适的情况发生，食量下降。此时是准爸爸表达爱心的重要时刻。可为妻子奉上一些健康小零食，在改善胃部不适的同时，还可满足身体对营养的需求。准爸爸可挑选的零食如下：

红枣：红枣不仅可以补血补铁以满足母婴双方对营养的需求，还以安神。

核桃：核桃的脂肪含量较高，孕妈妈每天可食用3～5颗。

花生：孕妈妈要为产后乳汁分泌做准备了，花生则可有效预防产后缺乳。并可有效防治妊娠高血压综合征。不过，食用花生也要注意用量，不宜过多。

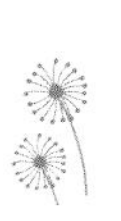

本月食物竞技赛——食材大PK

到了孕8月，孕妈妈应少吃或不吃辛辣刺激性食物，这类食物易引发或导致便秘。有些孕妈妈到了本月易出现胃灼热、胃热等不适，更应远离辛辣食物，可少吃多餐，常吃清淡营养的食物。

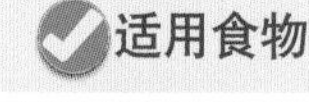
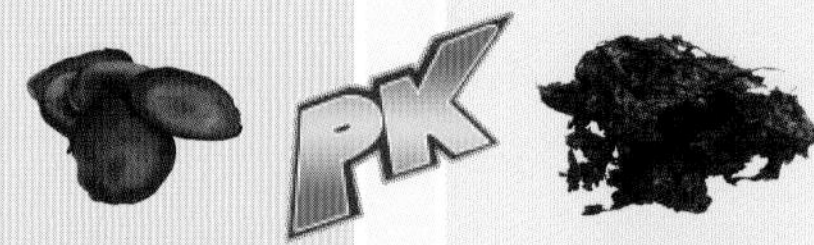
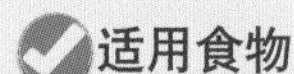
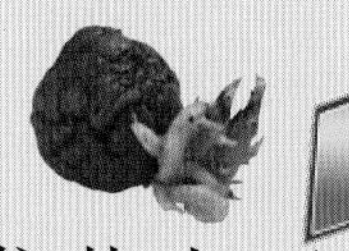
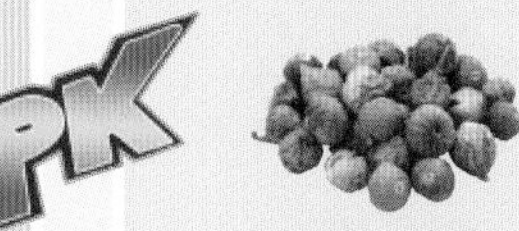

禁用食物	适用食物	禁用食物	适用食物
温热补品	紫菜	发芽土豆	无花果
推荐指数：★☆☆	推荐指数：★★★	推荐指数：☆☆☆	推荐指数：★★★
专家的话：如果孕妈妈经常食用温热性的补药、补品，比如人参、鹿茸、鹿胎胶、鹿角胶、胡桃肉等，会加剧水肿、高血压、便秘等症状，甚至发生流产、早产或死胎等	**专家的话**：紫菜含有多种维生素，并且没有热量，孕妈妈每天适当食用一些紫菜可以补充人体每天所需要的维生素。紫菜最简单的食用方法就是紫菜汤，营养丰富，操作简单	**专家的话**：土豆好吃，营养多，但是发芽的土豆却不宜食用。发芽的土豆含有毒素，一旦误食，轻者意识障碍、呼吸困难，重者可致死。孕妈妈，为了自己和胎宝宝的生命着想，一定不要吃发芽的土豆	**专家的话**：无花果富含多种氨基酸、有机酸、矿物质、维生素等营养成分，具有清热解毒、止泻通乳的作用，孕妈妈适量食用无花果，可以治疗痔疮

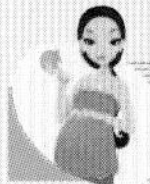

专家在线——营养问答Q&A

Q 谷主任，我能吃兔肉吗？

A 如果平时吃过，并且没有过敏，那就可以吃，不过要注意数量和烹调方法，尽量少吃，尽量避免烧烤等不利的方式。如果平时根本没吃过，不要在这个时候去尝试，万一引起过敏的话，反而得不偿失了。

Q 孕期是不是吃得越多越好，要不要吃双倍的食物呢？

A 不需要，如果准妈妈一下子吃两人份的食物，摄入过多的营养物质会增加准妈妈胃肠道还有肝脏、肾脏的负担，会造成不良的影响。

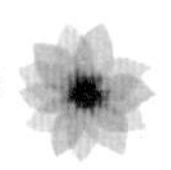

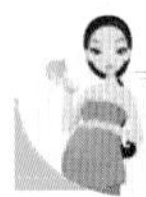

谷医师推荐的1日食谱

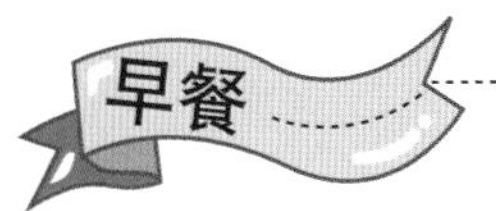

最佳搭配
肉饼、南瓜饼、面包、小包子

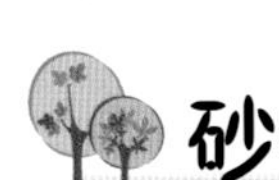

砂锅海参粥

原料 海参50克，大米50克，香菇30克。

调料 盐、姜丝各适量，香葱2棵，香油1小匙。

做法

1. 海参提前泡发，洗净，切小段；香菇洗净，切薄片；香葱洗净，切葱花。
2. 大米洗净，放入砂锅，加入足够量的清水，煮粥。
3. 待米粒变软时，放入香菇片再煮10分钟。
4. 下入姜丝、海参段、盐，盖上锅盖小火煲15分钟，放葱花、香油，即可。

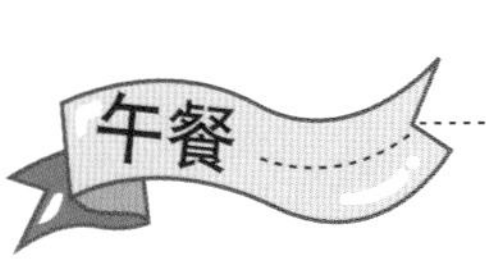

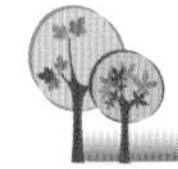

海带山药排骨汤

原料 山药300克，干海带50克，猪排500克，枸杞子10粒。

调料 盐适量。

做法

1. 干海带泡发，洗净，切成细条状，打成海带结；山药去皮、洗净，切块，放入盐水中浸泡。
2. 猪排切块，洗净，放入开水中焯一下，捞出，沥水。
3. 猪排放入锅中，加入适量水，大火煮开。接着放入海带结，小火煲1小时。
4. 放入山药、枸杞子，继续煲1小时，加盐调味，即可。

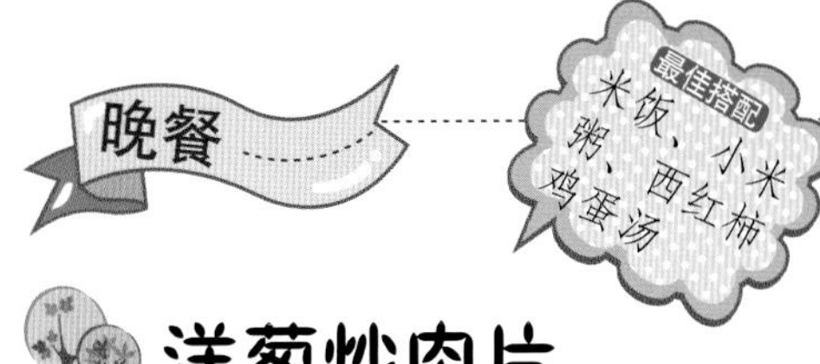

洋葱炒肉片

原料 洋葱200克，瘦猪肉70克。

调料 酱油1小匙，盐、鸡精各适量。

做法

1. 猪瘦肉洗净，切成薄片，洋葱洗净，切成片。
2. 放入猪瘦肉煸炒，再将洋葱下锅与肉同炒。
3. 放入适量酱油、盐、鸡精，略炒即可。

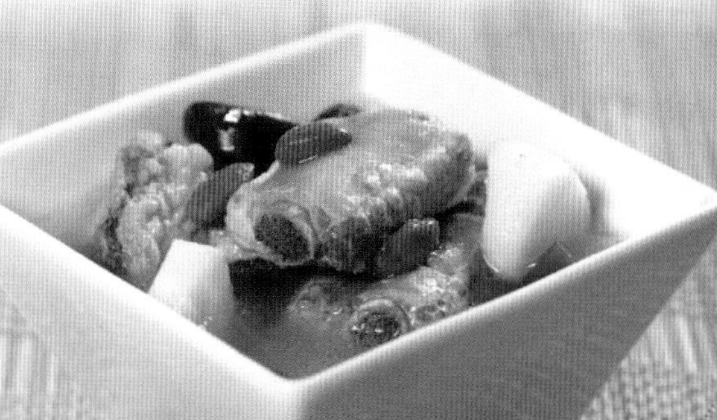

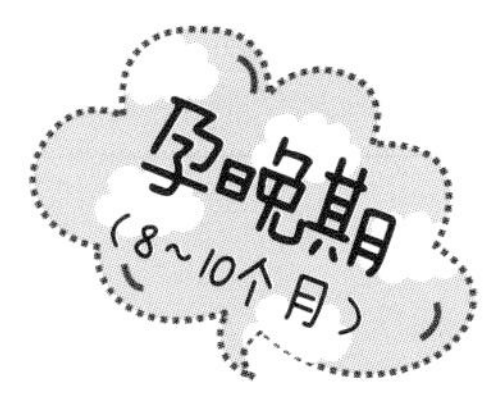

孕9月——坚持就是胜利

进入孕9月后，孕妈妈的身体越来越笨拙，身体负担也越来越大。此时的孕妈妈更多的想法是尽快与胎宝宝见面。虽说本月的胎宝宝还不足十月，但进入这个阶段后，要做好一切分娩准备，小家伙很可能会提前报到。

胎宝宝现状

到了这个月，胎宝宝逐渐发育完善，原本长满全身的胎毛逐渐消退，皮肤变得光滑；男胎宝宝的睾丸已下降到阴囊中，女胎宝宝的生殖器官基本形成；柔软的指甲长到了手指、脚趾的尖部；胎宝宝身体内部的各个脏器已经趋于完善，如果提前离开子宫，也可以较好地生活。

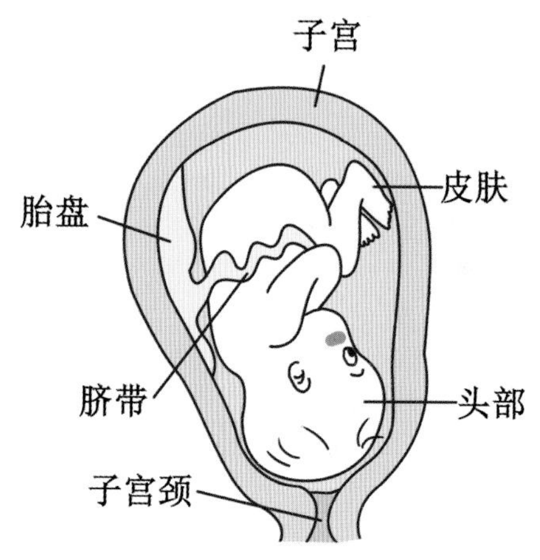

孕妈妈现状

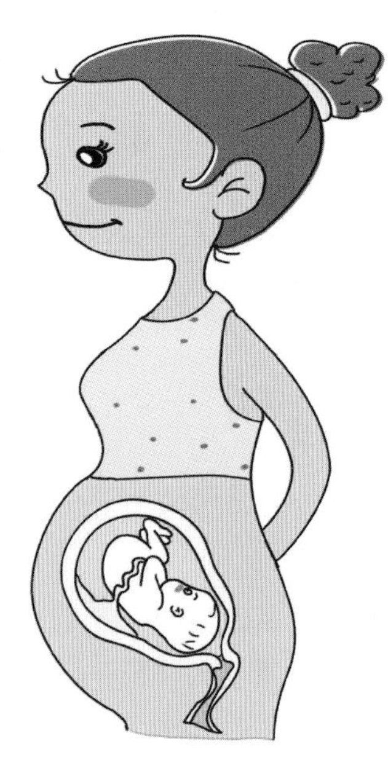

孕妈妈的子宫继续在往上、往大长，子宫底已经升到心口窝，心脏被挤得不能像以往那样自由自在地活动，胃被挤得消化液分泌减少，而且，越来越沉重的子宫压在膀胱上。孕妈妈的子宫壁和腹壁已变得很薄，孕妈妈体重的增长也已达到最高峰，肚脐已变得又大又突出。

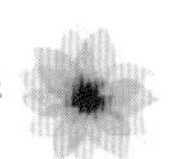

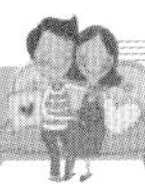

小夫妻携手共闯营养关

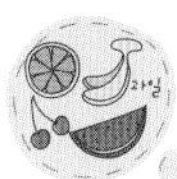

本月营养关键点

到了孕9月，孕妈妈的营养补充原则依然是全面摄取营养、避免挑食及偏食，与前一阶段的差别不大。

孕妈妈对铁的需求量更大了，若孕妈妈对铁的摄入量不足，可能会引发新生儿缺铁性贫血。所以，本月要在以往补铁量的基础上，继续增加摄入量。本月的孕妈妈补钙也是重中之重的问题。补充维生素K和维生素B_1。到了孕9月，孕妈妈要为分娩做准备了，及时补充这两种营养成分，可有效避免新生儿在出生时或满月前后出现颅内出血的问题。另外，这两种营养素对孕妈妈来说也起着非常重要的作用，具有促进分娩、加快产程、预防难产的作用。

爱心对对碰

孕妈妈可以这样做

到了这个月，孕妈妈的饮食一定要清淡，少油少盐，摄入过多的盐分会造成或加重妊娠高血压综合征。另外，孕妈妈应避免食用辛辣刺激性食物。

本月孕妈妈的胃部仍然会有不适感，饮食原则依旧是少食多餐、均衡营养，不暴饮暴食，注意控制体重。

这个时期许多孕妈妈或多或少会出现水肿的情况，如果水喝得太多，就会加重水肿的症状。

准爸爸可以这样做

进入孕9月后，准爸爸可以考虑为妻子准备待产食物了。准备之前请不要盲目做决定，最好先向医生咨询哪些食物对分娩有帮助。一般情况下，助产食物应以高热量食物为主，这类食物可为孕妈妈补充力量，进而加快分娩进程。如巧克力、鸡蛋、牛奶、西洋参含片等，均是不错的选择！

选择待产食物不可盲目，务必查阅资料或向医生进行咨询。

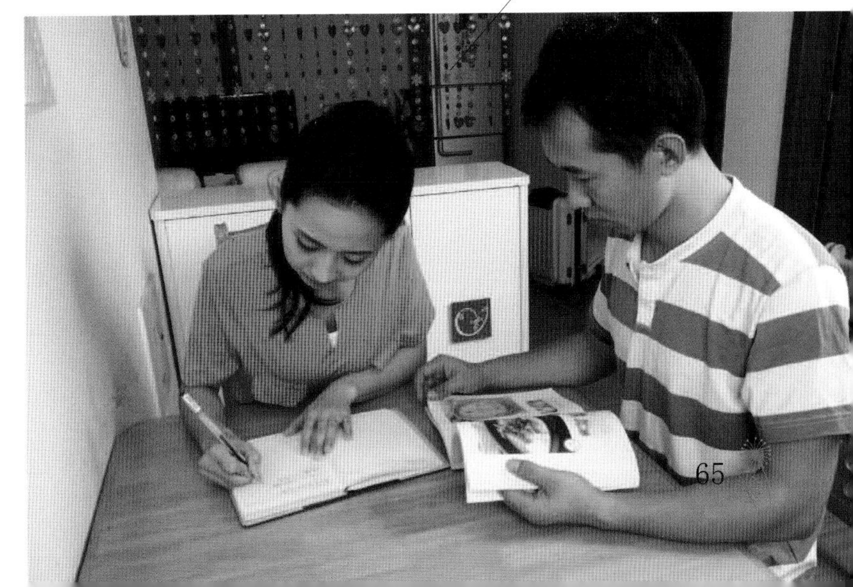

本月食物竞技赛——食材大PK

到了孕9月，马上就要与胎宝宝见面了，但身为孕妈妈的您更要把好口关。

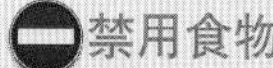

禁用食物

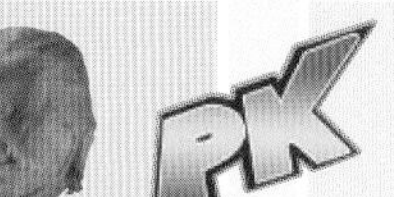

生菜

推荐指数：☆☆☆

专家的话：孕妈妈不要食用生的、未经过加工的生菜，此类蔬菜上往往含有细菌、农药等有害成分，一般清水很难洗净，生吃易产生腹泻，对胎儿很不利

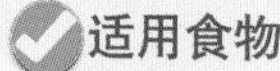

适用食物

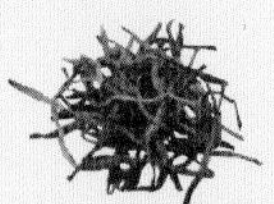

黄花菜

推荐指数：★★☆

专家的话：黄花菜具有止血、消炎、利尿、健胃、安神等功能，孕妈妈多食用对自身健康以及胎宝宝的发育都很有益。新鲜的黄花菜在食用前必须用开水焯一下，除去其中对人体不利的秋水仙碱

禁用食物

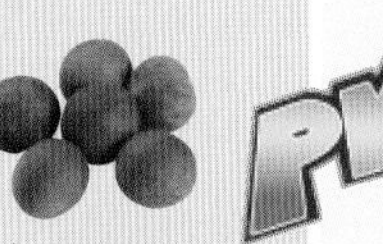

桂圆

推荐指数：★☆☆

专家的话：桂圆甘温大热，能刺激子宫收缩，孕妈妈吃了后，不但不能保胎、营养胎儿，反正容易出现腹痛、流血等先兆流产的症状。在怀孕后期孕妈妈更要小心谨慎，尽量不要吃桂圆

适用食物

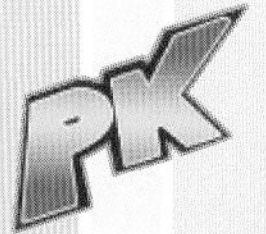

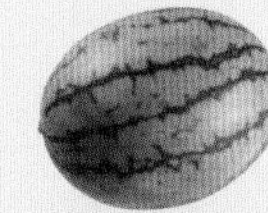

西瓜

推荐指数：★★☆

专家的话：西瓜含有丰富的葡萄糖、维生素等，有较高的营养价值。具有清热解暑、止渴除烦、通利小便的功效。孕妈妈可以吃西瓜，不过要适量，尽量不要吃冰镇西瓜

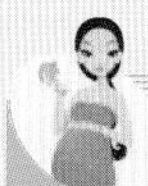

专家在线——营养问答Q&A

Q 谷主任，孕期检查说我的羊水挺多的，吃什么能减少羊水？

A 正常情况下，孕期羊水的量是相对恒定的，不会突然增多，也不会突然减少。不可通过吃什么来调节羊水的量。

Q 谷主任，我现在是吃海鱼好还是淡水鱼好？

A 海鱼和淡水鱼各有特色，关键看你自己的口味。淡水鱼含的脂肪、鱼肝油、维生素A、维生素D等成分相对少一些，肉质比较细腻，容易吸收。海鱼肉质粗糙一点，口感差一点，但是含有脂溶性维生素、DHA（二十二碳六烯酸）相对多一些。

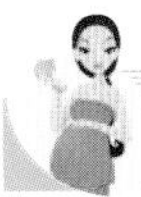

谷医师推荐的1日食谱

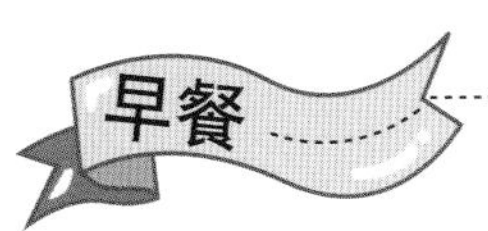

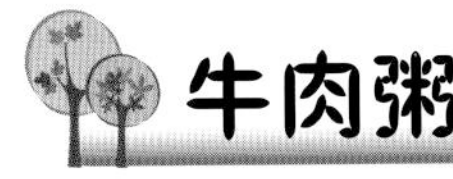

牛肉粥

原料 牛肉50克，胡萝卜100克，大米50克，鸡蛋1个。

调料 盐、料酒各少许，蛋清、葱花、姜丝各适量。

做法

1. 将牛肉切丝，用姜丝、蛋清、料酒腌制片刻；胡萝卜洗净切丝。
2. 大米洗净，加适量水，煮成白粥。
3. 牛肉丝加水、姜丝煮开，捞出，放入米粥内，加胡萝卜丝再煮30分钟，调入盐、葱花，即可。

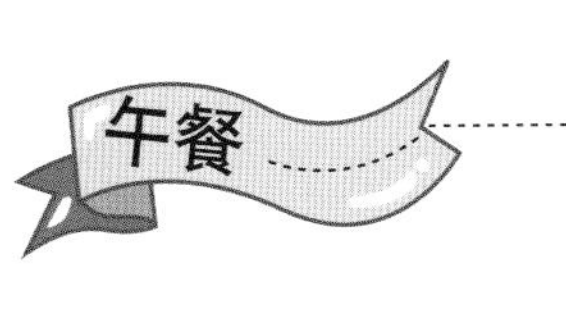

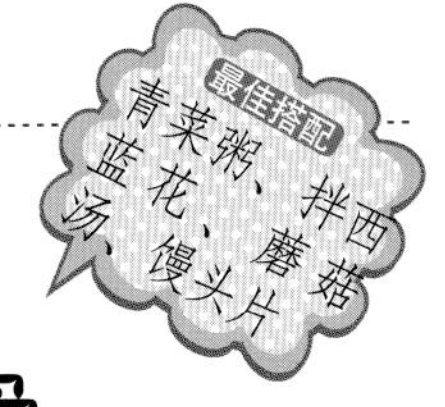

小米蒸排骨

原料 猪排500克，小米150克，香葱2棵。

调料 豆瓣酱1小匙，料酒、盐、姜末各适量。

做法

1. 小米浸泡1小时；香葱洗净切成葱花。
2. 猪排焯水放适量豆瓣酱、姜末、料酒、盐，腌30分钟。
3. 将腌好的猪排放碗底，放入小米和泡小米的水，蒸1小时，撒上葱花，即可。

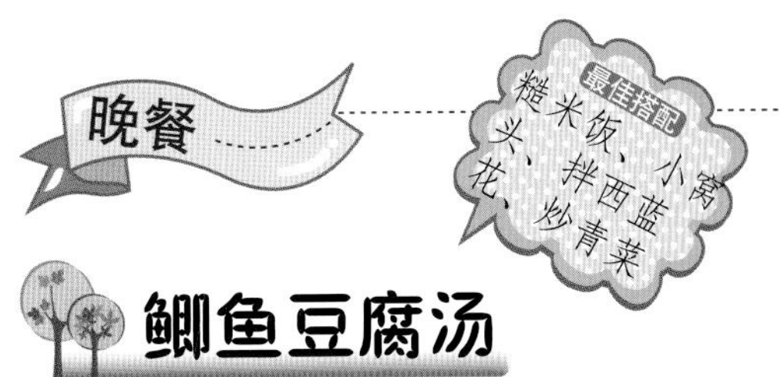

鲫鱼豆腐汤

原料 鲫鱼300克，豆腐100克，香菜2棵。

调料 胡椒粉、盐各适量，白醋1小匙，生姜2片。

做法

1. 将鲫鱼、香菜洗净，切段,豆腐切块。
2. 鱼煎至两面微黄，加适量热水，大火煮开。
3. 豆腐块和生姜一起放入锅里中火炖煮。
4. 鱼汤浓白后加盐，煮5分钟，放入适量胡椒粉、白醋、香菜段，即可。

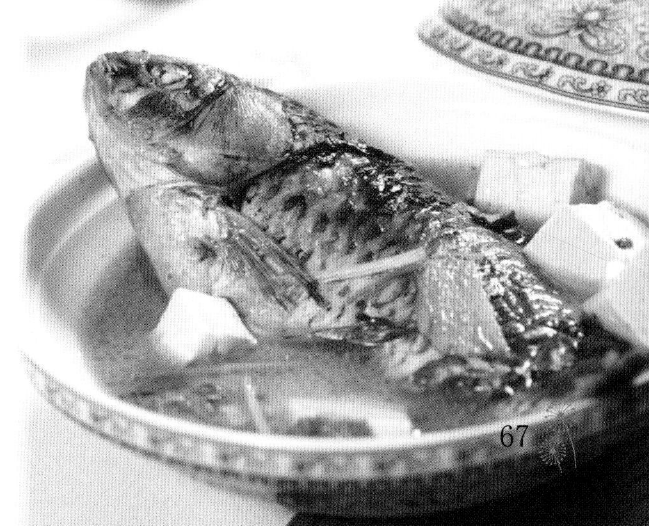

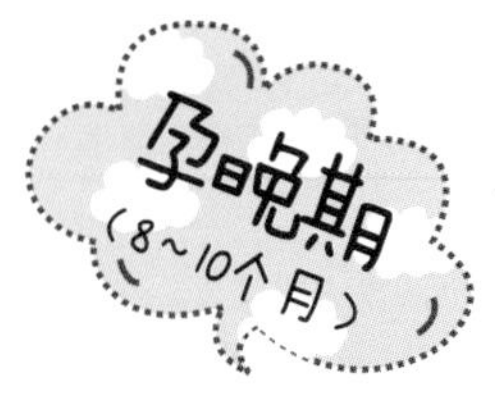

孕10月——做好迎接宝宝的准备

孕妈妈不知不觉走进了收获季节。这个时候，大多数孕妈妈考虑的不是营养问题而是分娩形式了吧？选择顺产还是剖宫产这要取决于胎位正不正。孕妈妈可听从医生的建议。不过，在考虑分娩方式的同时，营养问题也至关重要哟，孕妈妈可不能懈怠。

胎宝宝现状

胎宝宝的头现在已经进入孕妈妈的骨盆了，头部在盆内摇摆，被周围的骨盆骨架保护着；胎宝宝各个器官发育完全并开始接受考验，大脑和肺部也开始工作，并会在出生后继续发育成熟；胎宝宝身上的绒毛和大部分胎脂逐渐脱落，皮肤开始变得光滑；脱落的物质和分泌物混入羊水中，被胎宝宝吞入肚子里，储存在胎宝宝的肠道中，在胎宝宝出生后形成胎便排出体外；胎宝宝现在还在继续长肉，这些脂肪将有助于其出生后的体温调节。

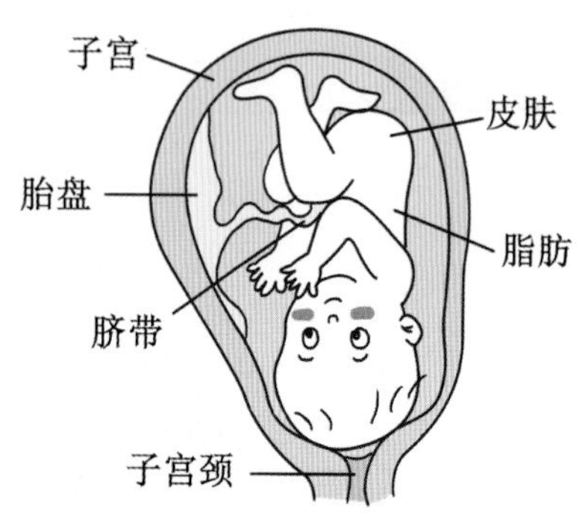

孕妈妈现状

孕妈妈马上就要临产了，胎宝宝顺着骨盆口下降，子宫底的位置也跟着回落，胃和心脏所受的压迫减小，腹部压力减弱，子宫对膀胱和直肠的压力增加，尿频随之增加，出现便秘；乳房迅速发育，已做好了哺乳的一切准备；骨盆的各个关节在不断松弛，在生产时骨盆可以拉宽好几厘米，帮助胎宝宝娩出。

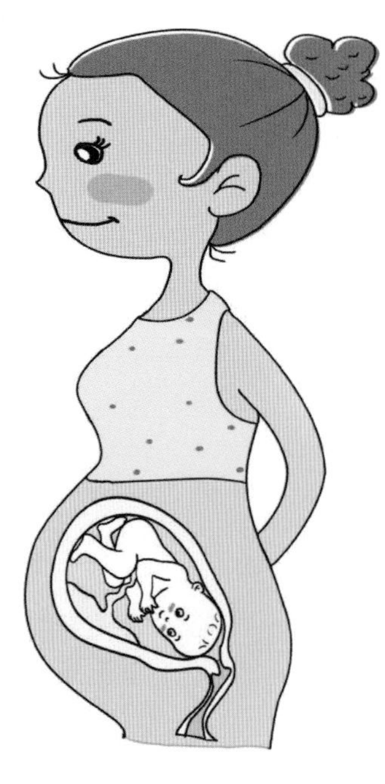

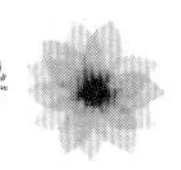

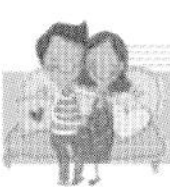

小夫妻携手共闯营养关

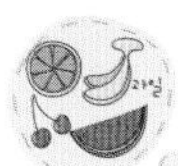

本月营养关键点

在最后这个月里，孕妈妈必须注意补充各类维生素和足够的铁等营养成分，这类食物能为分娩储存能量。到了本月，胎宝宝已经发育成熟，鱼肝油、钙剂应停止服用了，以免加重代谢负担。此时期膳食纤维的补充仍然非常重要，但含热量较高的食物不宜食用太多，热能的供给量与孕中期相差不多。除此之外，本月的胎宝宝仍然在长脂肪，孕妈妈可适当地补充一些优质蛋白质，以植物性脂肪最佳。

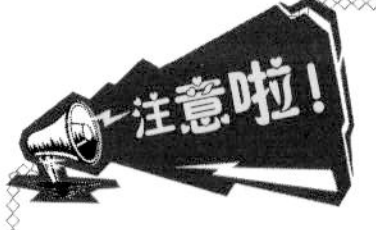

注意啦！

孕10月是胎宝宝大脑发育相对增值的高峰期，要大量的脂肪酸来满足发育需求，孕妈妈可多吃些鱼类和蛋类食品。

爱心对对碰

孕妈妈可以这样做

此时，孕妈妈的胃部不适有所减轻，食欲也随之增加，孕妈妈应该注意控制食物摄入量，尽量做到均衡营养。

另外，在饮食上孕妈妈还应做到粗细搭配，坚持不吃辛辣刺激性食物，远离浓茶、烟酒、含咖啡因的饮品。尽量多吃薯类、海藻类、蔬菜类、新鲜水果等这些膳食纤维含量高的食物，对改善便秘很有帮助。

准爸爸可以这样做

这个阶段，身为准爸爸的你心里一定充满了兴奋，马上就要晋升为爸爸了，喜悦之情是难免的。那么，在欢喜的同时请不要忽略妻子的感受。继续在饮食上给予她无微不至的照料吧！

另外，身为准爸爸的你务必要多抽出时间陪伴妻子，体会妻子临产前的煎熬情绪。

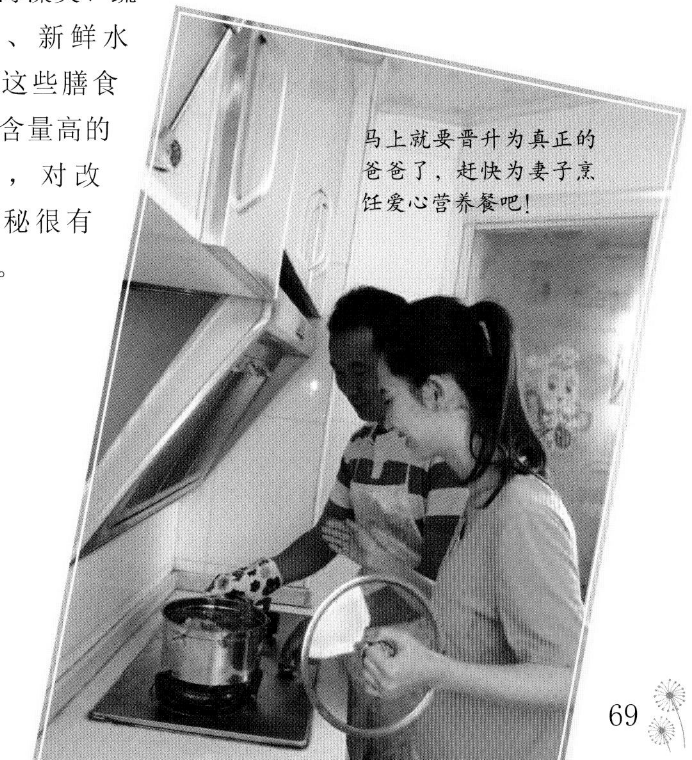

马上就要晋升为真正的爸爸了，赶快为妻子烹饪爱心营养餐吧！

本月食物竞技赛——食材大PK

进入本月谁是都可能与胎宝宝见面，孕妈妈在饮食方面要多吃些助产食物。另外，孕妈妈仍然要注意食物禁忌，把好口关。

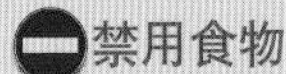

禁用食物	适用食物
荔枝	苦瓜
推荐指数：★☆☆	推荐指数：★★☆
专家的话：荔枝是温性食物，长期大量食用，容易引起上火，孕妈妈吃荔枝要适量。另外，荔枝含糖分丰富，孕妈妈如果食用过多，胎宝宝可能会长得过大，对生产造成不利影响	**专家的话**：苦瓜是富含多种维生素和矿物元素，有清热消暑、养血益气、补肾健脾、滋肝明目的功效。孕妈妈可以适当吃苦瓜，但一定不能多吃，肠胃虚寒的孕妈妈就尽量不要吃苦瓜，以免引起腹泻

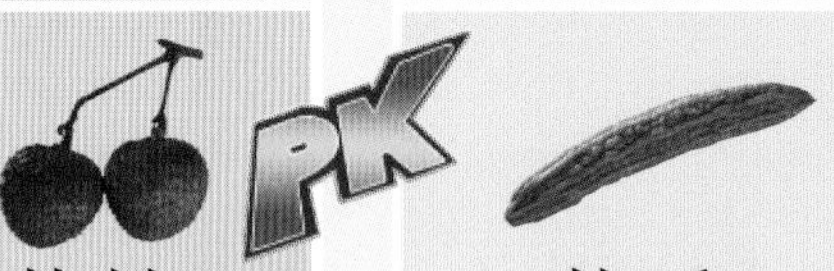

禁用食物	适用食物
花椒	胡萝卜
推荐指数：★☆☆	推荐指数：★★☆
专家的话：花椒虽只是调味品，但是其功效却很大。花椒属于热性食物，孕妈妈食用过多，会导致便秘。另外八角、桂皮、五香粉、辣椒等都属于热性调味品，孕妈妈都应该尽量少吃或不吃	**专家的话**：胡萝卜中含有丰富的维生素、胡萝卜素、多种矿物质及少量粗蛋白等物质，能够增强免疫力、预防感冒。孕妈妈食用胡萝卜还可以辅助治疗妊高征，对身体有利

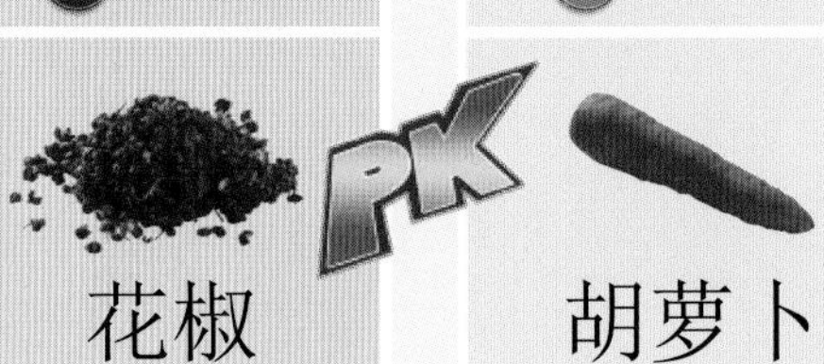

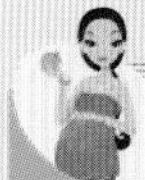

专家在线——营养问答Q&A

Q 谷主任，吃什么能增加产力？

A 想生产的时候比较有力气，可以吃巧克力，也可以喝红糖水。

Q 吃珍珠粉可以帮助准妈妈保养皮肤，是这样吗？

A 珍珠粉主要含胶原蛋白类物质，对皮下的弹性纤维的合成有一些帮助。但是在妊娠期间，一般来讲，不建议准妈妈吃珍珠粉。准妈妈多吃一些富含B族维生素的食物，促进性激素的转换，可以让皮肤光滑。

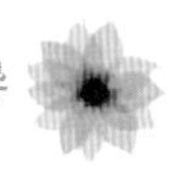

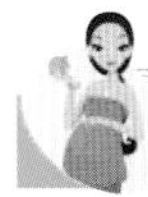

谷医师推荐的1日食谱

早餐

最佳搭配
南瓜饼、红豆饼、小包子、馒头

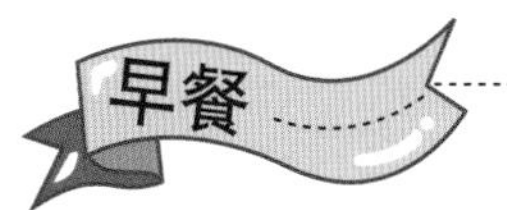

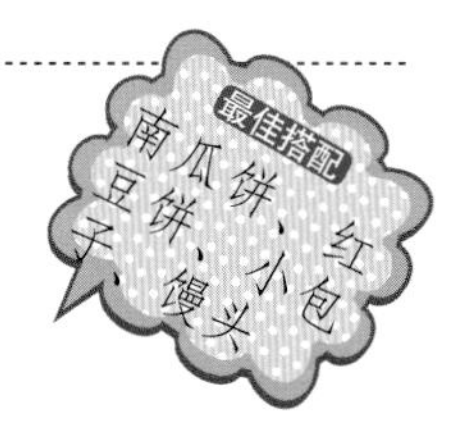

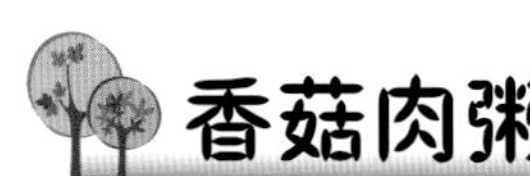

香菇肉粥

原料 里脊肉100克，香菇10朵，虾米1大匙，油葱酥3大匙，包心菜75克，大米50克。

调料 淀粉1小匙，盐、料酒各适量。

做法

1. 大米洗净，加水煮成粥。
2. 将里脊肉切成丝，用少许料酒、淀粉拌匀；香菇泡发后切成丝；包心菜切成丝。
3. 将里脊肉炒香，加入切成丝的香菇、虾米、油葱酥、包心菜翻炒，倒入煮好的大米粥，加入盐调味，即可。

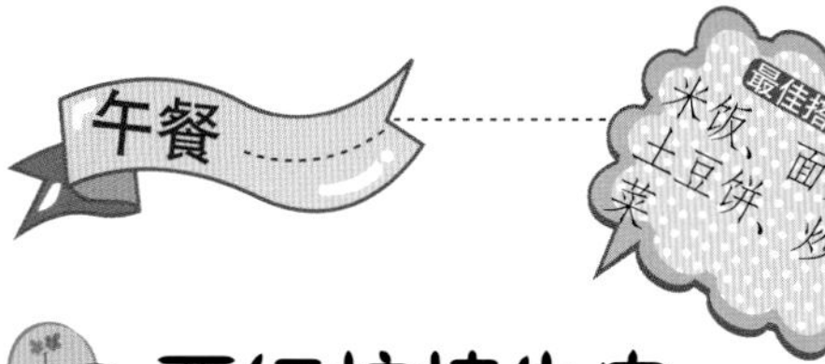

西红柿炖牛肉

原料 西红柿3个，牛肉750克。

调料 大葱2段，盐、姜片、白糖各适量，八角1个，桂皮适量。

做法

1. 牛肉洗净，切成块，放入开水中焯一下。
2. 西红柿洗净，去皮切块。
3. 油锅烧热，放入葱段、姜片爆香，放入西红柿翻炒。
4. 加入牛肉块，炒匀后加适量热水，放八角、桂皮和盐，炖煮2个小时，即可。

晚餐

最佳搭配
玉米饼、拌黄瓜、南瓜饼、花生米

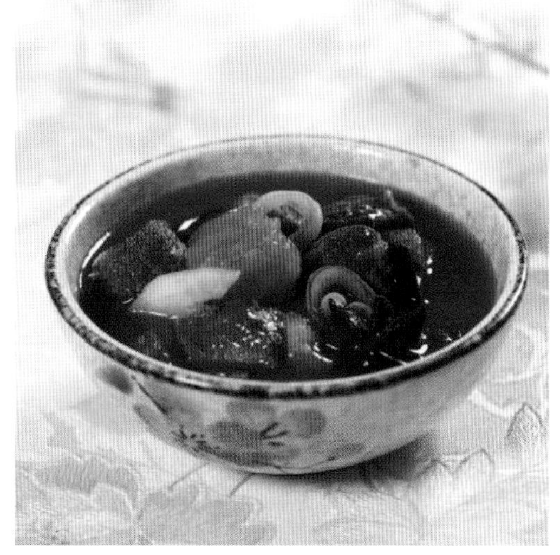

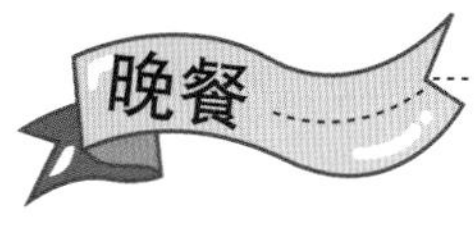

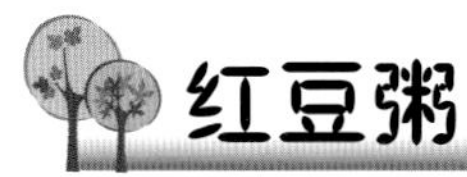

红豆粥

原料 红豆50克，大米100克。

调料 冰糖适量。

做法

1. 红豆洗净，浸泡一晚。
2. 大米洗净，和红豆一起放入锅中，加适量水，用中火烧开后改小火煮约1个小时。
3. 米粒煮烂时加入适量冰糖，即可。

第三章

孕妈妈必补的 23 大营养素

生命最开始只不过是个细胞，慢慢成长为一个可爱的宝宝，这一过程离不开营养素的作用。它们可以促进机体生长、维持母婴双方的生命体征、保持母婴身体健康、调节母婴各器官机能、预防早产……由此看来，营养素的作用强大无比。据科学研究发现，每一种营养素都不单单只有一种功能，有些营养素甚至具备双向调节作用。所以，建议妈妈们务必重视营养素的补充，均衡营养，全面摄取食物，能食补就不要药补。

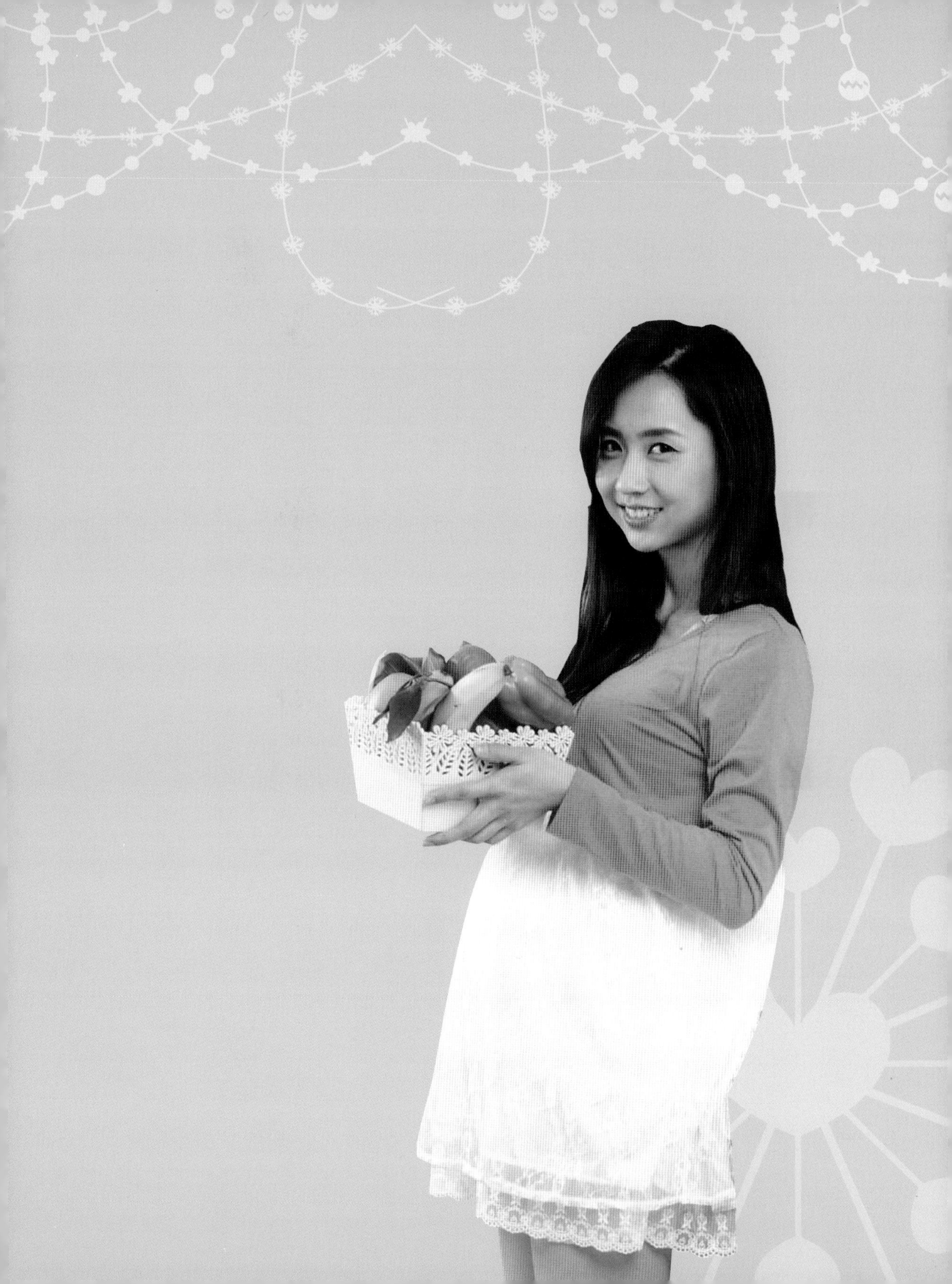

蛋白质

蛋白质是生命的物质基础，不仅孕妈妈的生命活动需要蛋白质的参与，胎宝宝的身体发育也离不开蛋白质。特别是在胎宝宝大脑发育期间，蛋白质更不可缺席，孕妈妈需及时补充。

主要功效

◆ 促进身体发育

胎盘的形成需要大量优质蛋白质，而胎盘是胎宝宝从母体内吸收养分的主要通道。此外，胎宝宝从孕妈妈体内得到蛋白质，合成为自己的肌肉、内脏、血液、皮肤等，使其成长为一个健康的胎儿。

◆ 促进脑部发育

优质蛋白质是支持胎宝宝脑部发育的重要物质，尤其在妊娠后期，胎宝宝大脑生长发育处于旺盛时期，更需要大量的蛋白质。

营养失衡的危害

◆ 对孕妈妈的影响

如果孕妈妈蛋白质摄入量不足，会出现多种不适，尤其是孕后期，孕妈妈会因血浆蛋白降低而出现水肿，严重时会危及母婴双方的健康。

◆ 对胎宝宝的影响

胎宝宝在发育过程中需要大量的蛋白质，为大脑、身体发育奠定营养基础。如果蛋白质补充不足，胎宝宝会出现发育迟缓，严重时会造成畸形，出生后则表现为智力低下、自身免疫能力低下，增加染病风险。

专家推荐日摄入量

孕妈妈应当补充蛋白质，在孕初期、中期，即孕1月至孕7月，孕妈妈每天需补充蛋白质比孕前多一点，但要注意适量，即15克左右，总量控制在60克左右。孕晚期补充得要更多一些，在原来的基础上增加25克，即每天应该补充85克左右，其中要包含足够量的动物蛋白质。

黄金搭配

获取蛋白质最好的搭配是植物性食物与动物性食物一起食用，例如黄豆+猪蹄。

最佳食物来源

鱼、虾、蟹、牛肉、羊肉、猪肉、鸡肉、鸭肉、鹅肉、鹌鹑肉、黄豆、大青豆、黑豆、鸡蛋、鸭蛋、鹌鹑蛋、牛奶、羊奶、马奶等。

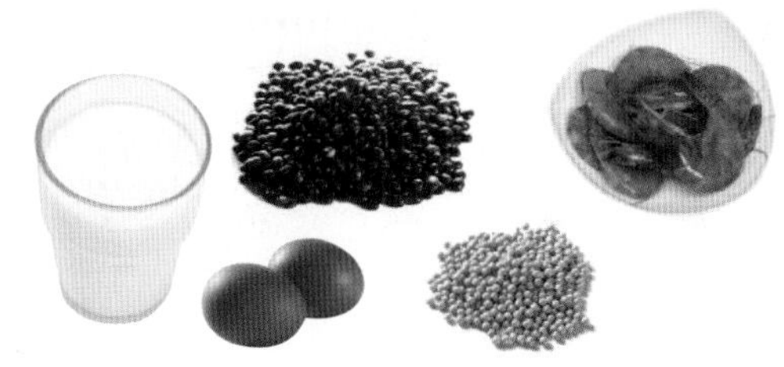

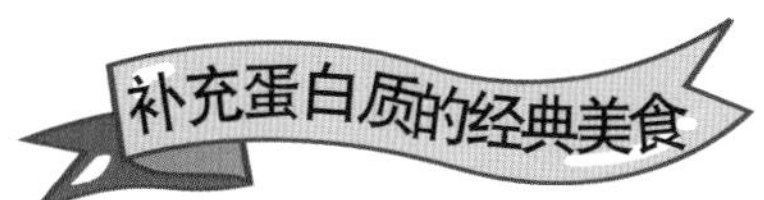

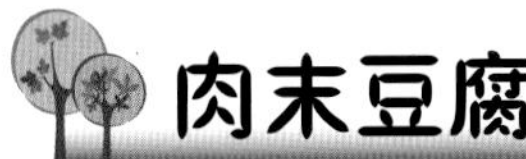

肉末豆腐

原料 豆腐400克，猪肉馅100克。

调料 生抽1小匙，水淀粉1大匙，盐，蒜末适量。

做法

1. 将豆腐切成2厘米左右的方块。
2. 锅内放少许油，放入猪肉馅炒稍干，放入蒜末、生抽和水，煮5分钟。
3. 放入豆腐块，煮10分钟，放入水淀粉，用铲子推着豆腐，让豆腐都沾上水淀粉，加盐调味，即可。

功效 肉末和豆腐一起搭配，可以提高人体对蛋白质的吸收利用率。

最佳搭配 米饭、面条、青菜汤。

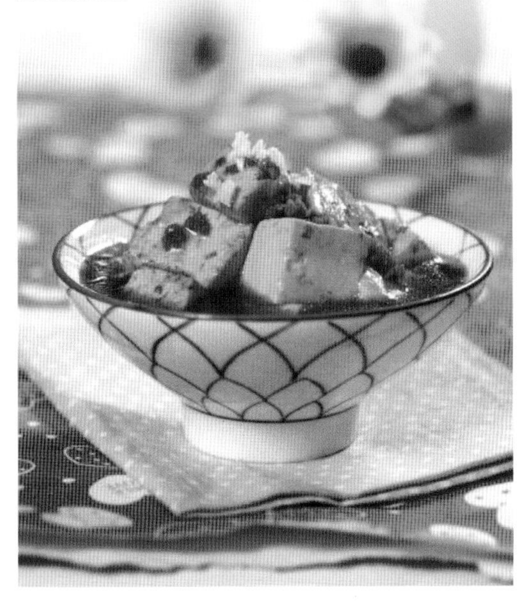

西红柿炒鸡蛋

原料 鸡蛋5个，西红柿150克。

调料 盐、白糖各适量。

做法

1. 西红柿洗净去皮、去蒂、切块，备用。
2. 将鸡蛋打入碗中，加少许盐，搅打均匀。
3. 油锅烧热，倒入搅好的鸡蛋液，炒熟后，盛入盘中。
4. 锅中加油，放入西红柿块，加适量盐、白糖，炒匀，加入之前的炒鸡蛋，翻炒2分钟，即可。

功效 此菜蛋白质丰富、健胃消食，是一道非常适合孕妈妈的下饭菜。

最佳搭配 米饭、肉饼、炒青菜、卤肉。

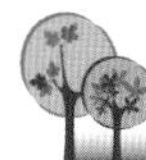

西蓝花拌虾仁

原料 虾仁50克，西蓝花200克。

调料 蜂蜜1小匙，高汤50克，醋适量。

做法

1. 将虾仁去虾线洗净；西蓝花洗净，切小朵。
2. 把所有材料用水氽熟后过凉，捞出放盘内。
3. 将醋、蜂蜜、高汤混合搅拌均匀备用，淋原料上拌匀，即可。

功效 虾仁中含有丰富的蛋白质，是孕期补充营养的上好食材。

最佳搭配 糙米饭、鸡蛋汤、小馒头。

脂肪

脂肪是人体热能的来源，是人类膳食中不可或缺的营养素。脂肪分为饱和脂肪酸和不饱和脂肪酸，很多不饱和脂肪酸都是人体不能合成的，只能由食物提供，却是必需的脂肪酸。

主要功效

◆ 支持骨骼和视力发育

动物油脂里的脂溶性维生素A和维生素D，分别对胎宝宝的视力和骨骼的发育起着决定性的作用。

◆ 安胎

孕妈妈合理补充脂肪还能起到安胎、减少流产发生率的作用。

◆ 固定内脏器官

胆固醇能帮助固定孕妈妈内脏器官的位置，为胎宝宝的发育提供一个安宁的环境。

营养失衡的危害

◆ 对孕妈妈的影响

孕妈妈如果脂肪酸摄入量不足，会导致血尿、皮损、泌乳障碍等多种疾病，影响母体健康，也会影响脂溶性维生素的吸收，造成维生素A和维生素K的缺乏，对身体极为不利。如果脂肪摄入过多，会增加肝脏的负担，或是增加肥胖的概率。

◆ 对胎宝宝的影响

胎宝宝如果脂肪摄入数量不足，皮肤会发育不好，神经、内脏等器官也得不到良好的发育，对健康有着严重的影响。但是如果胎宝宝脂肪摄入过多，很可能发展成肥胖儿、巨大儿。

专家推荐日摄入量

孕妈妈每天对脂肪的摄取量应达到30克左右，但最多不能超过50克。

黄金搭配

脂肪类食物与富含维生素K的食物一起搭配食用，更容易被人体吸收。例如葵花子油+莲藕。

食物来源

牛肉、羊肉、猪肉、鸡肉、炼乳、奶油、干酪、腰果、西瓜子、葵花子、南瓜子、榛子、杏仁、开心果、核桃仁、豆油、葵花子油、玉米油、香油、橄榄油、花生油等。

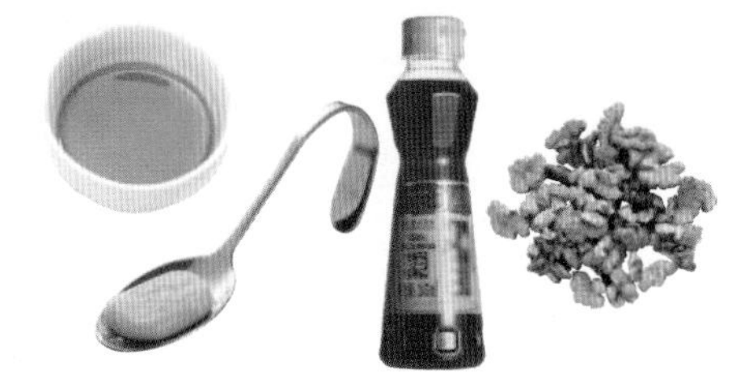

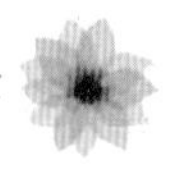

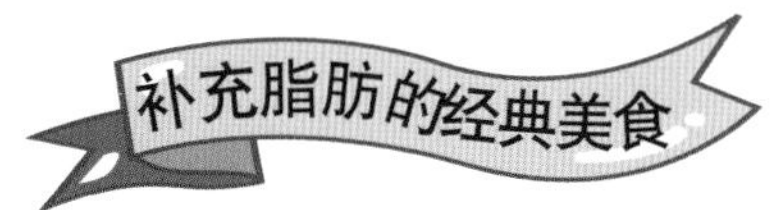

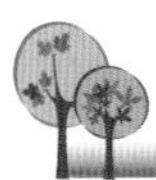

腰果鸡丁

原料 鸡胸肉400克，黄瓜、青红椒各1个，腰果适量，鸡蛋1个。

调料 葱1段，料酒半小匙，盐、淀粉各适量。

做法

1. 鸡胸肉洗净，切丁，放适量盐、料酒、蛋液和淀粉拌匀，腌制10分钟。
2. 黄瓜、青椒、红椒分别洗净，切丁；葱洗净，切成葱花；腰果烤熟，备用。
3. 油锅烧温，放入鸡丁炸至金黄，捞出沥油。
4. 油锅烧热，放入葱花，下入青红椒丁、黄瓜丁，炒匀；再放入鸡丁，炒匀；放入腰果，炒匀，即可。

功效 富含脂肪的腰果与蔬菜搭配，可以增加人体对脂肪和维生素K的吸收利用率。

最佳搭配 米饭、小窝头、玉米饼、青菜粥。

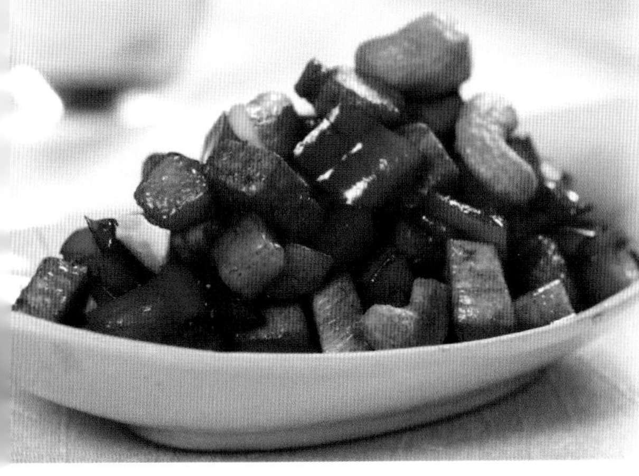

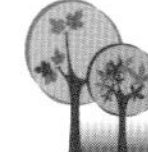

奶油水果沙拉

原料 奶油20克，苹果1个，橘子2个。

调料 沙拉酱适量。

做法

1. 将奶油与沙拉酱混合成奶油酱。
2. 将苹果切成块，橘子分瓣放入盘中。
3. 把奶油酱淋在苹果块、橘子瓣上，拌匀即可食用。

功效 掺入脂肪含量较高的奶油，味道更加香浓，营养也更为丰富。

最佳搭配 菠萝包、小馒头、糙米粥。

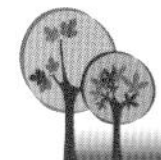

西芹炒牛肉

原料 西芹200克，牛里脊肉250克。

调料 生姜1小块，大蒜3瓣，生抽1小匙，盐、淀粉各适量。

做法

1. 牛里脊肉去除筋膜，洗净，切小薄片，用适量油、盐、淀粉腌制5分钟。
2. 切好西芹、生姜、大蒜。
3. 油锅烧热，下入西芹炝炒至五分熟取出，备用。
4. 油锅烧热把牛肉下锅滑炒，炒至稍变色后加入姜蒜，翻炒5分钟，加入炒过的西芹、适量生抽、盐，翻炒均匀，即可。

功效 此菜富含脂肪、膳食纤维，孕妈妈在孕期食用有助于增强体力，润肠通便。

最佳搭配 糙米饭、小米粥、炒鸡蛋。

维生素B_1

维生素B_1是精神性的维生素，对精神状态和神经组织有良好的影响。由于维生素B_1只能在人体内停留3～6个小时，所以必须每天补充。孕妈妈每餐最好能摄入一些富含维生素B_1的食物，以维持良好的精神状态。

主要功效

◆ 促进消化

适量摄入维生素B_1可起到促进消化的作用。

◆ 改善精神状态

维生素B_1可以消除人体疲劳，从而改善精神状态，让孕妈妈经常处在轻松、愉悦之中，缓解妊娠带来的不适。

◆ 维持机体功能

维生素B_1可以维持肌肉、神经组织、心脏的正常活动，缓解孕妈妈因妊娠带来的各种不适。

营养失衡的危害

◆ 对孕妈妈的影响

孕妈妈如果缺乏维生素B_1，则会引发消化道疾病，如呕吐、厌食、便秘、腹泻、烦躁、嗜睡、呆视、惊厥、心律加快、全身水肿等。

◆ 对胎宝宝的影响

胎宝宝如果缺乏维生素B_1，出生后可能出现先天性脚气病。

专家推荐日摄入量

孕妈妈每天摄入维生素B_1的量为1.5毫克，但最多不能超过50毫克。

黄金搭配

富含维生素B_1的食物如豆类、肉类、乳制品、蛋黄、坚果等与富含烟酸的食物如动物内脏、花生及谷类，搭配同食。

食物来源

大米、小米、小麦、燕麦、糙米、芹菜、土豆、红薯、山药、莴笋、菠菜、生菜、苹果、杧果、石榴、鱼、虾、贝类、猪肝、猪心、羊肝、黄豆、大青豆、黑豆、鸡蛋、鸭蛋、鹌鹑蛋、牛奶、羊奶、马奶、花生等。

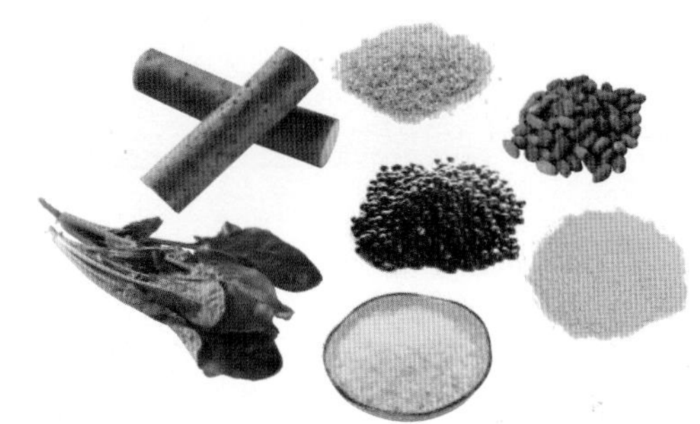

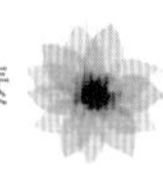

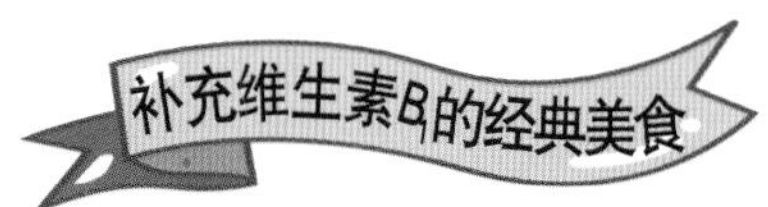

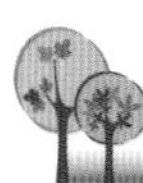

瘦猪肉炒豆芽

原料 瘦猪肉250克，豆芽150克，青椒1个，鸡蛋1个。

调料 料酒1小匙，淀粉、盐、姜丝各适量。

做法

1. 将豆芽择洗干净，瘦猪肉和青椒分别洗净切成丝。
2. 将盐、蛋清、料酒、淀粉放入猪肉丝中搅拌均匀。
3. 油锅八分热时放入猪肉丝过油捞出。
4. 锅内留油，放入姜丝、青椒、豆芽煸炒片刻，加盐、肉丝，炒熟，即可。

功效 补益肝肾、强筋健脑，孕妈妈食用此菜可以缓解神经衰弱、失眠健忘等症状。

最佳搭配 糙米饭、小米粥、面条。

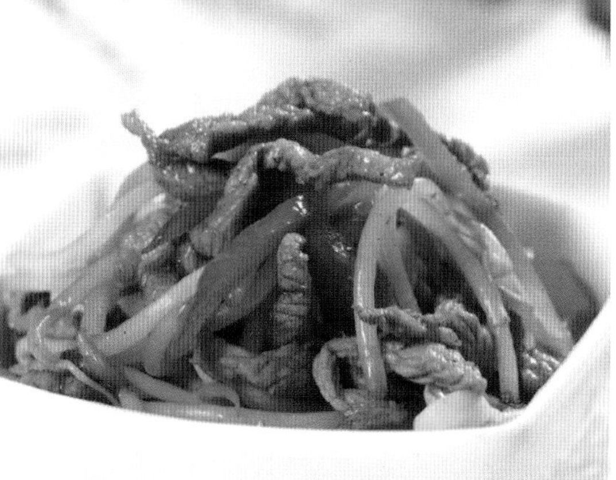

凉拌水煮花生

原料 花生米300克，胡萝卜1根，青椒1个。

调料 盐、卤料各适量，香油1小匙。

做法

1. 花生米洗净，浸泡；胡萝卜和青椒洗净，切小块。
2. 将卤料放入锅中，加入盐、水和花生米，煮好后浸泡。
3. 将胡萝卜和青椒块焯水，捞出沥水。
4. 将胡萝卜和青椒块放入凉拌盆中，加入香油和少许盐、花生，拌匀，即可。

功效 此菜可以化痰、增强抵抗力、保护视力，适合孕妈妈食用。

最佳搭配 大米粥、肉饼、大骨汤。

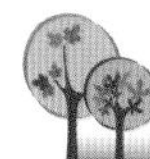

丝瓜炒鸭蛋

原料 丝瓜360克，鸭蛋2个。

调料 盐、鱼露各适量。

做法

1. 丝瓜洗净、去皮、滚刀切块。
2. 鸭蛋打入碗中，倒入适量的鱼露，拌匀。
3. 油锅烧热，倒入蛋液，煎至双面金黄，切蛋丝。
4. 油锅烧热，倒入丝瓜，加适量清水，焖煮2分钟，加入蛋丝和适量盐，炒匀，即可。

功效 此菜富含营养，孕妈妈食用可以定神、利尿，让身体更健康。

最佳搭配 糙米饭、卤肉、小馒头。

维生素B_2

维生素B_2是一种促生长因子，微溶于水，与碳水化合物、蛋白质、核酸和脂肪的代谢有关，可提高肌体对蛋白质的利用率，对孕妈妈及胎宝宝来说都非常有益。因此，专家建议孕妈妈要及时补充，避免营养缺失。

主要功效

◆ 促进发育

维生素B_2参与体内细胞的生长代谢，可促进细胞再生，是肌体组织代谢和修复的必需营养素，可促进蛋白质的吸收，确保胎宝宝组织器官的健康发育。

◆ 维持正常的新陈代谢

维生素B_2是参与营养代谢的重要成分，它可帮助体内的蛋白质、碳水化合物和脂肪释放能量，辅助糖类、脂肪、蛋白质的代谢。

营养失衡的危害

◆ 对孕妈妈的影响

孕妈妈如果摄入的维生素B_2不足，会导致口腔、唇、皮肤、生殖器的炎症和机能障碍。正处于孕育阶段的孕妈妈如果出现这些症状，会带来麻烦。

◆ 对胎宝宝的影响

胎宝宝如果体内维生素B_2不足，一般来说影响不大，但是如果出生后还长期处于缺乏状态就会导致宝宝生长迟缓，发育不良。

专家推荐日摄入量

维生素B_2在人体内被利用的比例不高，孕妈妈在怀孕期间应每天摄取。孕妈妈每天补充维生素B_2的量应在1.6毫克左右。

黄金搭配

维生素B_2与维生素B_1、维生素B_3、维生素B_6、维生素C、维生素E以及铁搭配食用，有安胎的作用。

食物来源

菠菜、胡萝卜、香菇、紫菜、茄子、芹菜、橘子、橙子、鳝鱼、草鱼、带鱼、猪肝、羊肝、猪肾、羊肾、牛肝、牛奶、羊奶、马奶、酸奶、奶酪等。

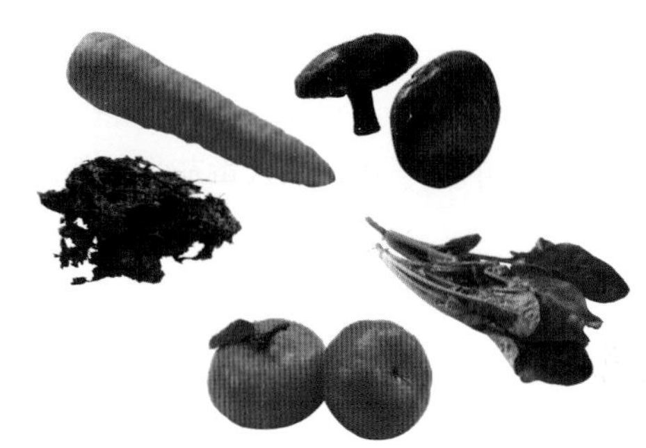

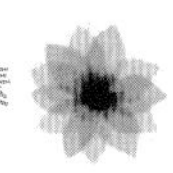

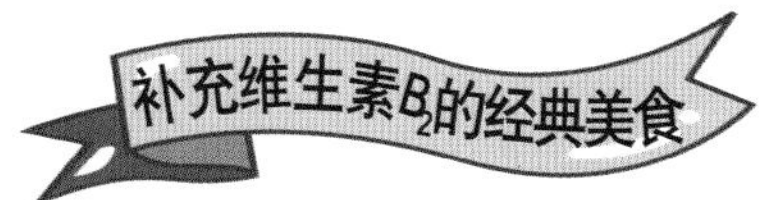

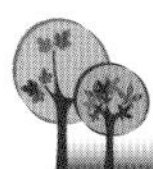

牛奶雪蛤膏

原料 红枣5颗，雪蛤油6克，牛奶500毫升。

调料 白糖适量。

做法

1. 红枣洗净，提前一晚上泡好。
2. 炖盅中倒入适量清水，倒入雪蛤油和适量白糖，倒入牛奶，再次煮开，即可。

功效 此膏可以润肺滋阴，孕妈妈食用可以补血、防早产。

最佳搭配 馒头片、小面包、水果沙拉。

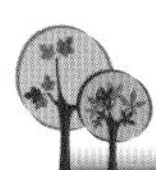

西红柿烧茄子

原料 茄子300克，小西红柿100克，柿子椒50克。

调料 番茄酱1小匙，盐、蒜末适量。

做法

1. 茄子滚刀切成小块；小西红柿洗净，对半切开；柿子椒洗净，切成菱形块。
2. 油锅炒茄子至七八分熟，捞出，控油。
3. 锅内留油，放入小西红柿翻炒出红油。
4. 放入炒好的茄子块，加入番茄酱，翻炒。
5. 加入柿子椒、蒜末，翻炒到出香味，放入适量盐调味，即可。

功效 此菜营养丰富，富含维生素B_2，孕妈妈常食用既可以改善口味，又增强体质。

最佳搭配 糙米饭、南瓜饼、小米粥、酱牛肉。

菠萝草鱼片

原料 菠萝250克，草鱼300克，鸡蛋1个。

调料 盐、鸡精、胡椒粉、淀粉各适量，料酒1小匙，生姜2片，小葱2棵。

做法

1. 菠萝去皮切片，放入开水中焯一下；小葱洗净，切段。
2. 草鱼去骨刺，取肉切片，用料酒、盐、胡椒粉、蛋清、淀粉，腌制入味。
3. 草鱼片，滑油后捞出控油。
4. 锅中留少许底油，烧热下小葱段、姜片炝锅，放料酒和淀粉，加盐、胡椒粉调味，放入鱼片和菠萝片，翻炒均匀，即可。

功效 此菜富含营养，口感酸甜、滑嫩，孕妈妈食用可以助消化、补营养。

最佳搭配 糙米饭、西红柿鸡蛋汤、小馒头。

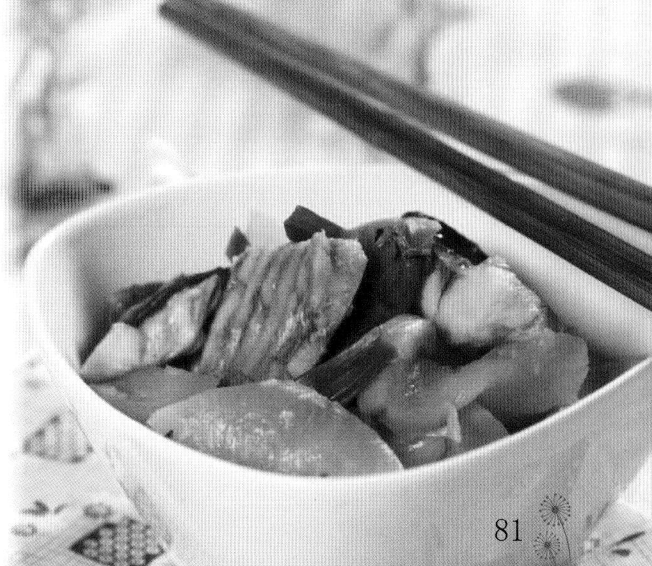

维生素B_3

维生素B_3是人体必需的维生素之一，属水溶性维生素，归属于维生素B族。维生素B_3进入人体后会转化为烟酰胺，该物质可参与体内脂质代谢，以及组织呼吸的氧化过程和糖类无氧分解的过程。

主要功效

◆ 维持大脑功能

维生素B_3是维持脑功能正常运转的重要物质，可以缓解和预防孕期偏头痛，为孕妈妈健康和胎宝宝健康保驾护航。

◆ 维持皮肤健康

维生素B_3能修补及预防阳光对皮肤造成的伤害，可以说是皮肤的好朋友，孕妈妈适当补充可以有效预防皮肤受到伤害。

◆ 保持神经系统健康

维生素B_3可以维持神经系统正常，提高人体抗压能力，降低抑郁症的发生率。

营养失衡的危害

◆ 对孕妈妈的影响

孕妈妈如果缺乏维生素B_3可能引起晒后皮肤炎，导致角质粗糙或黑斑的出现。另外，可能还会出现疲劳乏力、记忆力差、失眠等，严重的还可能出现狂躁、幻听、神志不清、木僵，甚至痴呆等症。

◆ 对胎宝宝的影响

胎宝宝如果缺乏维生素B_3，在未出生前应该不会有大问题，但是在出生后可能引起皮炎、脱皮、皮肤粗糙等问题。

专家推荐日摄入量

妊娠期、哺乳期的女性应当适量补充维生素B_3，并不一定要每天补充，每星期至少补充4次就可以了。每星期补充维生素B_3的总量应该是20毫克左右。

黄金搭配

将含有维生素B_3的食物与富含蛋白质、维生素A、维生素B_2、维生素B_6的食物一同食用，会大幅提高营养吸收率。

食物来源

稻谷、小米、燕麦、菠菜、生菜、油菜、茼蒿、油麦菜、猪肝、羊肝、猪肾、羊肾、瘦肉、鸡肉、黄豆、绿豆、红豆、芸豆、牛奶、羊奶、马奶、奶酪等。

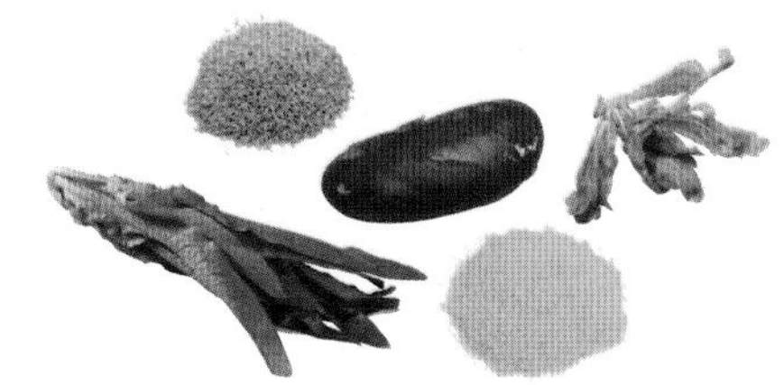

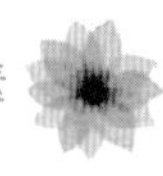

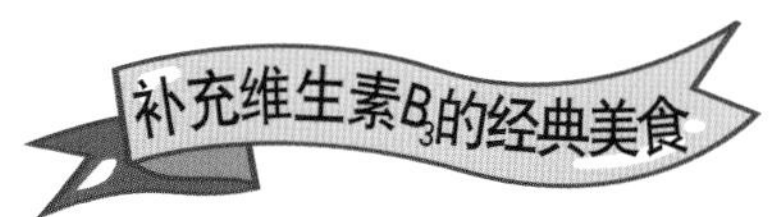

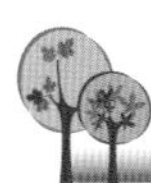

茼蒿滚猪腰

原料 猪腰1个，茼蒿150克，猪肉50克。

调料 鸡精、盐各适量，生抽1小匙。

做法

1. 猪腰去蒙皮，剖开后去白筋，洗净，切薄片放入淡盐水中泡一会儿；茼蒿洗净；猪肉洗净，切成薄片。
2. 锅内水开后，把猪腰放进去煮至变色，加入肉片煮开。
3. 加入茼蒿、生抽、鸡精、盐，即可。

功效 此菜含有丰富的维生素、膳食纤维，孕妈妈食用可以让皮肤更健康。

最佳搭配 糙米饭、炒豆腐、鸡汤。

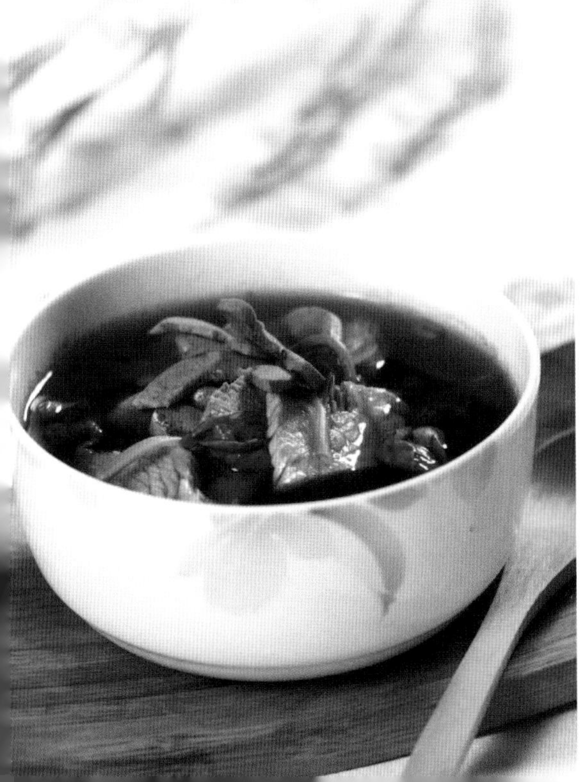

莲子绿豆汤

原料 绿豆150克，莲子80克，糖桂花30克，枸杞子10粒。

调料 白砂糖适量。

做法

1. 绿豆洗净浸泡4小时，莲子、枸杞子洗净。
2. 锅中放入绿豆、枸杞子、莲子，中火煮25分钟。
3. 加入白砂糖煮溶化，即可。

功效 此汤清热、去火、营养丰富，适合孕妈妈在夏季食用。

最佳搭配 菠萝包、馒头片、卤肉。

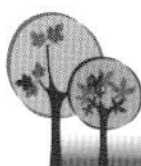

鸡肉蘑菇意面

原料 意大利面450克，熟鸡肉200克，口蘑150克，彩椒1个。

调料 盐、黑胡椒粉、奶酪各适量，橄榄油1小匙。

做法

1. 口蘑洗净，切片；熟鸡肉切片；彩椒洗净，切条。
2. 倒入适量橄榄油，加奶酪翻炒到口蘑变软。
3. 意大利面煮熟，捞出沥干水。
4. 将意大利面放入有口蘑的锅中，再放入彩椒和熟鸡肉，拌匀，撒入黑胡椒调味，即可。

功效 孕妈妈食用此菜可以强身健体、养肝养肾、增强抵抗力。

最佳搭配 蔬菜沙拉、骨头汤、西红柿鸡蛋汤。

维生素B_6

维生素B_6是一种水溶性维生素，遇光或碱易破坏，不耐高温。维生素B_6是人体内某些辅酶的组成成分，参与多种代谢反应。现代医学用维生素B_6制剂防治妊娠呕吐和放射病呕吐。一般而言，人与动物肠道中的微生物可合成维生素B_6，但其含量甚微，还是要从食物中补充。

主要功效

◆ 防治妇科病

维生素B_6是女性雌激素代谢的必需物质，对防治某些妇科病大有益处。

◆ 促进神经发育

维生素B_6是促成氨基酸吸收、蛋白质合成以及神经、脂肪代谢的重要物质，孕妈妈及时补充能稳定情绪，避免神经中枢过度兴奋。

◆ 防治妊娠呕吐

孕妈妈如果有妊娠呕吐现象，服用维生素B_6可以达到防治作用。

营养失衡的危害

◆ 对孕妈妈的影响

孕妈妈如果体内缺乏维生素B_6，最明显的表现是呕吐问题加重，出现失眠、情绪大幅度波动、患上妇科疾病等问题。孕妈妈若摄入过量的维生素B_6，对自身的影响不是十分明显，但胎宝宝会因此受累。

◆ 对胎宝宝的影响

孕妈妈如果在孕期缺乏维生素B_6，胎宝宝出生后容易发生面痈、抽搐等问题。但若孕期孕妈妈摄入过量的维生素B_6，胎儿容易对其形成依赖，新生儿在1～6个月内体重不增长。

专家推荐日摄入量

维生素B_6仅在人体内停留8个小时，所以需要每天补充，孕妈妈每天需要补充2.2毫克的维生素B_6。

黄金搭配

维生素B_6与维生素B_1、维生素B_5、维生素C及镁一起搭配食用，吸收效果更为明显。

食物来源

米糠、大米、谷粒、土豆、红薯、山药、香蕉、金枪鱼、黄花鱼、带鱼、鲤鱼、猪肉、牛肉、瘦牛排、鸡胸肉、羊肉、猪肝等。

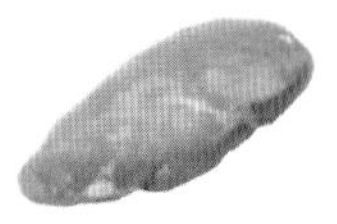
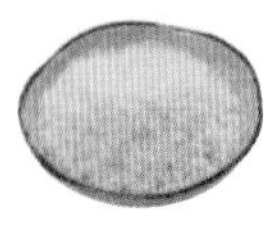
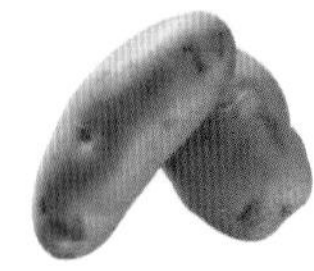

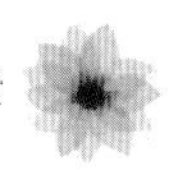

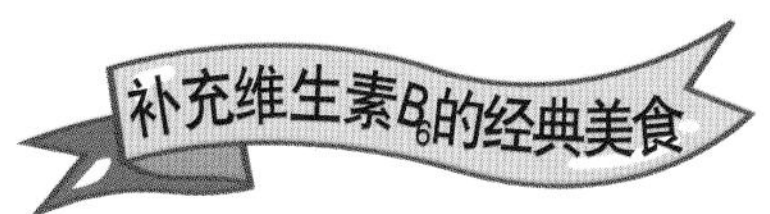

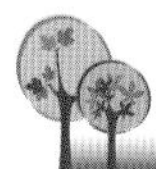

西芹炒鸡胸肉

原料 西芹150克，鸡胸肉300克。

调料 生姜3片，大蒜2瓣，盐、鸡汁、鱼露各适量。

做法

1. 将鸡胸肉洗净，切丝，倒入适量的鸡汁，拌匀，腌制30分钟。
2. 西芹洗净，切片；大蒜切片。
3. 油锅烧热，爆香蒜片和姜片，放入腌制好的鸡胸肉，煸炒至鸡肉八分熟。
4. 放入西芹，炒2分钟，加入适量的盐、鱼露调味，即可。

功效 孕妈妈孕期食用可以促进胎宝宝大脑正常发育。

最佳搭配 糙米饭、西红柿鸡蛋汤、卤肉。

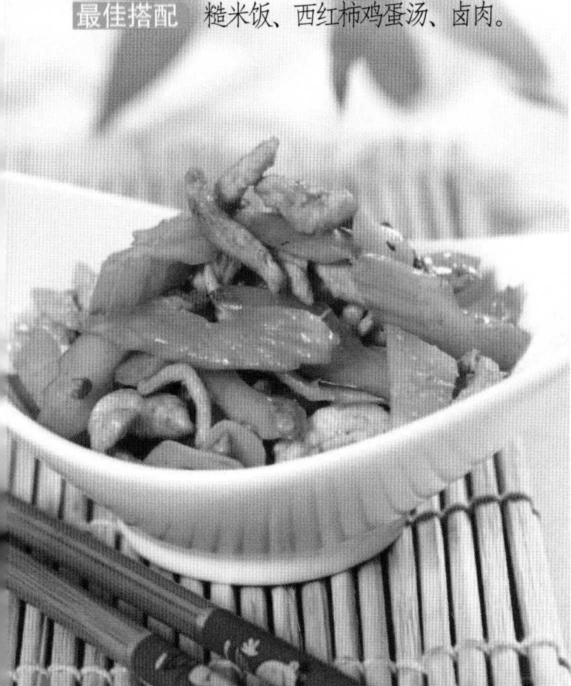

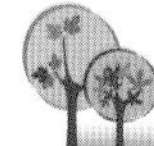

牛奶香蕉泥

原料 香蕉300克，牛奶100毫升。

做法

1. 香蕉去皮，切成块，用开水烫一下，沥水。
2. 用擀面杖把香蕉块碾成泥，加入牛奶搅拌均匀，即可。

功效 此菜营养丰富，可以促进胎宝宝的正常发育，孕妈妈孕中晚期食用还可以润肠、通便。

最佳搭配 小面包、菠萝包、饼干。

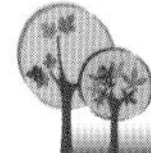

清蒸黄花鱼

原料 大黄花鱼1条。

调料 葱1段，姜1块，蒸鱼豉油1小匙，盐、料酒各适量，橄榄油1大匙。

做法

1. 大黄花鱼去膛、去腮、去鳞洗净；一部分葱姜切片，另一部分切成丝，备用。
2. 在大黄花鱼身上打花刀，将盐、料酒抹鱼身上，把葱姜片放入鱼身和膛里腌制10分钟。
3. 蒸锅放入水烧开，放入腌制好的鱼，大火蒸制7分钟，关火虚蒸5分钟。
4. 在鱼身上码上葱姜丝，将橄榄油烧热，泼在鱼上，即可。

功效 此菜香滑细嫩，富含各种营养，非常适合孕妈妈食用。

最佳搭配 馒头片、土豆泥、炒青菜。

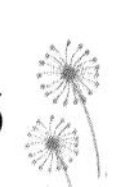

维生素B_{12}

维生素B_{12}是唯一含金属元素的维生素，因为含有钴而呈红色，被称为红色维生素。维生素B_{12}很难直接被人体吸收，只有与钙结合才能对人体产生有利影响。

主要功效

◆ 预防贫血

维生素B_{12}参与制造骨髓红细胞，对血细胞的生成起很大作用，能促进红细胞的形成和再生，孕妈妈适当补充，可以预防贫血。

◆ 维护神经健康

维生素B_{12}对维持中枢神经的正常工作起很大作用，能消除气馁、恐惧等不良情绪。

◆ 促进成长

维生素B_{12}参与人体的营养代谢，帮助身体吸收和利用脂肪、碳水化合物、蛋白质，还可以增强食欲。

营养失衡的危害

◆ 对孕妈妈的影响

如果孕妈妈有眼睛及皮肤发黄、恶心、食欲缺乏、牙龈出血、舌头发炎、失去味觉、消化不良等症状，那就可能是缺乏维生素B_{12}。如果食用超量，将会产生毒副作用，可能出现哮喘、荨麻疹、面部水肿等过敏反应，也可能有神经兴奋、心悸等症状。

◆ 对胎宝宝的影响

胎宝宝如果缺乏维生素B_{12}，在其出生后可能会导致贫血，先期表现为表情呆滞、反应迟钝、少哭少闹、爱睡觉等症状，最后会引起贫血。

专家推荐日摄入量

孕妈妈每天还是要补充一些，以每天补充4微克为宜。

黄金搭配

维生素B_{12}与维生素C、叶酸、钙质一起搭配食用，可以使维生素B_{12}产生最佳效果，有利于人体机能的活动。

食物来源

黄花鱼、草鱼、花蛤、白蛤、牛肉、猪肉、牛肝、牛肾、猪心、鸡肉、猪肝、鸡蛋、鸭蛋、鹌鹑蛋、牛奶、乳酪、乳制品等。

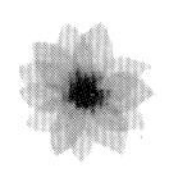

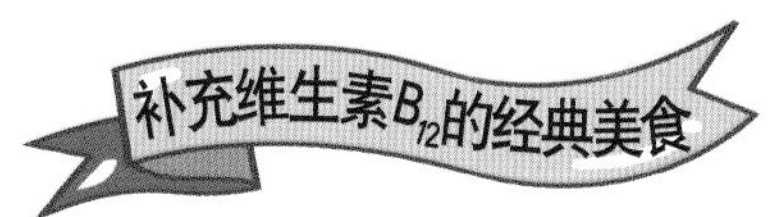

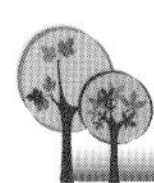

花蛤蒸蛋

原料 鸡蛋2个，花蛤蜊12个。

调料 小葱3棵，香油适量。

做法

1. 取吐净沙的新鲜花蛤12个，用刷子刷净外壳，放入开水中至张口即捞出。
2. 鸡蛋2个，打散，加入与蛋液同量的水，搅拌均匀，过滤掉气泡。
3. 将花蛤开口向上摆放在平底的耐高温容器中，将蛋液倒入，放入蒸锅中蒸8分钟，即可。

功效 此菜富含维生素B_{12}，可以利尿消炎，有益肠道，很适合孕妈妈食用。

最佳搭配 豆腐汤、炒青菜、小米饭。

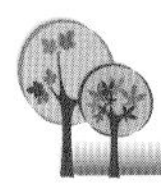

胡萝卜炒猪心

原料 胡萝卜100克，猪心1个，蒜苗50克。

调料 盐、鸡精、蒜各适量，酱油半小匙。

做法

1. 猪心洗净，放入开水中焯一下水，捞出，切片。
2. 胡萝卜洗净，切片；蒜苗洗净，切段。
3. 油锅烧热，下入猪心大火快炒，5分钟后加入胡萝卜片。
4. 胡萝卜片断生后，加入蒜，调入盐和鸡精，即可。

功效 孕妈妈食用此菜可以防贫血、保护视力。

最佳搭配 糙米饭、鸡汤、炒青菜。

红枣牛肝汤

原料 牛肝250克，红枣50克。

调料 香葱段适量，盐、鸡精各少许。

做法

1. 牛肝洗净，切块；红枣去核洗净备用。
2. 把牛肝与红枣放入砂锅内，加适量清水用大火煮开。
3. 改用小火煲1～2小时，然后调入盐、鸡精、香葱段，即可。

功效 此汤营养丰富，孕妈妈食用可以补血防病。

最佳搭配 馒头片、炒青菜、蒸鸡蛋。

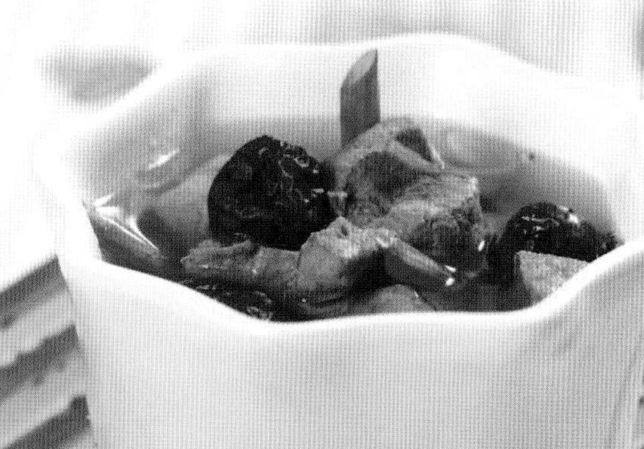

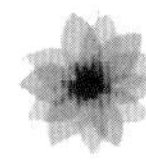

维生素A

维生素A是脂溶性的醇类物质，有两种存在形式：一种是维生素A醇，它只存在于动物性食物中；另一种是胡萝卜素，是在体内转化为维生素A的营养物质。

主要功效

◆ 保护视力

维生素A可以维持孕妈妈的视力正常，也可以防治视力减退和夜盲症，对多种眼部疾病有辅助治疗作用。

◆ 维持骨骼正常生长

维生素A可促进蛋白质的生物合成和骨细胞的分化，可以促进胎宝宝骨骼生长，帮助其牙齿生长。

◆ 促进生长

维生素A有助于细胞增殖与生长，促使胎宝宝的毛发、皮肤、黏膜等正常发育。

营养失衡的危害

◆ 对孕妈妈的影响

孕妈妈若缺乏维生素A会降低身体的抵抗力，大大增加生产后感染的概率，如果严重缺乏还可能引起流产。如果一次性摄入大量的维生素A，或者长期过多摄入维生素A，可能会引发维生素A中毒，引起嗜睡、头疼、呕吐等症状。

◆ 对胎宝宝的影响

胎宝宝如果缺乏维生素A，可能会发育迟缓，如果严重缺乏时，可能会导致新生宝宝生长停滞及骨骼、牙齿发育不良。但是如果胎宝宝维生素A摄入过量，也会影响其生长和发育，表现为身体畸形，多见于颅面部、泌尿系统或心血管的畸形。

专家推荐日摄入量

孕妈妈应当每天补充一些维生素A，建议用量为每1.25毫克。每天半个胡萝卜，即可满足需求。

黄金搭配

维生素E可以促使胡萝卜素转化为维生素A，富含胡萝卜素的食物应与含有维生素E的食物搭配，能更好地被人体吸收利用。

食物来源

胡萝卜、红心红薯、青椒、柿子、杧果、牛肉、猪肉、鸡肉、羊肉、鱼肝油、鸡蛋、鸭蛋、鹌鹑蛋等。

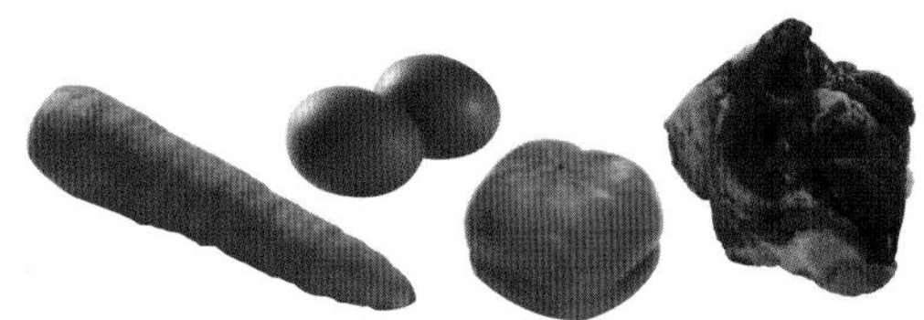

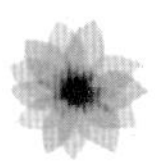

补充维生素A的经典美食

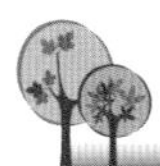

胡萝卜拌金针菇

原料 胡萝卜1根，金针菇300克。

调料 蒜2瓣，香葱2根，香油1小匙，盐、酱油各适量。

做法

1. 金针菇去掉根部洗净撕开；胡萝卜洗净，切丝；大蒜切末；香葱洗净，切成葱花。
2. 金针菇、胡萝卜丝分别放入开水中焯熟，捞出沥干水分。
3. 将焯好的胡萝卜丝、金针菇放入碗中，加葱花、蒜末、酱油、香油、盐，拌匀，即可。

功效 孕妈妈孕期食用此菜可以护眼、通便，促进胎宝宝成长。

最佳搭配 西红柿鸡蛋汤、小米饭、酱牛肉。

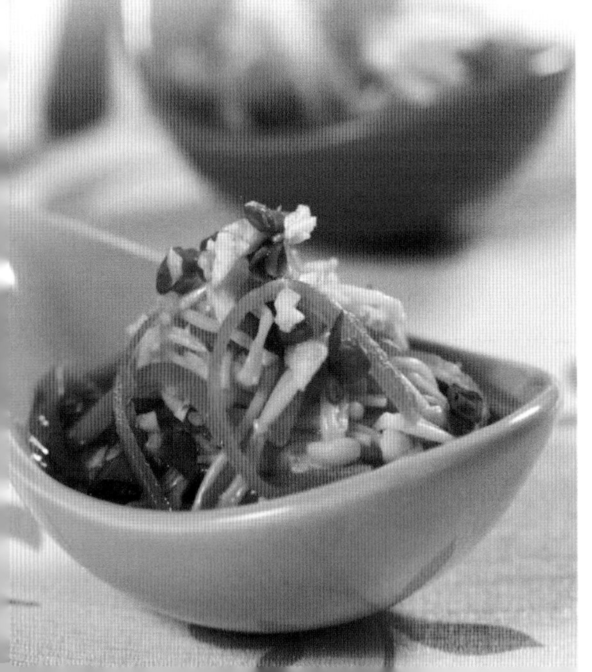

葱爆羊肉

原料 羊肉片300克。

调料 大葱2根，盐、白糖、淀粉各适量，料酒小匙，生抽2小匙。

做法

1. 羊肉片提前自然解冻；大葱切去头部洗净，斜切成片，倒入油锅爆香，盛出。
2. 将生抽、白糖、淀粉、水混合拌匀调成酱汁。
3. 将羊肉片放入锅中，大火炒变色，加入料酒、葱片、酱汁，翻炒入味，即可。

功效 此菜荤素搭配、营养丰富，孕妈妈食用可以强身健体，促进胎宝宝健康成长。

最佳搭配 糙米饭、汤面条、鸡汤。

紫苏黄瓜

原料 黄瓜300克，紫苏50克，青椒2个。

调料 蒜末、盐各适量，酱油1小匙。

做法

1. 黄瓜洗净，切片；紫苏洗净，摘叶，备用；青椒洗净，切成圈。
2. 油锅烧热，放入黄瓜，煎至两面发黄，放入盐、青椒圈和蒜末。
3. 放入紫苏，炒入味，加适量酱油，即可。

功效 此菜风味独特，富含维生素A，孕妈妈食用可以保护视力，促进胎宝宝健康发育。

最佳搭配 小米粥、酱牛肉、馒头片。

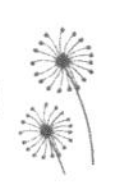

维生素C

维生素C是人类与其他很多生物的必需营养素，也被称为抗坏血酸。维生素C在大多数的生物体中可经由新陈代谢制造出来，但是人类是最明显的例外。孕妈妈体内的维生素C随着孕月的递增而递减，分娩时体内的维生素C含量仅为怀孕初期的一半。

主要功效

◆ 促进铁的吸收

维生素C能使难以吸收的铁还原为易于吸收的铁，促进铁的吸收，抑制铜的吸收。

◆ 解毒

维生素C能加快药物或毒物的解毒过程，孕妈妈及时补充维生素C，能预防、缓解铅、汞、镉、砷等重金属对身体造成的毒害。

营养失衡的危害

◆ 对孕妈妈的影响

孕妈妈如果体内缺乏维生素C，可引起牙龈肿痛、腐烂、流血，毛囊角化、牙齿松动、骨骼脆弱等症状。但是，如果孕妈妈摄入过量的维生素C，也会有腹泻、皮疹、胃酸增多、胃液反流等不良症状。

◆ 对胎宝宝的影响

维生素C在胎宝宝大脑发育期内起到提高脑功能敏锐性的作用，若胎宝宝缺乏维生素C，会影响大脑发育。

专家推荐日摄入量

孕妈妈每天补充维生素C的总量是变化的，在孕早期每天为100毫克，孕中期和孕晚期都是130毫克。

黄金搭配

维生素C可以与维生素E、维生素A、维生素B_6、钙等一起搭配，营养更为丰富，更容易被人体吸收利用。

食物来源

青椒、茼蒿、苦瓜、豆角、菠菜、土豆、韭菜、酸枣、鲜枣、草莓、柑橘、柠檬、猪肝、猪心、牛肝、羊肾等。

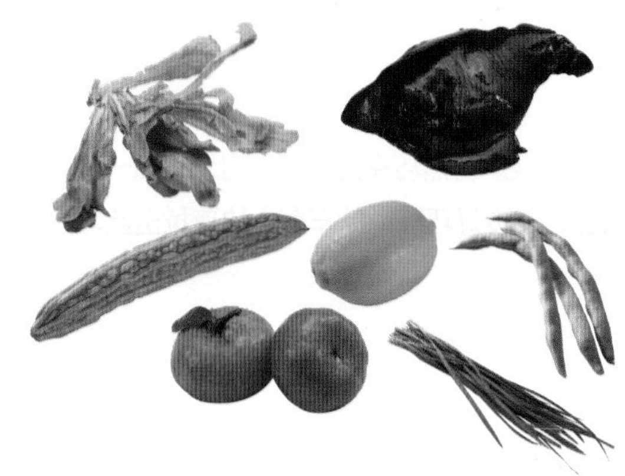

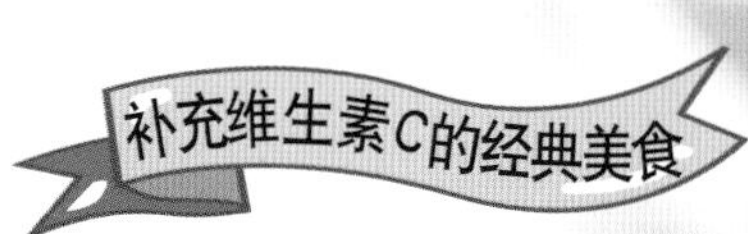

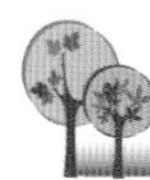

糖水柑橘

原料 柑橘3个。

调料 冰糖适量。

做法

1. 柑橘去掉外皮后，撕去筋膜，并分成小瓣。
2. 柑橘放入小锅中，加入适量冰糖和水，小火煮至柑橘变软，即可。

功效 此汤甜而不腻，富含维生素C，适合孕妈妈妊娠反应、加餐时食用。

最佳搭配 小面包、馒头片、小饼干。

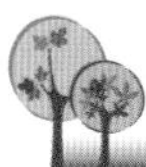

巧克力浸草莓

原料 草莓20个，巧克力60克。

调料 黑巧克力、椰蓉各适量。

做法

1. 草莓洗净，将表面水分擦干，备用。
2. 将巧克力融化。
3. 用牙签插在草莓顶部，在融化的巧克力里均匀转一圈，放在烘焙用纸上。
4. 用微波炉将黑巧克力融化，用牙签沾一点黑巧克力在裹好巧克力的草莓上快速拉出丝，然后，再在巧克力草莓上撒一层椰蓉，即可。

功效 此点心非常适合孕妈妈在妊娠反应后食用。

最佳搭配 小面包、热牛奶、饼干。

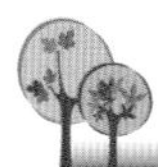

枸杞子葱油苦瓜

原料 苦瓜200克，枸杞子10克，小葱1根。

调料 盐、香油各适量。

做法

1. 苦瓜洗净，从中间剖开，去瓤切片，小葱切碎，备用。
2. 苦瓜片、枸杞子放入开水中焯一下，捞出，加入适量盐沥水。
3. 沥干水分的苦瓜片盛入盘内，撒上葱花和盐。
4. 锅中倒香油，烧至七分熟时，迅速提锅将油淋到葱花上，搅拌均匀，即可。

功效 孕妈妈食用此菜可以补充维生素C，还对降血糖有很好的疗效。

最佳搭配 糙米饭、卤肉、鸡汤。

维生素D

维生素D是一种脂溶性维生素，被称为阳光维生素，适当地进行日光浴可以帮助人体补充维生素D。怀孕后随着月份的增长对维生素D的需求量不断增多，单靠晒太阳已不能满足身体所需，还应该食用一些含有维生素D的食物。

主要功效

◆ 强化骨骼

维生素D可以帮助孕妈妈吸收钙和磷，从而达到强化母婴双方的骨骼和牙齿的目的。

◆ 调节发育

维生素D可以调节发育，保障胎宝宝正常成长，促使孕妈妈机体各部分的功能正常化。

◆ 促进肺部生长

孕妈妈适当补充维生素D，可以维护肺部健康，同样，也可以促进胎宝宝肺部发育。

营养失衡的危害

◆ 对孕妈妈的影响

孕妈妈缺乏维生素D，会导致骨头和关节疼痛、肌肉萎缩、失眠、痢疾腹泻，还可能出现骨质软化。当出现骨盆和下肢疼痛的情况时，孕妈妈就应该提高警惕了，很可能是骨质软化的征兆。如果孕妈妈摄入的维生素D过量，同样对身体无益就，会出现中毒症状，如口渴难耐、眼睛发炎、皮肤瘙痒、厌食、嗜睡、呕吐、尿频、关节疼痛等。

◆ 对胎宝宝的影响

胎宝宝如果缺乏维生素D，会导致其骨骼钙化，影响牙齿的发育。若维生素D严重不足，还有可能导致先天性佝偻病。

专家推荐日摄入量

孕妈妈每天摄入的维生素量应当是10微克左右。另外，在阳光下晒30分钟太阳，也可以补充一些维生素D。

黄金搭配

维生素D与磷、钙丰富的食物搭配，可以保证胎宝宝牙齿和骨骼的发育。

食物来源

带鱼、黄花鱼、海鲈鱼、海鱼的鱼卵、鱼肝油、猪肝、羊肝、牛肝、鸡肝、蛋黄、奶油、奶酪等。

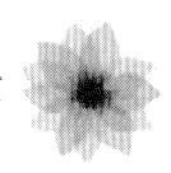

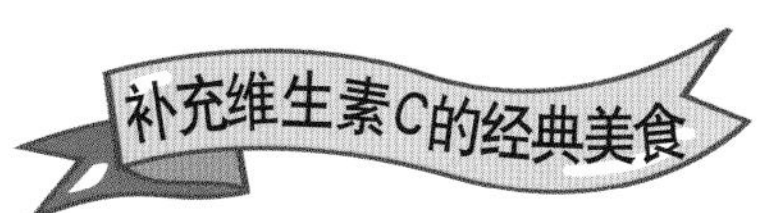

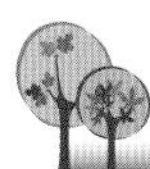

蛋黄饼

原料 鸡蛋6个，面粉30克。

调料 白糖适量。

做法

1. 将鸡蛋中的蛋黄取出，将蛋黄打散。
2. 加入适量面粉和白糖搅拌均匀。
3. 平底锅刷油，倒入蛋黄液，两面煎至金黄，即可。

功效 此饼维生素D含量丰富，孕妈妈食用可以预防胎宝宝患佝偻病。

最佳搭配 南瓜粥、酱牛肉、热牛奶。

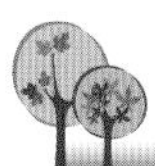

奶油玉米

原料 培根1片，甜玉米粒300克，适量。

调料 奶油1大匙，蒜泥、黑胡椒粉各适量。

做法

1. 培根切小丁；甜玉米粒洗净，在开水中焯熟，捞出沥干水分，备用。
2. 取一小块奶油放入锅中，加适量蒜泥，炒香后加入培根，炒香炒熟。
3. 下入甜玉米粒，炒几下，加黑胡椒粉，拌匀即可。

功效 此菜中西结合，甜香适口，非常适合孕妈妈食用。

最佳搭配 菠萝饭、小米粥、卤肉。

鸡肝扒油菜

原料 鸡肝200克，油菜150克。

调料 酱油1小匙，盐、鸡精、料酒、水淀粉、胡椒粉、姜汁各适量，沙茶酱1大匙。

做法

1. 将鸡肝洗净，切成片，用料酒、盐腌渍入味，再用水淀粉拌匀上浆；油菜洗净。
2. 油锅烧热，下入油菜煸炒，烹入料酒，加入盐炒熟，加鸡精，用水淀粉勾芡，出锅摆入盘内。
3. 鸡肝略炒，加入酱油、沙茶酱、生姜汁、胡椒粉和盐炒熟，调入鸡精，用水淀粉勾芡，出锅盛入盘内油菜上，即可。

功效 此菜富含维生素D、膳食纤维，适合孕妈妈在孕期食用。

最佳搭配 米饭、馒头片、骨头汤。

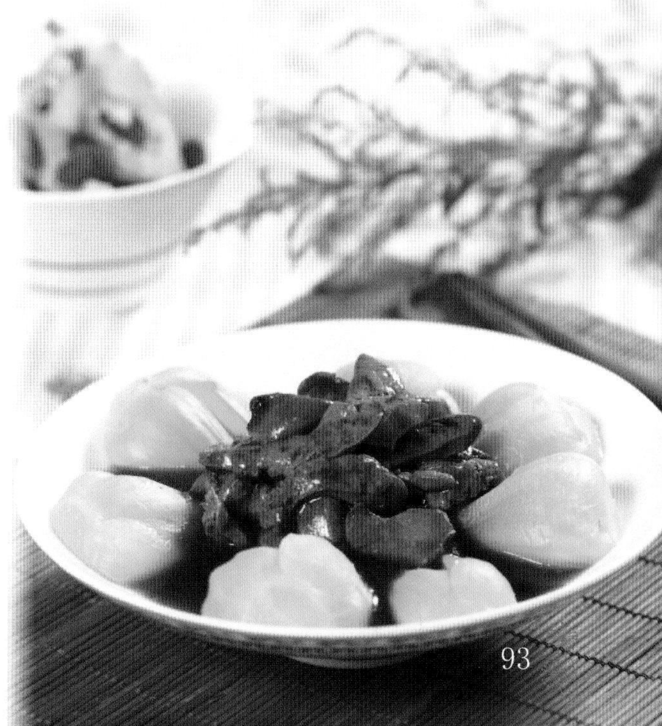

维生素E

维生素E是主要的抗氧化剂之一，是一种脂溶性维生素，因此需要摄入一定量的脂肪以避免它被消化掉。孕妈妈要想更好地吸收维生素E，可以适量吃一些富含脂肪的食物。

主要功效

◆ 预防流产

维生素E使女性雌性激素浓度增高，提高生育能力。孕妈妈在孕期雌性激素增多，可以有效地预防流产。

◆ 保护皮肤

维生素E可有效对抗自由基，抑制过氧化脂质生成，祛除黄褐斑，还可以抑制酪氨酸酶的活性，从而减少黑色素生成。

◆ 预防近视

维生素E可抑制眼睛晶状体内的过氧化脂反应，使末梢血管扩张，改善血液循环，预防近视发生和发展。

营养失衡的危害

◆ 对孕妈妈的影响

孕妈妈如果缺少维生素E，可能引起免疫力下降、代谢失常，如果严重缺乏，会引起胚胎与胎盘萎缩，胎动不安，引起流产，对胎宝宝的伤害是致命的。但是孕妈妈也不能过多补充维生素E，因为长期大剂量补充维生素E，会有潜在毒性，孕妈妈可能会出现唇炎、恶心、呕吐、眩晕、视力模糊、胃肠功能及性腺功能紊乱等症状。

◆ 对胎宝宝的影响

若胎宝宝缺乏维生素E，可能会导致脑功能障碍、智力发育不足。如果严重缺乏，胎宝宝可能会因此失去生存的机会。

专家推荐日摄入量

孕妈妈每天补充维生素E的总量应控制在14毫克左右，还可以遵从医嘱适当服用一些维生素E补充剂。

黄金搭配

维生素E与维生素C、硒等搭配食用，可以预防流产、早产的情况发生。

食物来源

黄豆、小麦胚芽、猕猴桃、菠菜、卷心菜、甘蓝、莴笋、红薯、山药、瘦肉、牛肉、鸡蛋、鸭蛋、鹌鹑蛋、牛奶、羊奶、马奶、杏仁、榛子、胡桃、葵花子油、香油、玉米油、橄榄油、花生油、山茶油等。

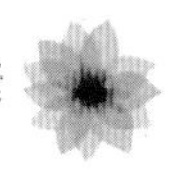

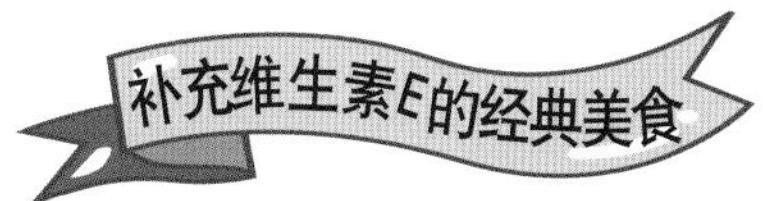

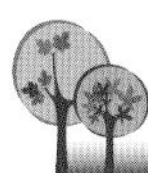

莴笋炒瘦肉

原料 瘦猪肉300克，莴笋2根。

调料 蒜末、淀粉、盐各适量，酱油1小匙。

做法

1. 瘦猪肉洗净，切片，加入盐、淀粉、酱油搅拌均匀；莴笋去皮，洗净，切片。
2. 油锅烧热，加入腌制好的瘦肉，炒至八分熟，盛起。
3. 锅内留油，放入莴笋片炒至七分熟，加入瘦肉、蒜末，炒熟即可。

功效 此菜富含维生素E，孕妈妈孕中晚期食用可以预防早产。

最佳搭配 糙米饭、馒头片、酱牛肉。

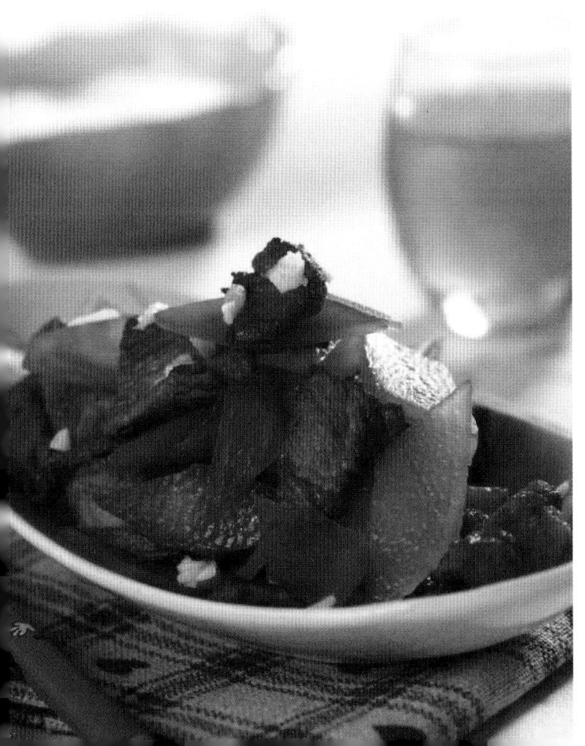

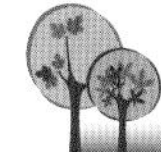

烤红薯

原料 红薯4个。

做法

1. 红薯洗干净外皮，用锡纸包起来。
2. 放入烤箱中层，上下火220度烤40分钟，即可。

功效 红薯含有一种类似雌性激素的物质，有助于保护皮肤，延缓衰老。孕妈妈常吃烤红薯可以抗氧化，抗衰老。

最佳搭配 热牛奶、小米粥、南瓜饼。

小麦胚芽鱼片粥

原料 糙米、大米各80克，小麦胚芽100克，鱼片50克，生姜3片。

调料 葱花、香菜碎、盐、酱油、淀粉各少许。

做法

1. 大米和糙米淘洗干净，放进锅中，加入姜片和适量的水，大火煮开后小火煮1小时。
2. 鱼片用姜丝、油、盐、酱油、淀粉等腌半小时左右。
3. 米粥煮好，倒入小麦胚芽、鱼片再次把粥煮开。
4. 加盐调味，撒上葱花和香菜碎，即可。

功效 此粥可以降糖、开胃、安神、补血，适合孕妈妈食用。

最佳搭配 小馒头、面包、卤蛋。

维生素K

维生素K被称为凝血维生素，广泛存在于自然界，不溶于水，能溶于醚等有机溶剂。人体对维生素K的需求量不高，维生素K在烹制的过程中不易被破坏、受损，是较易从食物中获取的营养素。

主要功效

◆ 促进血液正常凝固

维生素K是凝血因子的辅酶，可以促进血液凝固。对孕妈妈来说可以防止内出血及痔疮。对于胎宝宝来说可以防止新生儿出血性疾病。

◆ 保护骨骼

孕妈妈补充维生素K可以维持自身骨密度正常，降低骨折的危险性，促进胎宝宝骨骼生长。

◆ 促进脑部发育

维生素K可以支持大脑和神经系统的结构，促进胎宝宝脑部发育。

营养失衡的危害

◆ 对孕妈妈的影响

孕妈妈如果缺乏维生素K，将导致凝血时间延长，出血不止，即便是轻微的创伤或挫伤也可能引起血管破裂。不论是顺产还是剖宫产，孕妈妈都会出血，如果维生素K缺乏，将是不可想象的。

◆ 对胎宝宝的影响

胎宝宝如果缺乏维生素K，对其健康的危害是巨大的，胎宝宝出生后将面临出血疾病的威胁，如吐血，肠子、脐带及包皮部位出血。另外，胎宝宝出生后容易得小儿慢性肠炎，影响其对营养的消化、吸收。

专家推荐日摄入量

孕妈妈应每天补充一些维生素K，总量控制在每天65～80毫克就可以了。

黄金搭配

含有维生素K的食物与富含B族维生素、维生素C、维生素D、钙的食物一起搭配，可以提高营养利用率。

食物来源

苜蓿、菠菜、甘蓝、莴笋、花椰菜、香菜、莲藕、白菜、牛肝、鱼肝、牛肉、牛奶、羊奶、奶酪、优酪乳等。

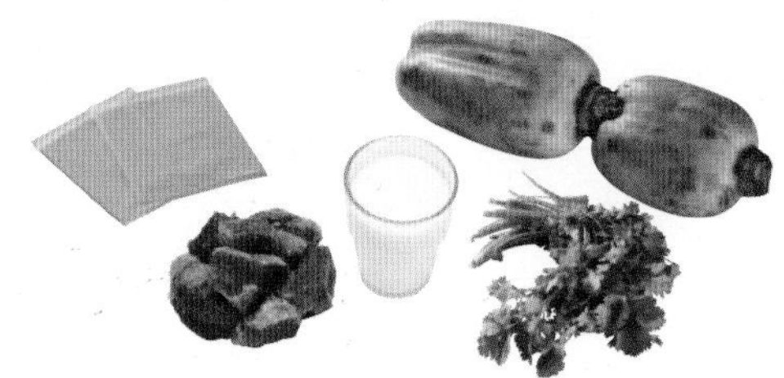

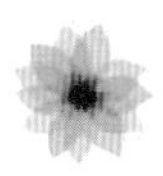

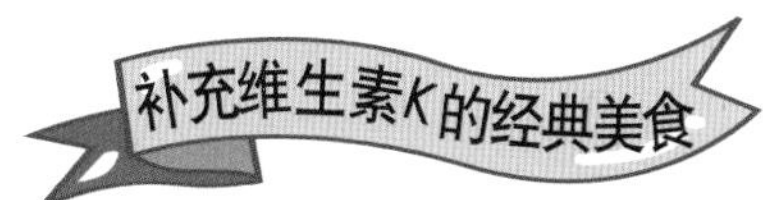

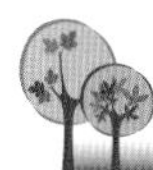

香菜拌牛百叶

原料 牛肚200克，香菜100克。

调料 米醋1小匙，油泼辣子、蒜泥、盐各适量。

做法

1. 牛肚洗净切丝，焯水备用。
2. 香菜洗净，切成小段，备用。
3. 将香菜和牛肚丝用适量盐、米醋、蒜泥和油泼辣子搅拌均匀，即可。

功效 此菜可以消食、抗感冒、增强凝血作用，非常适合孕妈妈食用。

最佳搭配 小米粥、小包子、馒头片。

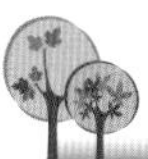

白菜烧豆腐

原料 白菜200克，豆腐100克，蒜末适量。

调料 盐、鸡精各适量。

做法

1. 大白菜洗净，切条状；豆腐洗净，切成条状。
2. 油锅烧热，放入蒜末，煸香，放入大白菜，炒5分钟。
3. 放入豆腐，炒10分钟，加盐、鸡精调味，即可。

功效 大白菜含有丰富的维生素K，豆腐含有钙，搭配在一起更利于维生素K的吸收利用，很适合孕妈妈食用。

最佳搭配 烧饼、米粥、酱牛肉。

果仁菠菜

原料 菠菜400克，炒花生仁50克，腰果15克。

调料 盐、鸡精各适量，生抽、香油各1小匙，陈醋少许。

做法

1. 锅内放油，放腰果炸成金黄色捞出，再放花生米，也炸成金黄色捞出来。
2. 菠菜焯熟，捞出过凉水，沥干，切成小段。
3. 放入盐、鸡精、生抽、陈醋和香油拌匀，最后撒炸好的花生米和腰果，即可。

功效 此菜可以去火消毒、养胃生津，孕妈妈食用还可以补充维生素K。

最佳搭配 肉饼、烧鸡、鱼汤。

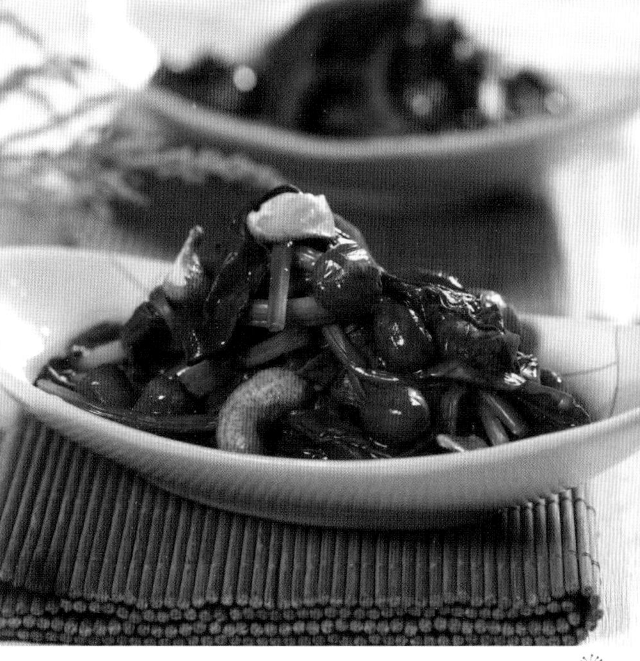

β-胡萝卜素

β-胡萝卜素是类胡萝卜素之一，是自然界中普遍存在也是最稳定的天然色素。β-胡萝卜素是一种抗氧化剂，是维护人体健康不可或缺的营养素。

主要功效

◆ 保护眼睛

β-胡萝卜素犹如天然眼药水，可帮助孕妈妈保持眼角膜的润滑及透明度，促进眼睛的健康。

◆ 抗氧化

β-胡萝卜素是对抗自由基最有效的抗氧化剂之一，帮助细胞减缓老化的过程，对孕妈妈的健康非常有益。

◆ 增强抵抗力

β-胡萝卜素可以转化成维生素A，帮助保持肌肤与器官内腔黏膜系统正常化，还可以强化免疫系统，从而增强抵抗力。

营养失衡的危害

◆ 对孕妈妈的影响

孕妈妈缺乏β-胡萝卜素可能会引起夜盲症、黏膜干燥、干眼症及近视等症状。还会增加癌症、心血管、生殖系统、泌尿系统疾病及呼吸道感染的发生概率。

◆ 对胎宝宝的影响

胎宝宝缺乏β-胡萝卜素会直接影响其心智发展，另外，还会提高胎宝宝的患病率及死亡率。在胎宝宝出生后容易出现反复性的气管、支气管等呼吸道和肺部炎症。

专家推荐日摄入量

孕妈妈适宜每天补充适量的β-胡萝卜素，其总量为6毫克左右。

黄金搭配

β-胡萝卜素可以搭配维生素C和维生素E及其他抗氧化剂使用。在补充β-胡萝卜素的同时，配合摄入一些富含脂肪的食物，有助于人体对β-胡萝卜素的吸收。

食物来源

胡萝卜、菠菜、生菜、土豆、红薯、西蓝花、冬瓜、南瓜、哈密瓜、橘子、橙子、柚子、木瓜、杧果等。

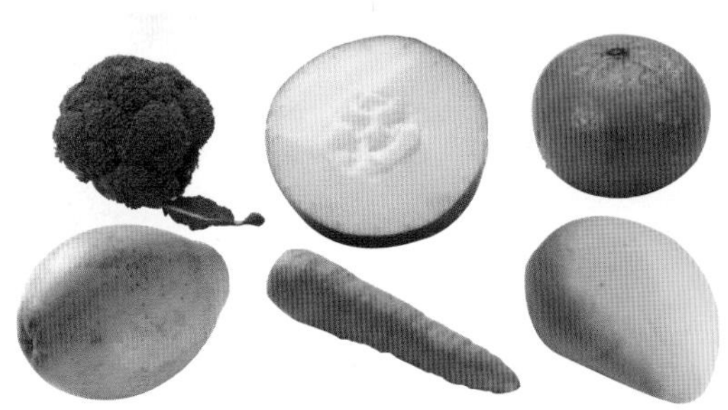

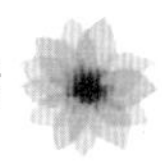

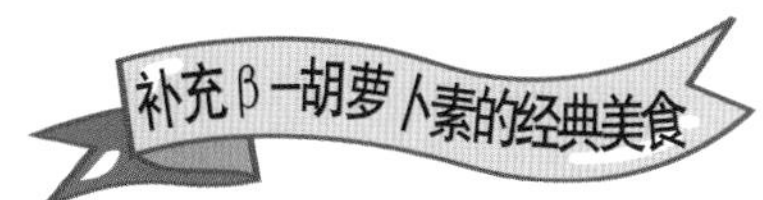

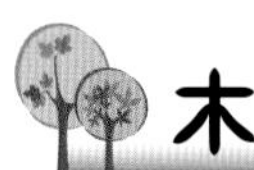

木瓜带鱼汤

原料 木瓜、带鱼、排骨各300克。

调料 生姜、盐各适量、料酒1小匙。

做法

1. 木瓜洗净去皮，剖开去籽，切块。
2. 排骨焯2分钟，捞出沥水。
3. 带鱼洗净，刮净腹内黑膜，沥干水，切成5厘米长的块。
4. 放入所有原料及调料，大火煮开转小火煮2小时，下盐调味，即可。

功效 此菜咸甜适口，孕妈妈食用可以养肝补血、滋润益气、丰胸催乳。

最佳搭配 糙米饭、肉饼、鸡汤。

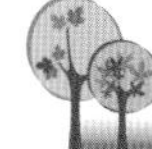

香煎红薯饼

原料 糯米粉400克，红薯300克，白芝麻10克。

调料 糖粉40克。

做法

1. 红薯洗净，入蒸锅蒸熟透，用勺子去皮捣成泥。
2. 红薯泥中加入糯米粉和糖粉，再加适量清水和成干湿适中的粉团。
3. 把粉团分割成若干小分，用擀面杖擀成圆片，撒上白芝麻。
4. 锅内刷上油，把红薯饼放入，小火煎至两面金黄，即可。

功效 此饼软糯香甜，孕妈妈食用可以开胃、安神、补血、抗过敏。

最佳搭配 小米粥、炒青菜、酱牛肉。

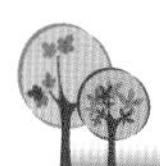

蚝油南瓜

原料 南瓜400克，蒜3瓣。

调料 蚝油1小匙，盐、香油各适量。

做法

1. 将南瓜肉切为2厘米左右的方块。
2. 大蒜切成蒜蓉，加入蚝油、盐和香油拌匀。
3. 切好的南瓜块倒入大碗中充分拌匀，放入微波炉中，大火烤5分钟至熟取出。

功效 此菜含有丰富的β-胡萝卜素，孕妈妈食用可以治胃病、降血糖、防癌等。

最佳搭配 肉饼、小米粥、卤肉。

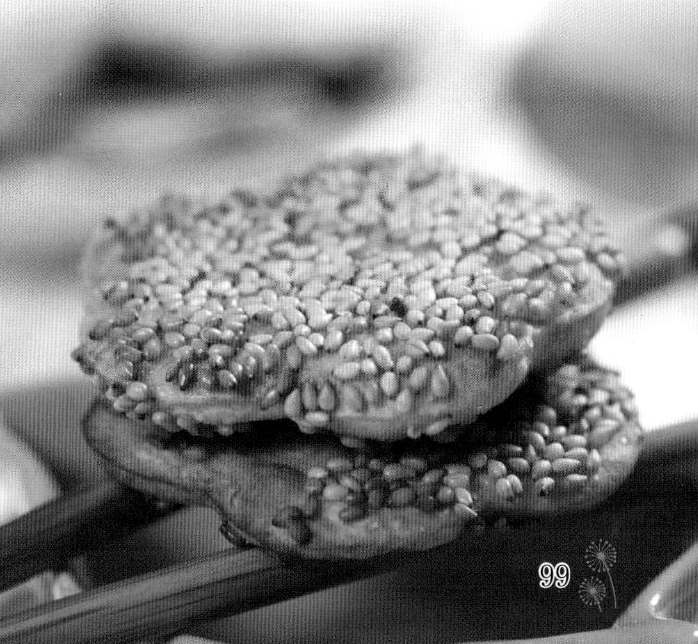

DHA（二十二碳六烯酸）

DHA（二十二碳六烯酸）俗称脑黄金，是神经系统细胞生长及维持的一种对人体非常重要的不饱和脂肪酸。该营养成分无论对孕妈妈还是胎宝宝都非常重要，孕妈妈应及时补充。

主要功效

◆ 促进视网膜的成熟

DHA对胎宝宝视网膜光感细胞的成熟有重要作用，孕妈妈通过摄入DHA，然后输送到胎宝宝的大脑和视网膜，使神经细胞成熟度提高。

◆ 促进大脑发育

大部分的DHA不会被胃液所消化，而直接进入血液，进入脑细胞，成为神经传导、细胞膜形成的主要成分。

◆ 减少产后抑郁

倘若新妈妈在怀孕期体内储备足量的DHA，则可有效降低产后抑郁症的发生率。

营养失衡的危害

◆ 对孕妈妈的影响

孕妈妈缺乏DHA，其自身的视网膜发展会受到影响，同时还可能诱发流产、早产、死胎等问题。

◆ 对胎宝宝的影响

胎宝宝如果缺乏DHA，为胎宝宝的视网膜和脑细胞膜发育提供营养的物质就会出现不足，可能导致胎宝宝脑细胞、视神经细胞生长和发育不正常，产生弱智、视力发育障碍。在胎宝宝出生后，可能会导致新宝宝脑发育过程延缓或受阻，造成智力低下。

专家推荐日摄入量

孕妈妈每天都要适量补充DHA，总量不低于300毫克。

黄金搭配

在补充DHA的同时，搭配B族维生素、锌、钙等营养素，有利于胎宝宝大脑的发育。

食物来源

鲑鱼、沙丁鱼、金枪鱼、黄花鱼、秋刀鱼、鳝鱼、带鱼、花鲫鱼、海参、蛋黄、核桃、杏仁、花生、芝麻等。

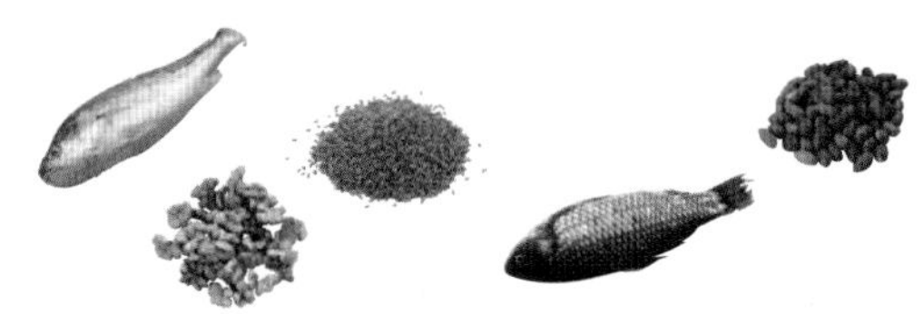

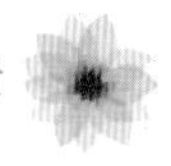

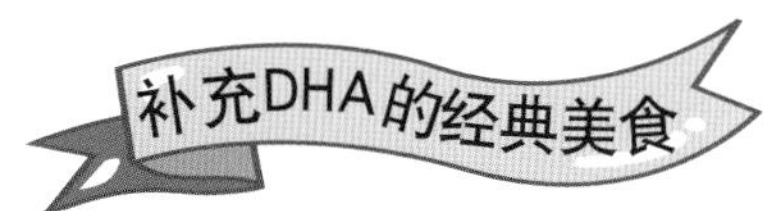

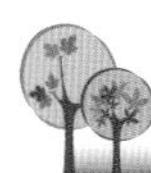

香酥甜花生

原料 花生200克，面粉30克。

调料 白糖、蜂蜜各适量。

做法

1. 把适量白糖、蜂蜜放入锅中，加适量清水，在熬煮过程中用铲子不停搅拌，直到糖水变黏稠。
2. 将花生放入锅中，不停地搅拌。
3. 花生快熟时，放入适量的面粉，搅拌至熟，即可。

功效 此菜香甜爽口，适合孕妈妈加餐时食用。

最佳搭配 热牛奶、小面包、馒头片。

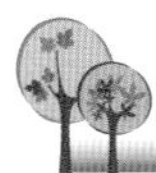

酥香炸带鱼

原料 带鱼400克，生姜5片。

调料 盐、葱段、黑胡椒各适量，料酒、酱油各1小匙。

做法

1. 在鱼段上打上花刀，用葱段、姜片、盐、料酒和酱油腌制20分钟。
2. 油锅烧热，放入腌好的鱼段，煎至两面金黄，鱼身酥脆，撒上黑胡椒粉，即可。

功效 此菜富含DHA，适合孕妈妈食用。

最佳搭配 糙米饭、炒青菜、豆腐汤。

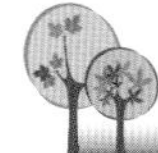

南瓜蛋黄小米粥

原料 糯南瓜150克，小米50克，鸡蛋1个。

做法

1. 小米淘洗干净放入锅中，加入适量清水，熬煮成软烂的米粥。
2. 南瓜去皮洗净，切成薄片，放入蒸锅蒸熟，压制成蓉。
3. 鸡蛋煮熟，取蛋黄碾压成粉末。
4. 将南瓜蓉和蛋黄末加入煮好的小米粥里，搅拌均匀，即可。

功效 此粥营养丰富，孕妈妈在孕期食用有助于胎宝宝大脑发育。

最佳搭配 小面包、馒头片、卤肉。

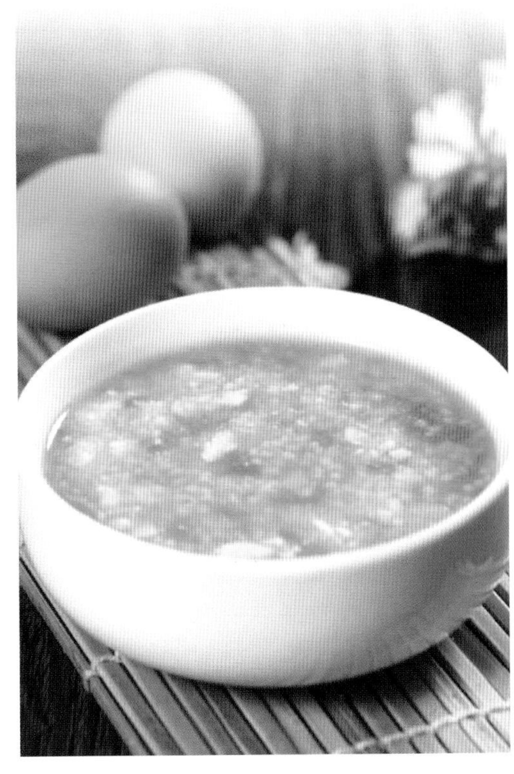

α－亚麻酸

α－亚麻酸是人体必需脂肪酸，人体不能自行合成，需从食物中摄取。人体若缺乏亚麻酸会导致各种功能性障碍和代谢紊乱。特别是孕妈妈及胎宝宝这类特殊人群，α－亚麻酸发挥着不可忽视的作用。

主要功效

◆ 抗炎

α－亚麻酸对各种炎症介质和细胞因子有抑制作用，并且不会带来不良反应。孕妈妈如果补足α－亚麻酸，可以降低炎症的发生率。

◆ 增强智力

α－亚麻酸在脑神经和视网膜中大量存在，从胎宝宝到哺乳这个期间脑的发育非常重要，如孕妈妈补足该营养物质，胎宝宝的大脑会得到良好的发展。

营养失衡的危害

◆ 对孕妈妈的影响

孕妈妈若缺乏α－亚麻酸，将影响自身的健康，造成身体机能异常。另外，该营养物质的缺乏，还会影响到产后体型恢复。

◆ 对胎宝宝的影响

胎宝宝若缺乏α－亚麻酸，其脑神经的发育会出现缓慢、异常等情况，导致细胞发育不良，进而影响智力。另外，胎宝宝缺乏α－亚麻酸，视力发育也会受到影响。

专家推荐日摄入量

孕妈妈每天对α－亚麻酸的需求量在2.2克左右，孕妈妈需合理安排饮食，注意营养摄取量。

黄金搭配

在补充α－亚麻酸的同时，搭配富含B族维生素、锌、钙等食物，对于提高营养素的利用率极为有益。

食物来源

葵花子、核桃、松子、杏仁、桃仁、红花油、葵花子油、大豆油、香油、花生油、茶油、菜籽油等。

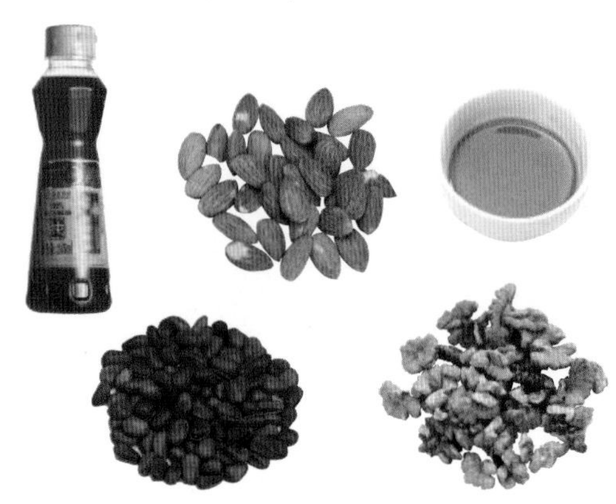

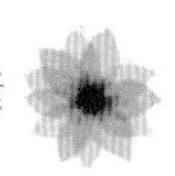

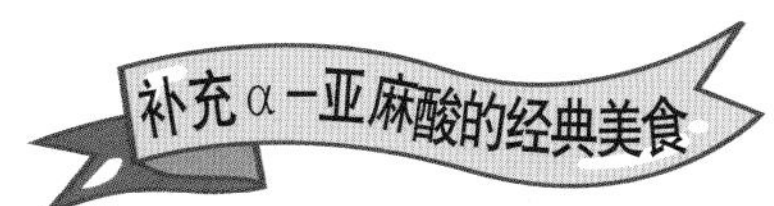

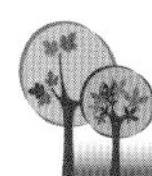

葵花子粥

原料 大米100克，生葵花子80克。

调料 盐适量。

做法

1. 大米淘洗干净，用冷水浸泡半小时，捞出，沥干水分。
2. 将生葵花子去壳，得葵花子仁。
3. 锅内加入冷水、葵花子仁、大米，先用大火煮沸，再改用小火煮约15分钟，加入盐调味，即可。

功效 孕妈妈孕初期食用此粥可以调节神经衰弱、高血压高脂血症等。

最佳搭配 小面包、饼干、卤蛋。

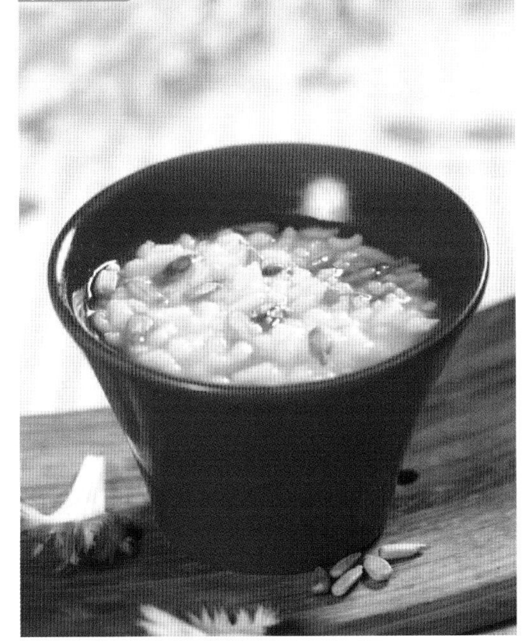

松仁玉米

原料 甜玉米粒150克，松仁60克，胡萝卜50克。

调料 大葱1根，盐、白糖适量，香油1小匙。

做法

1. 甜玉米粒，洗净，沥干；胡萝卜去皮洗净切小粒；大葱切葱花。
2. 油锅烧热，下入葱花爆香，放入胡萝卜粒和玉米粒，放少许水，中火炒8分钟。
3. 加入松仁，放盐、白糖、淋香油即可。

功效 此菜鲜甜适口，孕妈妈食用可以防早产。

最佳搭配 南瓜粥、西红柿鸡蛋汤、卤肉。

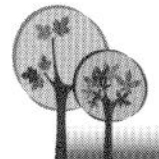

奶香琥珀核桃

原料 核桃仁300克，牛奶500毫升，白芝麻适量。

调料 冰糖60克。

做法

1. 核桃仁用清水洗净，清水浸泡15分钟左右，沥干水分烤熟。
2. 将牛奶和冰糖一起倒入锅中，熬至浓稠状态。
3. 核桃仁倒入锅中拌匀，煮至冰糖牛奶汁与核桃仁完全混合，撒上白芝麻，即可。

功效 孕妈妈食用此菜可以促进胎宝宝大脑健康发育。

最佳搭配 小饼干、热牛奶、果汁。

叶酸

叶酸不是一种酸，而是一种水溶性维生素。由于天然的叶酸极不稳定，易受阳光、加热的影响而发生氧化，所以人体真正能从食物中获得的叶酸并不多。

主要功效

◆ 维护神经系统健康

叶酸能够为胎宝宝提供细胞发育分裂过程中所必需的营养物质，而且能够为胎宝宝神经系统的健康发育提供保障。

◆ 预防贫血

叶酸有预防新生宝宝贫血的作用，可以降低产出畸形儿和新生宝宝患先天白血病的概率。

◆ 提高生理功能

叶酸可以提高孕妈妈生理功能，提高抵抗力，预防妊娠高血压等。

营养失衡的危害

◆ 对孕妈妈的影响

如果孕妈妈在孕前期缺乏叶酸，将会出现贫血等不良症状。孕妈妈过量服用叶酸也不好，会导致神经系统受损。

◆ 对胎宝宝的影响

胎宝宝缺乏叶酸，严重时可出现先兆子痫、胎盘剥离，胎宝宝宫内发育迟缓、早产。此外，孕妈妈摄入的叶酸量不能满足胎宝宝的发育所需，特别是孕早期，还可能导致胎宝宝视神经管畸形。

专家推荐日摄入量

孕前及孕前期3个月，孕妈妈每天的叶酸摄取量为600～800微克，孕中晚期孕妈妈的叶酸摄入量应调整为每天280毫克左右。

黄金搭配

孕妈妈在摄取叶酸的同时，适宜搭配蛋白质、钙、维生素C及维生素B_6等营养物质。

食物来源

全麦面粉、糙米、莴笋、菠菜、龙须菜、菜花、西蓝花、油菜、小白菜、青菜、扁豆、豆荚、西红柿、胡萝卜、南瓜、蘑菇、橘子、草莓、樱桃、酸枣、石榴、葡萄、猕猴桃、梨、胡桃、苹果、猪肝、牛肉、羊肉、鸡肉、蛋黄、黄豆、豆制品、核桃、腰果、栗子、杏仁、松子等。

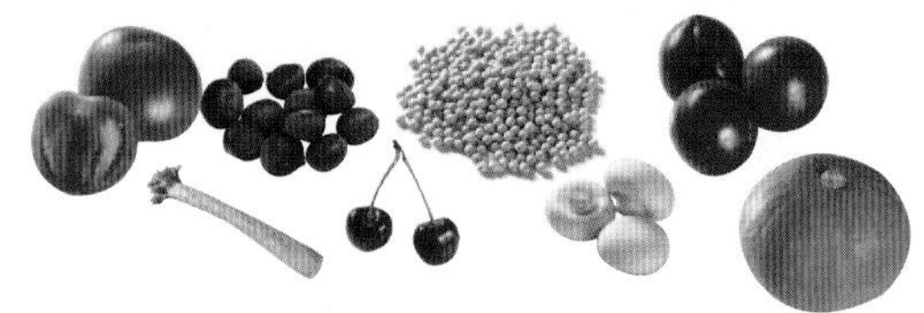

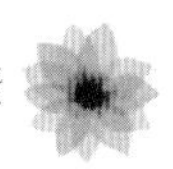

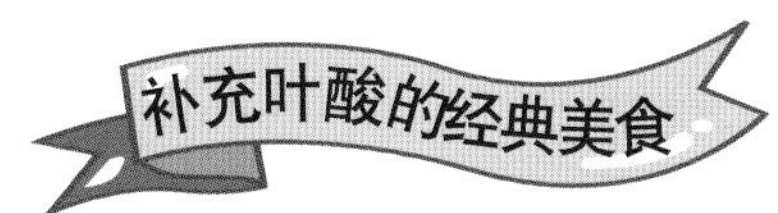
补充叶酸的经典美食

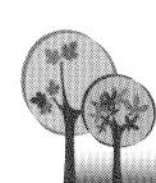
菠菜拌腐竹

原料 菠菜300克，腐竹100克。

调料 生姜末5克，香油、盐、鸡精、海鲜酱油各适量。

做法

1. 腐竹提前用开水泡发。
2. 将菠菜择洗干净，放入开水中焯一下，捞出，放入凉水过凉，捞出沥干，切成寸段，放入盘中备用。
3. 腐竹洗净，切成和菠菜段一致，放在菠菜上。
4. 将香油、盐、鸡精、姜末、海鲜酱油放在腐竹和菠菜上，搅拌均匀，即可。

功效 准妈妈多食此菜，不仅可以补充叶酸，还可以通肠解毒，促进骨骼和牙齿的健康。

最佳搭配 小米粥、鸡汤、卤肉、炒鸡蛋。

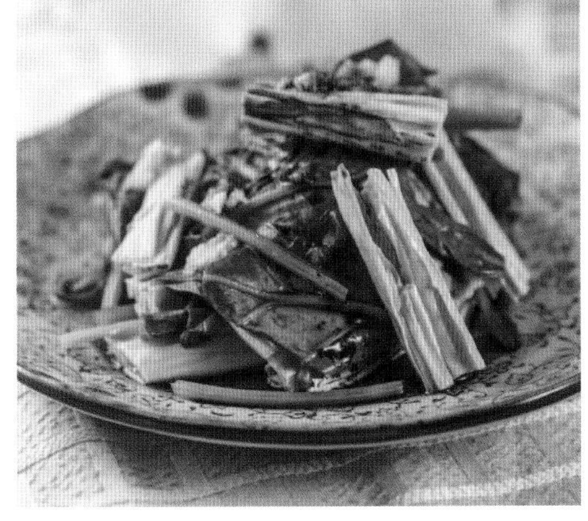

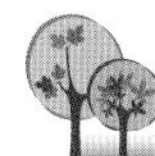
红薯糙米茶

原料 糙米150克，红薯2个。

做法

1. 糙米用清水洗净，沥干水分；红薯去皮，洗净，切成小块。
2. 锅置火上烧热后，倒入糙米干炒，炒至米粒黄中带焦，用凉水将炒好的糙米淘洗干净。
3. 锅内加适量清水，大火煮开，加入炒好的糙米、红薯块，煮至米粒开花关火，即可。

功效 此粥可以促进胎宝宝神经系统发育正常。

最佳搭配 小面包、酱牛肉、炒青菜。

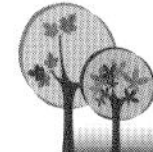
西蓝花豆酥鳕鱼

原料 西蓝花300克，鳕鱼1片。

调料 姜末、葱末、豆豉、盐、鸡精、白糖、胡椒粉各适量，料酒1小匙。

做法

1. 鳕鱼用适量盐和料酒腌一下，然后上笼蒸8～10分钟，取出备用。
2. 葱末、姜末和捣碎的豆豉炒香，再用盐、鸡精、胡椒粉调味，浇到加工好的鳕鱼上。
3. 锅内加清水，待水开后加盐，下入西蓝花，煮约5分钟，捞出焯熟，码在鳕鱼周围，即可。

功效 准妈妈常吃此菜可以补充叶酸，还可以抗氧化，抗衰老和防癌。

最佳搭配 鸡汤、糙米饭、卤蛋。

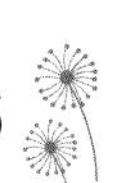

膳食纤维

膳食纤维是一种不易被消化的营养素，包含纤维素、半纤维素、树脂、果胶及木质素等。膳食纤维是健康饮食不可或缺的，在保持消化系统健康上扮演着重要的角色。孕妈妈为维护身体健康，营养物质必不可少，但是那些富含膳食纤维的“粗”粮也万万不可少。

主要功效

◆ 防治便秘

怀孕后，许多孕妈妈都会受到便秘的困扰，而膳食纤维体积大，可促进肠蠕动、减少食物在肠道中的停留时间，其中的水分可使大便变软，起到通便的作用。

◆ 促进钙质吸收

膳食纤维可以提高肠道对钙的吸收，维持体内钙的平衡，促进母婴双方的骨密度，能确保母体骨骼健康，促进胎宝宝的骨骼发育。

◆ 防治痔疮

痔疮也是许多孕妈妈的难言之隐，孕妈妈多摄取膳食纤维，可有效改善痔疮问题。

营养失衡的危害

◆ 对孕妈妈的影响

如果孕妈妈缺乏膳食纤维，很容易出现便秘的情况，引发一系列妊娠并发症。过多地摄取膳食纤维会导致腹部不适，如增加肠蠕动和增加产气量，影响其他营养素如蛋白质的消化和钙、铁的吸收。

◆ 对胎宝宝的影响

胎宝宝在孕妈妈子宫内，膳食纤维对其影响不大。

专家推荐日摄入量

孕妈妈每天都要补充膳食纤维，每天的摄入量不应少于20克。

黄金搭配

搭配维生素E、维生素C一起服用，有一定的安胎作用。

食物来源

小米、小麦、燕麦、玉米、菠菜、竹笋、生菜、土豆、红薯、豆角、油菜、芹菜、苹果、杨桃、梨、杧果、柚子、橘子、黄豆、绿豆、芸豆、豌豆等。

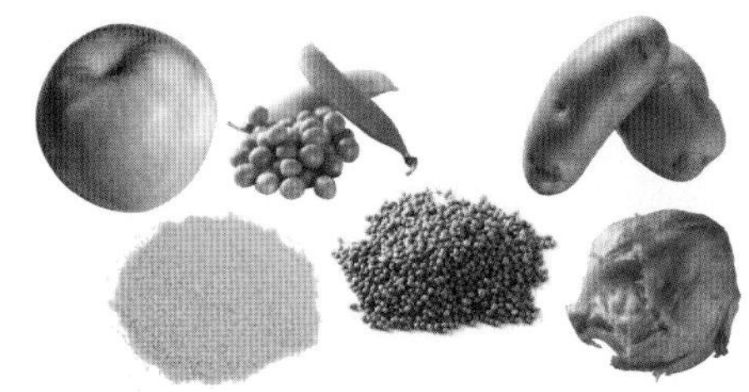

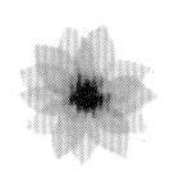

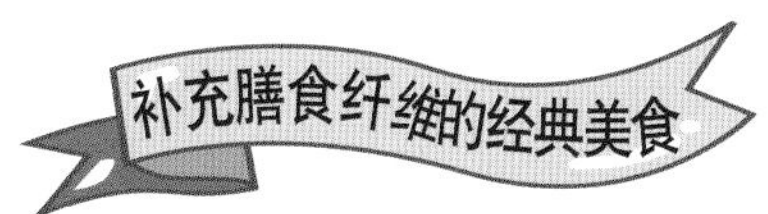

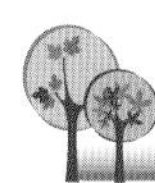

鸡丝生菜卷

原料 熟鸡胸肉200克，生菜100克，金针菇50克，胡萝卜50克，鸡蛋1个，青椒半个，火腿肠1根。

调料 甜面酱适量。

做法

1. 鸡蛋打散，放锅中摊成蛋皮，晾凉切丝；熟鸡胸肉撕成细丝；火腿肠切成丝。
2. 金针菇洗净，青椒、胡萝卜洗净切丝，焯熟，捞出过凉水，沥干。
3. 生菜叶洗净，用开水略烫，取出放凉水中过凉，依次放入青椒丝、胡萝卜丝、金针菇、蛋皮丝、火腿肠丝和鸡丝，挤上少许甜面酱，用生菜卷起来，即可。

功效 此菜营养丰富，膳食纤维也很丰富，很适合孕妈妈食用。

最佳搭配 小米粥、热牛奶、鸡汤。

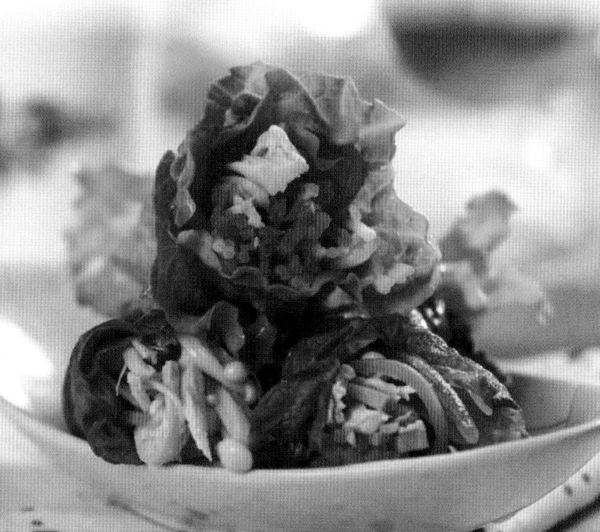

银芽笋丝炒西芹

原料 竹笋600克，绿豆芽、豆腐干、西芹、瘦牛肉各100克。

调料 蒜末、生姜汁、番茄酱、酱油、香醋、芝麻、盐、香油、玉米淀粉、胡椒各适量。

做法

1. 绿豆芽、西芹、豆腐干洗净，切好，焯熟。
2. 将竹笋煮熟，切成薄片。
3. 牛肉切丝，加调料拌匀，放入油锅中炒熟。
4. 将所有的原料混合，放入容器内，加入调料拌匀，即可。

功效 此菜富含膳食纤维，可以清热解毒，降血压。

最佳搭配 糙米饭、肉饼、鸡汤。

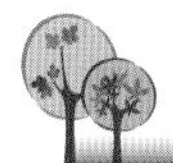

油焖竹笋

原料 竹笋300克。

调料 盐、鸡精、白糖各适量，酱油、蚝油、香油各1小匙。

做法

1. 竹笋洗净后，煮熟，沥水。
2. 竹笋煸香，放入盐、蚝油、酱油、白糖，焖煮5分钟。
3. 调入适量香油、鸡精，翻炒均匀，即可。

功效 此菜咸香适口，富含膳食纤维，孕妈妈食用可以通便，促进排毒。

最佳搭配 糙米饭、鸡肉汤、卤肉。

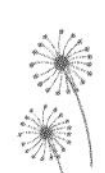

钙

钙是人体中最丰富的矿物质，同时也是最重要的营养物质之一，胎宝宝骨组织的生长发育，孕妈妈自身的生理代谢，都需要大量的钙。

主要功效

◆ 改善孕期水肿

钙可以降低细胞和毛细血管的通透性，人体内钙含量不足易导致过敏、水肿等问题。

◆ 维护牙齿和骨骼健康

孕妈妈及时从膳食中摄取足量的钙质，则可确保牙齿及骨骼的健康。此外，孕妈妈摄取足量的钙质，还可为胎宝宝的骨骼生长奠定基础。

◆ 保护大脑

钙可抑制大脑的异常兴奋，使脑细胞避免受到有害刺激，保证大脑正常工作。

营养失衡的危害

◆ 对孕妈妈的影响

孕妈妈如果缺少钙可能会变得敏感，情绪容易激动，烦躁不安，很容易受到外界事务的影响。孕妈妈缺少钙还容易患骨质疏松症，进而导致软骨症，使骨盆变形，造成生产困难。

◆ 对胎宝宝的影响

胎宝宝如果缺少钙可能会造成智力发育不良，出生时体重过轻，颅骨钙化不好，前囟门长时间不能闭合。还容易患先天性佝偻病。过量的钙可能会使胎宝宝患上高血钙症，囟门过早关闭、鼻梁前倾等，对宝宝的成长不利。

专家推荐日摄入量

孕妈妈在怀孕前、孕早期每天摄入钙量为800毫克左右，孕中期为1000毫克左右，孕晚期为1500毫克左右。

黄金搭配

钙与维生素D、磷、乳糖、蛋白质搭配食用，能促进身体对钙的吸收。

食物来源

芝麻、芝麻酱、燕麦片、海带、紫菜、柑橘、茴香、莲藕、鱼、海参、牡蛎、花蛤、海虾、虾皮、黄豆、豌豆、豆腐、豆腐干、豆浆、牛奶、羊奶、奶酪、酸奶、杏仁、花生等。

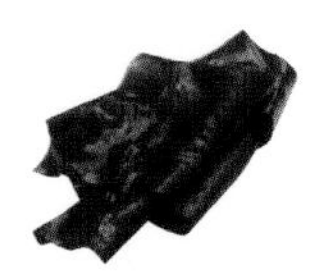
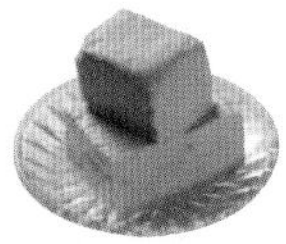

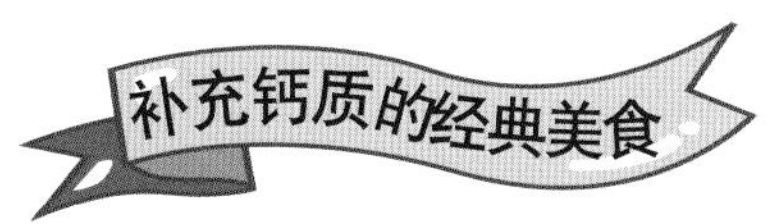

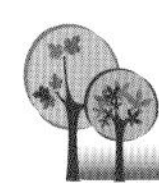

麻酱菠菜

原料 菠菜250克，大蒜4瓣。

调料 芝麻酱3大匙，酱油1大匙，醋1小匙，盐、香油、白糖、白芝麻各适量。

做法

1. 将菠菜焯熟，挤去水分；大蒜切碎成末。
2. 芝麻酱中加入酱油、香油、醋、盐、白糖，朝一个方向拌匀。
3. 把菠菜放入盘中，浇上调好的芝麻酱，放入蒜末，撒上白芝麻，即可。

功效 此菜不仅钙质丰富，孕妈妈常吃可以养颜乌发，降火解毒。

最佳搭配 米饭、面条、卤肉。

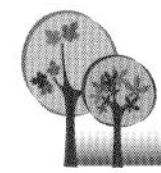

丝瓜炖豆腐

原料 丝瓜200克，豆腐100克。

调料 葱1根，酱油、盐、鸡精、高汤各适量，水淀粉1大匙。

做法

1. 丝瓜去皮，洗净滚刀切成块；葱洗净切成末放入盘中备用。
2. 豆腐用清水洗净，切成小方块。
3. 炒锅内放油加热，放入葱姜末，炒出香味后再放入丝瓜，翻炒。
4. 炒至丝瓜五分熟，加入豆腐、高汤同煮；加盐、酱油、水淀粉、鸡精，即可。

功效 此菜营养丰富，孕妈妈食用可以清热通便、消暑去火、通络凉血、化痰利水。

最佳搭配 馒头片、糙米饭、酱牛肉。

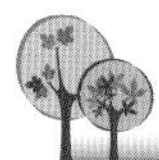

牡蛎炒蛋

原料 牡蛎200克，鸡蛋2个，韭黄20克。

调料 生姜2片，小葱2棵，盐、胡椒粉各适量，料酒2小匙。

做法

1. 牡蛎用流动的水冲洗干净；韭黄洗净，切段；小葱洗净，切段。
2. 锅内加水，放入部分料酒和生姜，煮开后，放入牡蛎焯水，捞出充分沥干水分。
3. 把牡蛎放入蛋液中，加入小葱和韭黄，放适量盐和剩余料酒，搅拌均匀。
4. 油锅烧热，放入蛋液，稍稍凝固后翻炒均匀，撒上胡椒粉即可。

功效 此菜含丰富的钙以及蛋白质，适合孕妈妈在孕期食用。

最佳搭配 糙米饭、炒青菜、鸡汤。

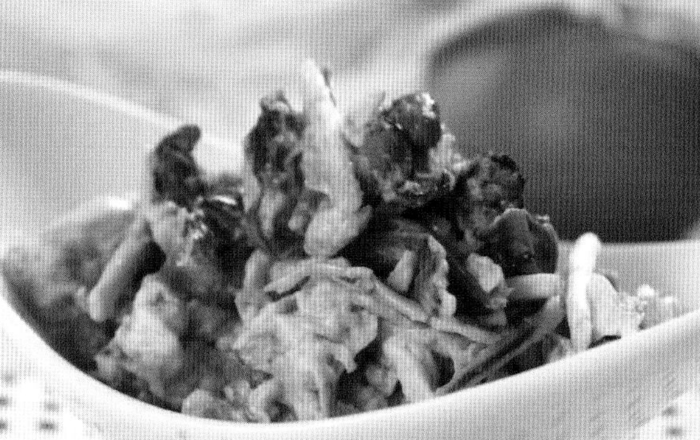

铁

铁是人体必不可少的营养成分，它虽然在人体内含量不多，但是与血液密切相关，负责血液中氧的运输和储存。人体内含铁量充足，可以预防贫血。

主要功效

◆ 运输氧气

铁参与氧的运输，因为铁的存在，孕妈妈和胎宝宝体内的氧气输送会更顺畅。

◆ 促进生长发育

铁可以促进生长发育，胎宝宝在成长过程中，需要足量的铁，才能确保健康成长。铁还会促进神经系统发育，避免畸形的发生。

◆ 提高免疫力

铁具有提高免疫力的作用，可帮助孕妈妈免受疾病侵扰，可称之为母子双方的健康守护神。

营养失衡的危害

◆ 对孕妈妈的影响

孕妈妈特别需要补充铁，一旦摄入不足很可能造成抵抗力降低，增加感染率。此外，孕妈妈缺铁还可能导致贫血，引起缺铁性贫血，严重时会造成生产时母子死亡。

◆ 对胎宝宝的影响

如果胎宝宝缺少铁，将导致其在子宫内缺氧，生长发育迟缓，体重过低，甚至造成胎宝宝出生后智力发育障碍、死胎等严重后果。

专家推荐日摄入量

怀孕前期建议备孕期女性每天摄取18毫克的铁，而在怀孕早期，建议每天至少摄取15～20毫克，怀孕中晚期，建议每天摄入20～30毫克。

黄金搭配

含铁丰富的食物与适量的维生素C及其他微量元素搭配，可以增强身体抵抗力。

食物来源

黑芝麻、芝麻酱、糯米、大米、小米、紫菜、海带、藕、油菜、芹菜、苋菜、苹果、柑橘、柚子、杧果、瘦肉、猪肝、猪血、鸡肝、牛肝、羊肝、黄豆、绿豆、蚕豆、赤小豆、鲜毛豆、腐竹、豆腐等。

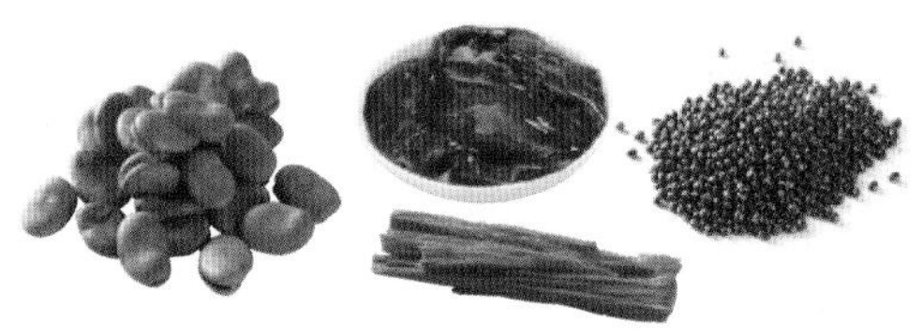

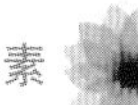

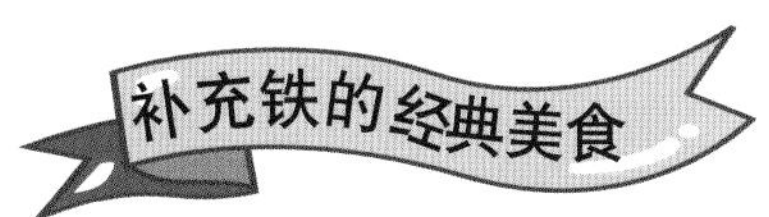

补充铁的经典美食

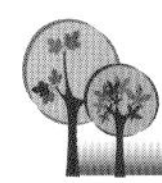

韭菜炒羊肝

原料 羊肝250克，韭菜300克。

调料 生姜3片，鸡精、盐各适量，料酒1小匙。

做法

1. 韭菜洗净切段；羊肝用清水浸60分钟，去杂质，切片。
2. 油锅烧热，放姜片爆香，放下羊肝煸炒，加料酒，焖煮5分钟，盛出。
3. 锅内再加油，放入韭菜煸炒，放下羊肝煸炒匀，放入盐、鸡精，调味即可。

功效 此菜不仅可以补铁补血，还有丰富的膳食纤维，适合孕妈妈在孕中晚期食用。

最佳搭配 米饭、糙米粥、菜汤。

毛豆香干

原料 毛豆400克，香干100克，西芹50克，红尖椒1个，大蒜2瓣。

调料 盐、生抽各适量。

做法

1. 香干、西芹、红尖椒分别洗净，切类似毛豆大小的小块，蒜瓣切片。
2. 油锅烧热，放入蒜片、红尖椒爆香，加入香干翻炒。
3. 放入毛豆，加盐翻炒，毛豆颜色变深，加入西芹、生抽，翻炒片刻，即可。

功效 新鲜毛豆含铁丰富，与香干、尖椒等搭配营养更丰富，适合孕妈妈在孕期食用。

最佳搭配 南瓜粥、肉饼、蘑菇汤。

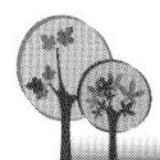

瘦肉核桃煲豆腐

原料 瘦肉、核桃各100克，豆腐200克。

调料 香油1小匙，鸡精、盐各适量。

做法

1. 将瘦肉、豆腐洗净后切小块备用。
2. 核桃放入温水中浸泡，剥去外衣。
3. 砂锅中加适量清水，放入豆腐块、瘦肉和核桃，大火煮开后改小火。
4. 煮5分钟后，加适量鸡精和盐调味，淋上香油，即可。

功效 此菜可以为胎宝宝的发育提供多种营养成分，预防孕妈妈贫血。

最佳搭配 肉饼、糙米饭、酱牛肉。

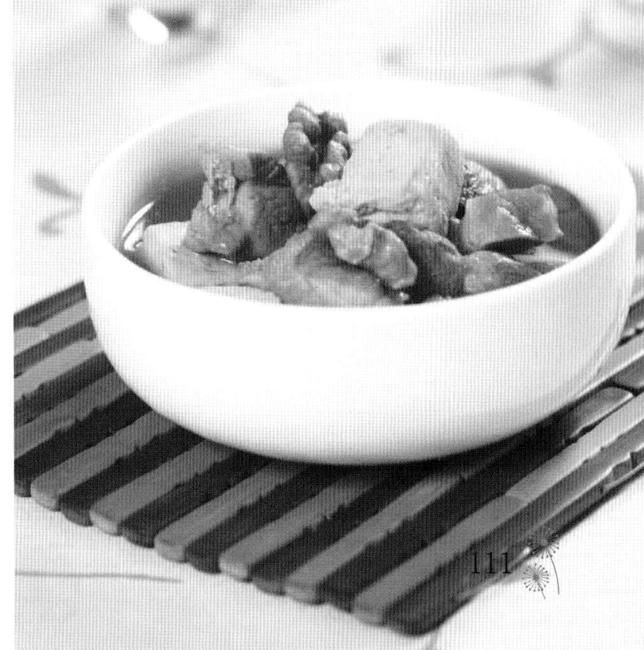

锌

人体的生长发育、生殖遗传、免疫、内分泌等重要生理过程都离不开锌。孕妈妈极容易缺锌，在怀孕之前、怀孕时、生产前，都要有计划地、适量地补锌。

主要功效

◆ 利健康，促分娩

锌对生殖腺有重要的影响，有利于孕妈妈生殖系统的健康、完善，为胎宝宝的健康成长提供良好环境。

◆ 增强免疫力

锌是免疫器官胸腺发育的营养素，孕妈妈体内锌量充足，可以有效保证自身和胎宝宝的胸腺发育，增强免疫功能。

◆ 维持视觉正常

锌有促进维生素A吸收的作用，对眼睛有益。孕妈妈体内有足量的锌，促使胎宝宝视觉正常发育。

营养失衡的危害

◆ 对孕妈妈的影响

孕妈妈体内缺锌时会加重妊娠反应，比如嗜酸，呕吐加重。锌缺乏时还会使子宫肌收缩力减缩，增加分娩并发症的发生率，比如产程延长、流产、早产等，还可能导致难产，增加手术的可能性。大剂量地补充会造成机体的免疫功能受限。

◆ 对胎宝宝的影响

胎宝宝缺乏锌可能会使其在子宫内发育迟缓，导致早产儿、低体重儿。胎宝宝还有可能出现脑部中枢神经系统发育不完全，成为畸形儿。胎宝宝在出生前缺锌还可能影响其娩出后的生长发育，导致免疫力下降，为日后的健康成长藏下隐患。

专家推荐日摄入量

孕妈妈应每天补充锌，每天摄取的总量控制在15微克左右即可。

黄金搭配

富含锌的食物与含有维生素A、维生素C、蛋白质的食物一起食用，可以扩大其增强机体免疫力的作用。

食物来源

西红柿、苹果、鱼、虾皮、牡蛎、蛤蜊、猪肝、猪肾、瘦肉、绿豆、蚕豆、黄豆、红豆、栗子、核桃、南瓜子、花生等。

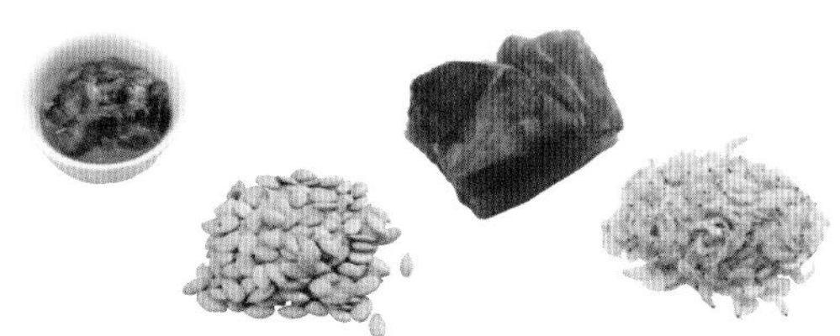

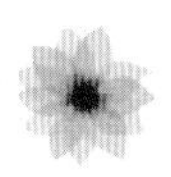

补充锌的经典美食

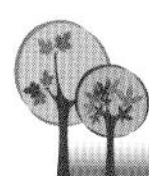

牡蛎南瓜烙

原料 牡蛎300克，南瓜200克。

调料 盐、鸡精、胡椒粉、水淀粉各适量。

做法

1. 南瓜洗净，去皮，切丝；牡蛎洗净，取肉。
2. 南瓜丝、牡蛎肉一起放入容器内，加入盐、鸡精、胡椒粉、水淀粉，调成糊状。
3. 平底锅加油烧热，将糊倒入锅中，烙熟，即可。

功效 此菜富含有膳食纤维、维生素A和锌，孕妈妈食用可以补锌、润肠。

最佳搭配 糙米粥、菜汤、炒青菜、凉拌菜。

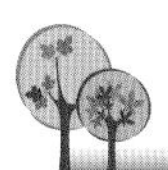

拔丝苹果

原料 苹果400克，鸡蛋1个。

调料 白糖、淀粉、熟芝麻各适量。

做法

1. 苹果洗净，去皮，去心，切成3厘米见方的块，备用。
2. 鸡蛋打入碗中，加入淀粉、清水调成蛋糊，放入苹果块搅拌均匀。
3. 锅内放油烧至七分热，下苹果块，炸至苹果外皮脆硬，呈金黄色时，捞出沥油。
4. 锅中留少量油，加入白糖，用勺不断搅拌至糖溶化，糖色成浅黄色很黏起丝时，倒入炸好的苹果，边颠翻，边撒上熟芝麻，出锅装盘即可。

功效 此菜口感酸甜、外脆内软，是孕期补锌的理想美食。

最佳搭配 南瓜粥、松仁玉米、小馒头。

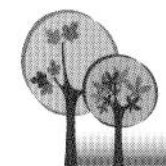

栗子红枣小米粥

原料 栗子200克，红枣50克，小米100克。

做法

1. 栗子去皮，洗净；小米洗净；红枣用温水泡发后洗净。
2. 栗子、小米、红枣一起放入砂锅里，大火煮开后转小火煲1小时，即可。

功效 此粥可以滋补肝肾，健脾补血养阴，补锌，孕妈妈食用可以预防流产，促进胎宝宝生长发育。

最佳搭配 酱牛肉、大饼、馒头片。

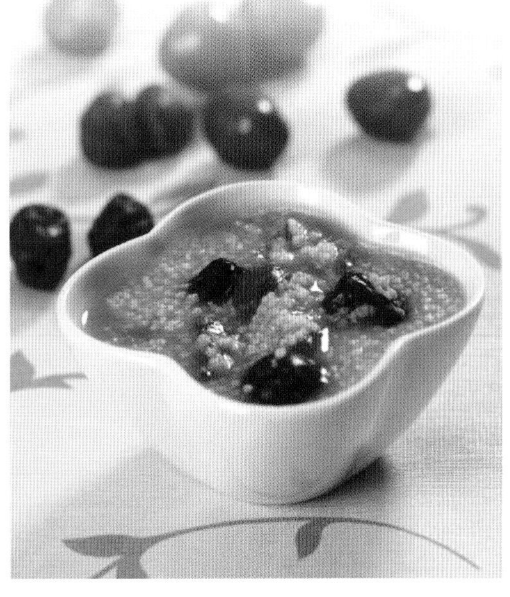

硒

硒的存在对许多器官、组织的生理功能有着重要的保护作用和促进作用。孕妈妈可多食用优质蛋白含量丰富的食物，既满足了机体对蛋白质的需求，又补充了硒，可谓一举两得。

主要功效

◆ 降血压

硒可以降血压、消除水肿，清除血管中的有害物质，改善血管状况，预防和治疗妊娠高血压综合征。

◆ 保护视力

孕妈妈补硒还可以促使胎宝宝视力发育完好。

◆ 促进脑部发育

硒能调节孕妈妈的大脑功能。此外，孕期补硒还能有效降低胎宝宝出生后患癫痫的概率。

营养失衡的危害

◆ 对孕妈妈的影响

孕妈妈缺乏硒很容易诱发多种疾病，比如心血管病、胰脏疾病、糖尿病、生殖系统疾病，以及妊娠高血压综合征等。大量地摄入硒可导致中毒，出现脱发等症状，严重影响孕妈妈的身体健康。

◆ 对胎宝宝的影响

胎宝宝缺硒，容易发生早产，严重缺乏时还会导致胎宝宝畸形、无脑。在胎宝宝临近出生时孕妈妈体内硒含量不足，会导致新生儿发生呼吸窘迫综合征、支气管炎和肺部发育异常。

专家推荐日摄入量

孕妈妈每天补充50微克的硒就可以。

黄金搭配

含硒丰富的食物与含蛋白质、膳食纤维、维生素C丰富的食物一起食用，可以提高孕妈妈的免疫能力、增强体质。

食物来源

大米、小米、面食、苜蓿、紫皮大蒜、洋葱、茄子、胡萝卜、桑葚、梨、杧果、芸豆、豌豆、蚕豆、绿豆、毛豆、豆腐、大虾、鲅鱼、大黄鱼、带鱼、鲈鱼、海鳗、猪肾、牛肾、鸭肝、鸡肝、牛肉、鸡胸肉、猪肉、羊肉、鹌鹑蛋、鸡蛋等。

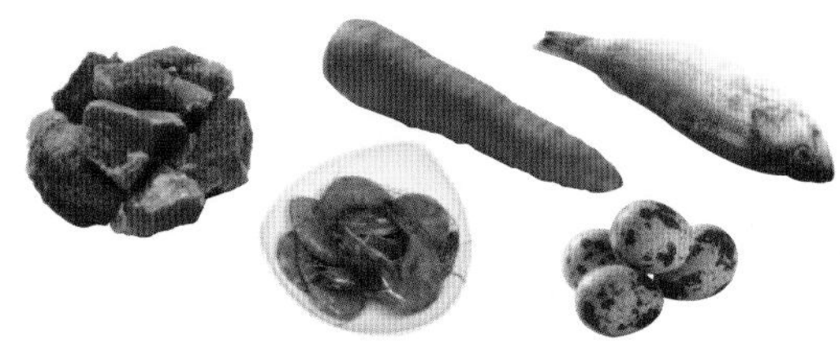

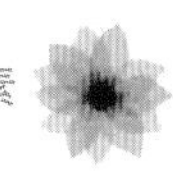

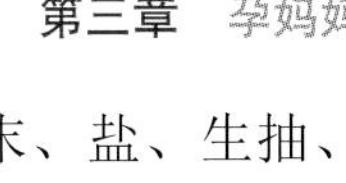

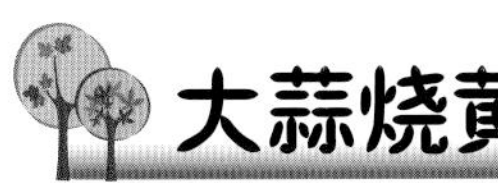

大蒜烧黄鱼

原料 大黄鱼1条，紫皮大蒜1头，花生米20克。

调料 酱油1大匙，盐、白糖、鸡精各适量。

做法

1. 大黄鱼去内脏清洗干净，在鱼身上切几刀，吸去鱼身表面的水分；紫皮大蒜剥皮，洗净；花生米炒熟，晾凉，去皮，磨碎。
2. 油锅烧至六分热，放入大黄鱼后用小火煎至表面定型，颜色金黄，将鱼盛出。
3. 锅中留油烧热，放入蒜粒煸炒至表面金黄，蒜香四溢，放入黄鱼，浇上酱油，放入白糖，倒入适量开水，盖上锅盖，大火烧开后，转成小火炖煮。
4. 炖煮过程中将鱼翻身两次，等汤汁收干，盛出装盘，撒上花生末，即可。

功效 此菜咸香适口，孕妈妈食用可以补硒，促进胎宝宝大脑发育。

最佳搭配 糙米饭、骨头汤、炒青菜。

蒜末茄条

原料 茄子500克。

调料 蒜末、盐、生抽、香油各适量。

做法

1. 将茄子切成条，装入盘中，上笼蒸熟。
2. 将蒜末、盐、生抽、香油调匀，淋在蒸好的茄条上，即可。

功效 茄子中的硒含量非常丰富，适合孕妈妈食用。此处清淡可口，不仅可以补充营养，还可以健脾开胃哟！

最佳搭配 米饭　西红柿蛋花汤、清蒸鲈鱼。

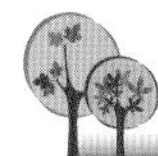

洋葱炒鸡蛋

原料 鸡蛋3个，洋葱1个。

调料 盐适量，酱油1小匙。

做法

1. 洋葱洗净，切细条；鸡蛋磕进碗里，加盐搅打均匀。
2. 油锅烧热，放入鸡蛋液，炒熟，盛出。
3. 锅内再放油，烧热，倒进洋葱煸炒至出香味，放入炒好的鸡蛋，加入适量酱油、盐调味，即可。

功效 孕妈妈食用此菜可以补硒，还可以益肠道、镇静安神、补充营养。

最佳搭配 糙米饭、酱牛肉、疙瘩汤。

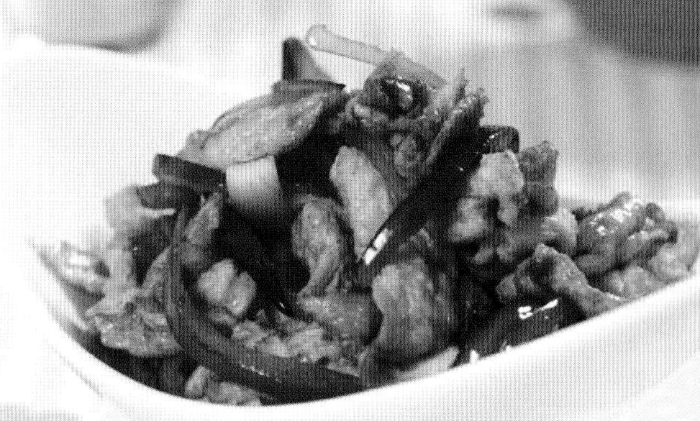

碘

碘是人体必需微量元素之一。碘虽说是必不可少的，但是所有功能都是通过甲状腺素来完成的。碘对孕妈妈和胎宝宝极为重要，被称为“智力元素”。

主要功效

◆ 促进发育

孕妈妈体内碘含量丰富可以促进胎宝宝的正常生长发育，让胎宝宝更健康。

◆ 维持新陈代谢

碘可以调节人体内蛋白质、脂肪的分解与合成，维持人体正常新陈代谢。

◆ 促进大脑发育

在胎宝宝大脑发育的初级阶段，其神经系统发育必须依赖于甲状腺素，孕妈妈体内碘含量充足可以确保胎宝宝大脑的正常发育，降低呆小症的发生率。

营养失衡的危害

◆ 对孕妈妈的影响

孕妈妈缺碘会使甲状腺分泌甲状腺素量降低，体内的能量代谢速度降低，导致异位性甲状腺肿大。还可能引发孕妈妈心智反应迟钝、活力不足以及身体发胖。虽说碘对孕妈妈极为有益，但过量摄入同样会造成母子双向伤害，诱发甲亢。

◆ 对胎宝宝的影响

胎宝宝缺碘，会发生早产、死胎、甲状腺发育不全等严重后果。分娩前胎宝宝缺碘，还可能使其出生后发育迟缓、智力低下或痴呆等不可逆转的终身性疾病。

专家推荐日摄入量

孕妈妈每天补充碘的总量为175～200微克，孕妈妈在生产后也要每天补充碘。

黄金搭配

碘与富含脂肪、β-胡萝卜素的食物一起食用，可以让孕妈妈身体更健康。

食物来源

荠菜、大蒜、蘑菇、豌豆、大白菜、南瓜、萝卜、韭菜、洋葱、西红柿、桑葚、梨、苹果、带鱼、黄花鱼、海虾、对虾、花蛤、蛏子、猪心、猪肝、羊肾、羊肝、牛肝等。

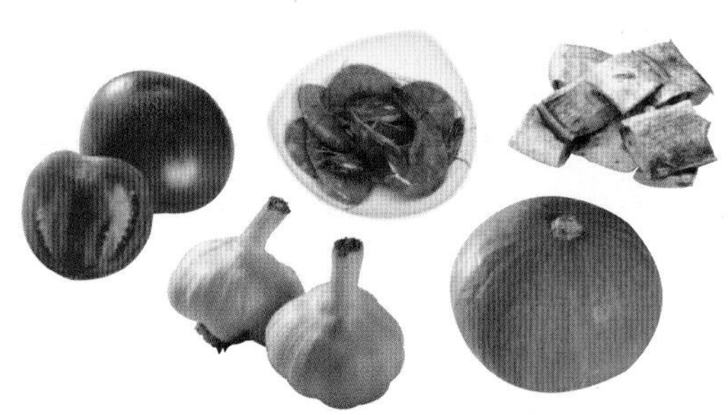

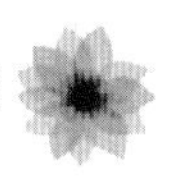

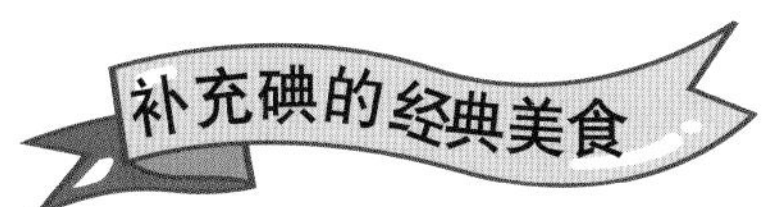

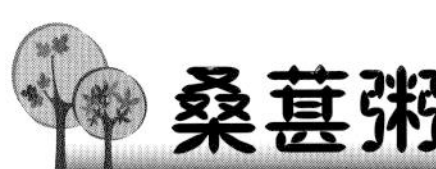

桑葚粥

原料 桑葚30克，糯米50克。

调料 冰糖适量。

做法

1. 将紫色桑葚去掉柄，洗净；
2. 砂锅内加适量清水，加桑葚、糯米、冰糖，大火煮开，转小火熬煮；
3. 煮到米烂粥稠，关火，即可。

功效 此粥具有补肝益肾、滋阴补血的功效，适合孕妈妈食用。

最佳搭配 小面包、馒头片、炒青菜。

芦笋焗大虾

原料 芦笋250克，大虾300克，生姜2片。

调料 盐、胡椒粉各适量，黄油1小块。

做法

1. 芦笋洗净，去皮，切5厘米长段；大虾剥出虾仁后，从后背剖开，去掉虾线。
2. 虾仁放入容器内，姜片、少许盐、胡椒粉腌制15分钟。
3. 在平底锅内铺上锡箔纸，将锅预热1～2分钟后，放入一小块黄油在锡箔上化开，将芦笋和虾仁一起放入锅中焗，3～4分钟后将芦笋和虾仁翻面，再煎2分钟。
4. 散入少许盐拌匀，即可。

功效 此菜营养丰富，孕妈妈食用可以抗氧化、消水肿。

最佳搭配 糙米饭、牛肉汤、拌青菜。

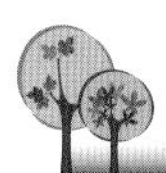

醋熘白菜

原料 白菜400克，葱1段，

调料 水淀粉1小匙，白糖、盐各适量，陈醋1大匙。

做法

1. 大白菜洗净，沥干水分；斜切成稍大一点儿白菜片。
2. 大葱择洗干净，切段；白糖、陈醋、盐、水淀粉一起放进小碗，搅拌均匀成调味汁。
3. 起炒锅，热锅凉油，下葱段，小火煸炒香，下入白菜片儿，转大火迅速煸炒至白菜变软。
4. 下入调味汁；迅速翻炒均匀，即可。

功效 此菜酸甜可口，孕妈妈食用可以有助于祛除感冒头痛等。

最佳搭配 蘑菇汤、米饭、馒头。

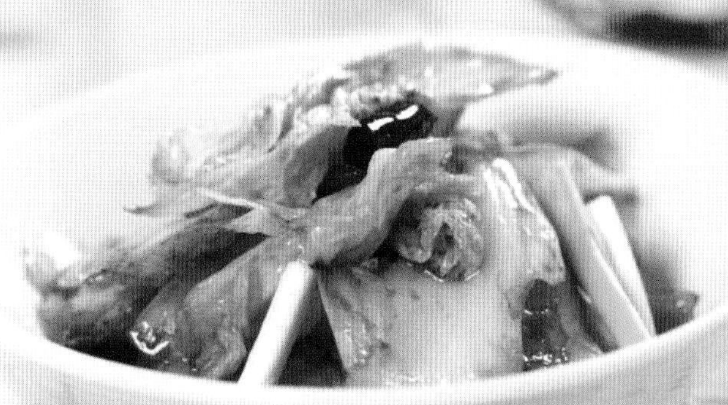

水——维持生命的营养成分

水，是生命之源，每一条鲜活的生命都离不开水。水是良好的溶剂，可以把营养物质输送到各个细胞。人体的血浆、淋巴液、脑脊液的主要组成部分就是水。孕妈妈在孕期对水的需求量更大，要及时补充水分，以保证自己和胎宝宝的健康。

主要功效

◆ 促进消化

水是人体内一切生理过程中不可或缺的介质，食物进入胃肠后，依靠消化器官分泌出的消化液来消化食物，比如唾液、胃液、胰液、肠液、胆汁等。

◆ 滋润身体

水的黏度小，可使体内摩擦部位润滑，人体内关节、韧带、肌肉、黏膜等的活动，都由水作为润滑剂。

◆ 排毒

水有重要的稀释功能，身体在排泄水的同时可将体内代谢废物、毒物及多余药物等一并排出体外，促进身体的健康。

营养失衡的危害

◆ 对孕妈妈的影响

孕妈妈饮水不足，会导致体内代谢失调，甚至引起代谢紊乱。另外孕妈妈体内水量不足，可能会导致大便干燥、硬结，引发或加重痔疮。但是孕妈妈饮水也不宜过多，尤其是孕晚期饮水过多，会加重水肿症状。

◆ 对胎宝宝的影响

孕妈妈缺少水，可能导致羊水过少，影响胎宝宝的健康发育，情况最为严重的还可能危及胎宝宝的生命。

专家推荐日摄入量

孕妈妈适宜每天喝6～8杯水，其中不含食物内含水量，如粥、汤等流体食物中的水分。

黄金搭配

水对孕妈妈来说至关重要，每日除了饮用白开水外，还可搭配汤、粥等水分含量高的食物，能满足机体对水的总需求量。

食物来源

生菜、油菜、西红柿、西瓜、梨、苹果、菠萝、各类蔬果汁、白开水、汤类。

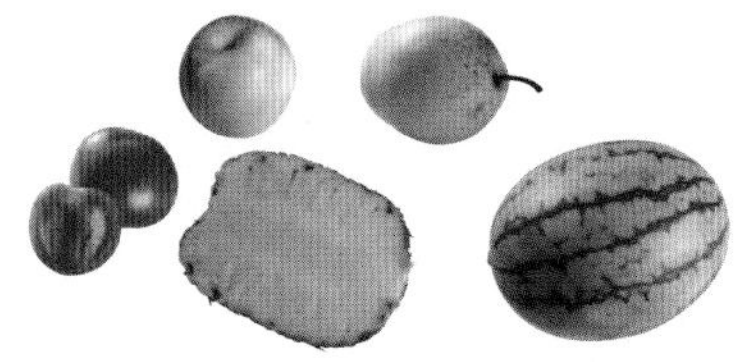

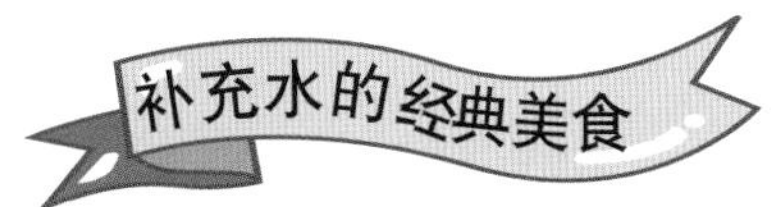

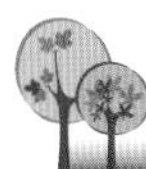

鲜姜菠萝苹果汁

原料 生姜50克，苹果2个，菠萝1个。

调料 水适量。

做法

1. 生姜洗净，切成小块；苹果洗净，去核，切小块；菠萝去皮，去芯，切块。
2. 将所有原料放入榨汁机榨汁，即可。

功效 孕妈妈饮用此汁可以开胃、缓解腹痛、预防感冒、润肠通便。

最佳搭配 面包片、小馒头、饼干。

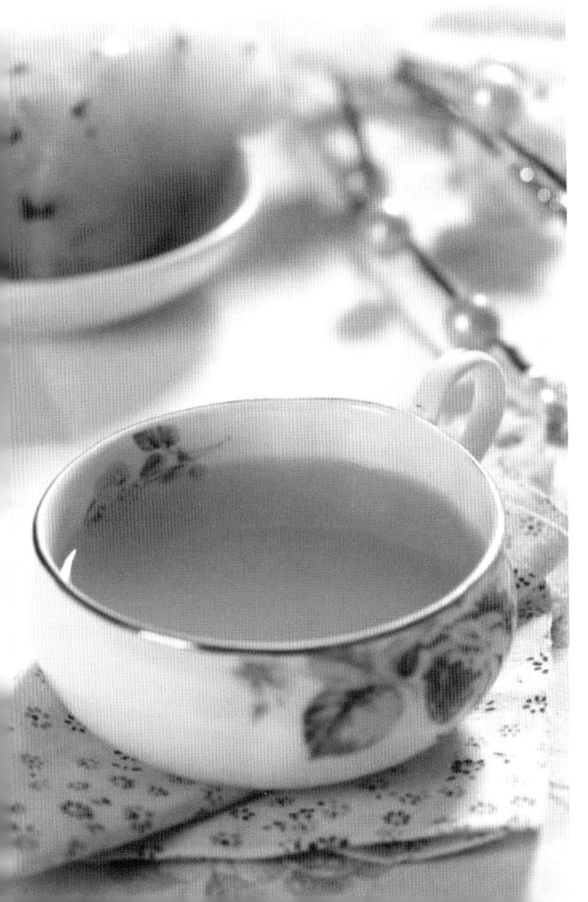

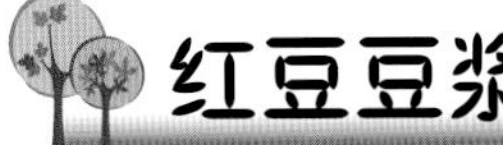

红豆豆浆

原料 红豆200克。

做法

1. 红豆洗净提前浸泡一夜。
2. 红豆放入榨汁机里面，加适量水，制作成豆浆，即可。

功效 孕妈妈孕期饮用此豆浆有健脾养胃、补虚润燥、清肺化痰、通淋利尿、益气补血的作用。

最佳搭配 面包片、南瓜饼、肉饼。

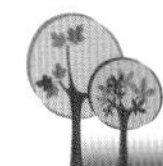

山药鸡汤

原料 母鸡1只，山药200克，生姜3片，细香葱2棵。

调料 枸杞子5粒，胡椒粉、盐适量。

做法

1. 母鸡洗净，切成块；山药洗净，切成滚刀块。
2. 油锅烧热，放入鸡块和姜片，翻炒至鸡块变色。
3. 锅内加适量开水，大火烧开，加入山药、枸杞子，小火慢煮2小时。
4. 加入盐、胡椒粉等调味，即可。

功效 孕妈妈食用此菜可以助消化、降血糖。

最佳搭配 烧饼、糙米饭、炒青菜。

第四章

孕期常见不适的营养改善法

人人都说“怀孕是幸福的”，此话不假，但幸福背后孕妈妈要承受着种种不适，如呕吐、失眠、便秘、水肿……为了提高幸福指数，孕妈妈可以通过合理饮食来改善孕期不适。

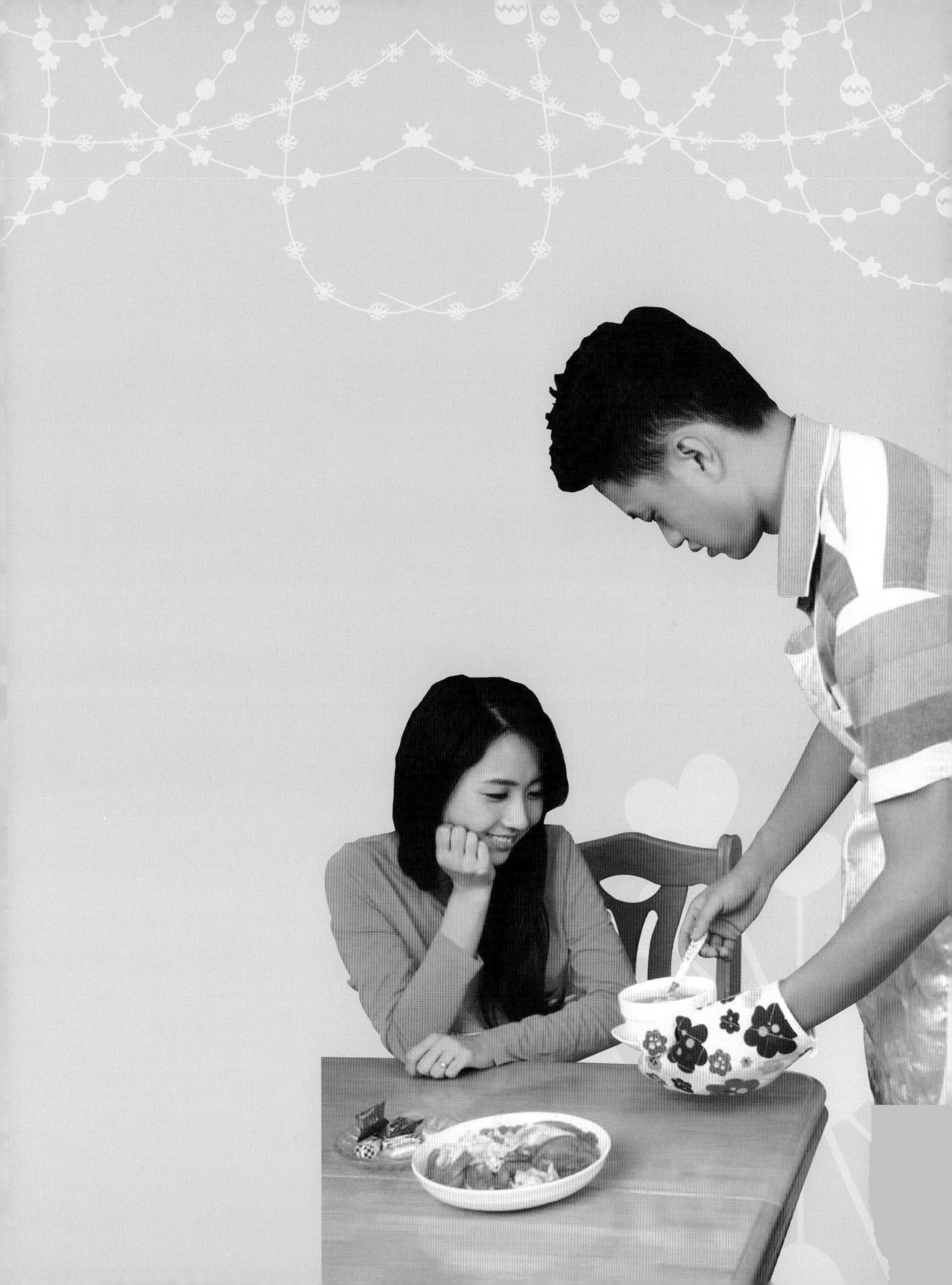

妊娠呕吐

对于大多数孕妈妈来说，妊娠反应是避免不了的，头昏、心慌、食欲缺乏都是小事，恶心、呕吐是最难过的一关。一般来说，孕期呕吐是在停经后40天左右出现，在怀孕12周以后症状逐渐减轻或消失。妊娠呕吐是一种早孕反应，情况较轻者对生活与工作的影响不大，不需要特殊治疗，只要饮食得当，适度休息即可。

不适带来的影响

◆ 对孕妈妈的影响

妊娠呕吐会让孕妈妈出现食欲缺乏、无心饮食等问题，随之而来的便是体重下降、气色不佳、容易疲劳。如果孕妈妈持续性严重呕吐，喝水都吐，以至不能进食、进水，孕妈妈只能消耗身体中原有的营养素来维持胎宝宝的生长发育，对健康极为不利。

◆ 对胎宝宝的影响

妊娠呕吐一般出现在孕早期，此时是胚胎形成的时期，对营养素的需求量不是特别多，只要孕妈妈的妊娠呕吐不是特别严重，每天适量吃一些食物，对胎宝宝的影响并不会太大。

饮食改善法

孕妈妈的饮食要清淡可口、富有营养、容易消化。每次进餐，不一定吃太多，要少食多餐，多喝水，多吃富含维生素的蔬菜和水果，最好少吃辛辣、温热、甜腻、刺激性强的食物。孕妈妈在妊娠呕吐时根据自身喜好进食，不必强迫自己多吃“有营养的”“对身体有好处的”食物，否则更容易引发呕吐等不适。

推荐食材

糯米、白萝卜、冬瓜、土豆、南瓜、莲藕、黄瓜、苹果、柠檬、甘蔗、柚子、橙子、鱼、海虾、海苔、牛奶等。

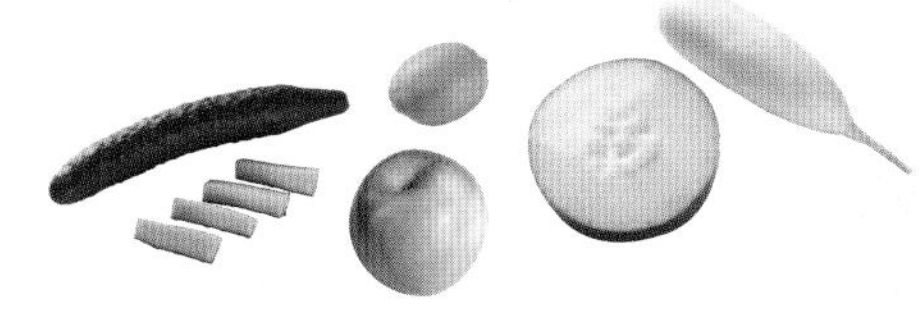

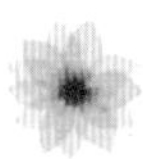

缓解不适美食推荐

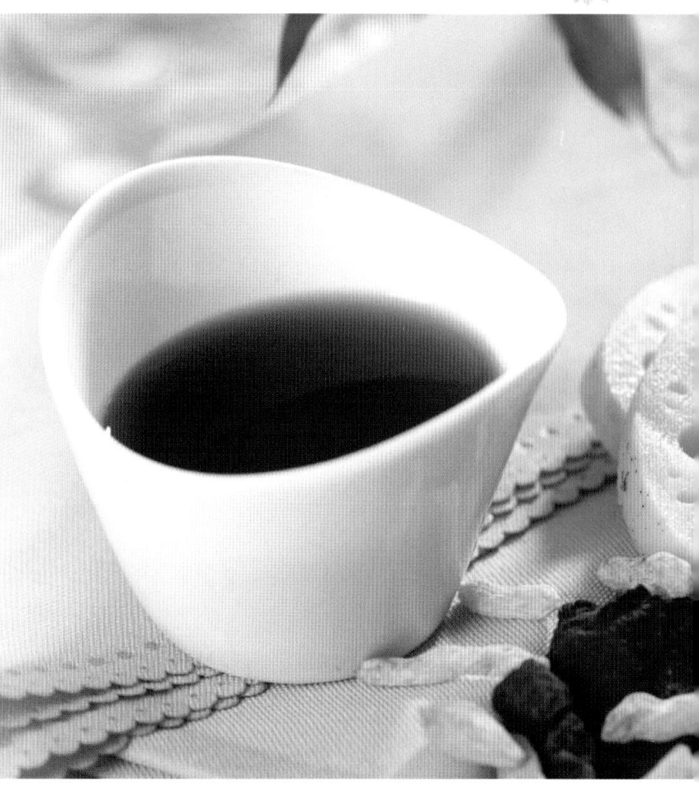

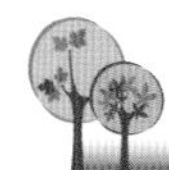

黄瓜拌莲藕

原料 黄瓜300克，莲藕100克。

调料 大蒜3瓣，盐、白糖、鸡精各适量，香油、陈醋各1小匙，芝麻少许。

做法

1. 莲藕去皮，洗净，切成小丁；黄瓜洗净，切成小块；大蒜捣成蒜泥。
2. 将莲藕放入开水中焯一下，捞出沥干。
3. 把黄瓜、莲藕和蒜泥混合，加入盐、白糖、鸡精和陈醋，拌匀，淋上香油，撒上芝麻，即可。

功效 孕妈妈在妊娠呕吐期多吃此菜，可以开胃爽口、滋补强壮、平衡营养。

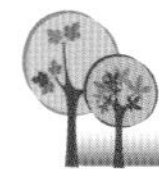

白萝卜梨汤

原料 白萝卜300克，雪梨1个。

调料 冰糖适量。

做法

1. 白萝卜去皮，切片；雪梨洗净，去核，切片。
2. 白萝卜片、雪梨片一起放入锅里，加入适量清水和冰糖煮20分钟，即可。

功效 孕妈妈在孕期呕吐时喝一些白萝卜梨汤有利于开胃口、强健身体。

三汁汤

原料 莲藕200克，麦门冬10克，生地黄15克。

调料 盐适量。

做法

1. 将莲藕、麦门冬、生地黄洗净，切碎。
2. 锅内加适量清水，放入所有原料，大火煮开转小火，炖煮40分钟。
3. 加适量盐调味，去渣取汁，即可。

功效 孕妈妈进食少，频繁呕吐，反胃呃逆时可以吃此汤，养阴清热，和胃止吐。

孕期腹胀

孕妈妈在孕期最为关心、关注的就是自己的肚子，孕妈妈在孕中晚期极容易产生腹胀，其中一个原因是随着子宫内胎宝宝一天天长大，子宫也逐渐增大，挤压肠胃，影响食物及气体的正常排出；另一个原因就是孕妈妈在孕期活动量较少，进食高蛋白、高脂肪的食物相对多一些，胃肠蠕动减弱，容易便秘，从而加重腹胀。对此孕妈妈无须担心，调节饮食、适当增加活动量，孕期腹胀可以得到一定的改善。

不适带来的影响

◆ 对孕妈妈的影响

怀孕初期的孕妈妈一般不会腹胀，只是肚子不大舒服而已，如果有腹胀，并且有出血现象，就极有可能会引起流产。孕中晚期孕妈妈的腹胀常为多见，一般不会有较大影响，如果感觉腹胀异常，早产的风险增大，就应尽快去医院进行检查。

◆ 对胎宝宝的影响

只是子宫压迫内脏、便秘引起的孕期腹胀对胎宝宝的影响不太大，但是要是其他病理性因素引起的病症伴发腹胀，将可能引起流产、早产、胎盘早剥等，严重危及胎宝宝的生命安全。

饮食改善法

孕妈妈要尽量多食用一些富含维生素B_1的食物，可以帮助孕妈妈消除食滞食胀，减轻腹胀。少吃或不吃易产生“气”的食物，如黄豆、土豆、韭菜等。

推荐食材

糙米、白萝卜、冬瓜、莲藕、黄瓜、豇豆、苹果、柠檬、甘蔗、柚子、瘦肉、猪肝、猪肾等。

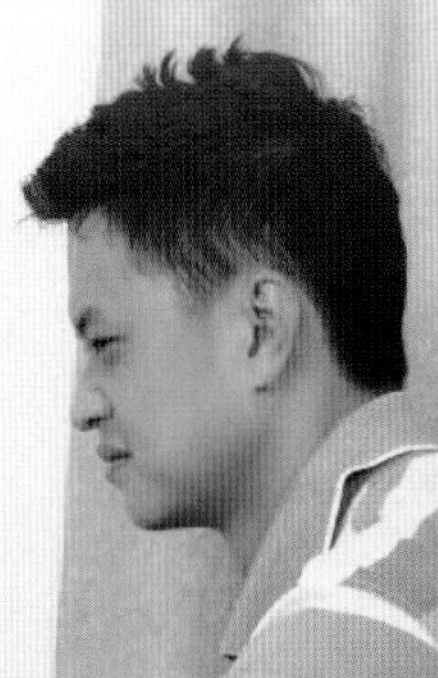

营养师小叮咛

孕妈妈如果喝牛奶也会产生胀气，可以将鲜奶换成酸奶，这样可以减少胀气的产生。

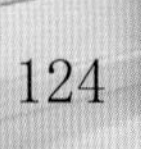

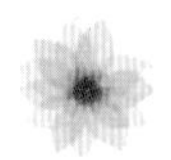

缓解不适美食推荐

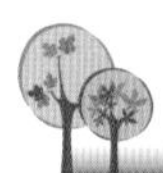

白萝卜汤

原料 白萝卜200克。

调料 盐适量。

做法

1. 白萝卜洗净，切细丝，在开水中焯一下，捞出沥干，备用。
2. 锅内加适量清水，水开后放入白萝卜丝，煮熟后加盐调味，即可。

功效 煮熟的白萝卜具有促进消化、增强食欲、排气的作用，对于改善孕期胀气很有帮助。

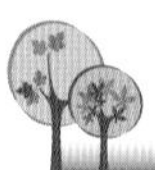

紫苏姜茶

原料 生姜、紫苏叶适量。

做法

1. 生姜洗净，切丝，备用。
2. 取锅，放入适量水，再放入姜丝、紫苏叶煮约5分钟，将汤汁过滤后即可饮用。

功效 紫苏是一种调味品，具有解毒、理气除胀的作用。孕期腹胀的孕妈妈，不妨适当吃些。

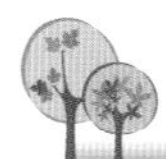

蒜蓉麻酱拌豇豆

原料 豇豆250克。

调料 蒜1头，盐适量，麻酱1大匙。

做法

1. 先将豇豆洗净，切成段，放入开水中汆烫熟，捞出沥干水分装盘。
2. 麻酱用凉开水稀释后与盐混合均匀，倒在豇豆上。
3. 大蒜去皮洗净，捣成蒜蓉放入豇豆中，拌匀即可食用。

功效 豇豆中含多种膳食纤维，有帮助消化的作用，对食滞腹胀者尤为适宜。孕妈妈因积食引发腹胀时，不妨常吃此菜。

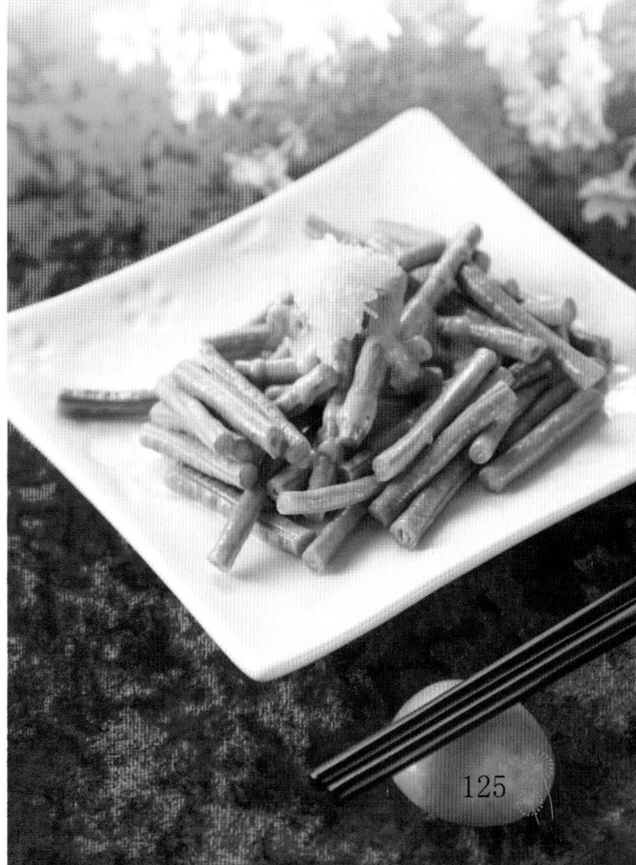

孕期失眠

为什么大多数孕妈妈会受失眠所扰呢？其中的原因非常多，主要是以下几点：第一，受怀孕影响，体内激素变化会令孕妈妈变得非常敏感，出现忧郁、失眠现象；第二，随着孕月的增大，孕妈妈的子宫也在不断膨大，膀胱受到压迫会出现尿频现象，这是导致失眠的一个重要原因；第三，到了妊娠后期，许多孕妈妈会出现小腿抽筋的问题，同样会影响睡眠质量。

不适带来的影响

◆ 对孕妈妈的影响

孕妈妈长期失眠，身体各项器官处于长时间工作状态，由此可能会引起面色无光、皮肤晦暗、干涩、色斑、皱纹增多，而且还容易导致身体免疫力下降，对各种疾病的抵抗力减弱，诱发高血压、糖尿病、肥胖、心脏病等的可能性增大。

◆ 对胎宝宝的影响

孕妈妈长期失眠，对胎宝宝的健康将是一大挑战。上文已讲，孕妈妈长期失眠会导致抵抗力下降，易诱发各种疾病，这对胎宝宝的健康没有任何好处。

饮食改善法

有失眠问题的孕妈妈可在饮食上加以调整，做到均衡摄取营养、不偏食挑食，及时补充钙质，避免因缺钙导致腿部抽筋而诱发失眠。平时可多吃些具有静心安神作用的食物。

孕妈妈要少吃易导致胀气的食物，如豆类、洋葱、土豆、红薯、芋头、玉米、甜点等。睡前禁止食用辛辣刺激性食物。该类食物容易导致胃部灼热及消化不良，从而影响睡眠；晚饭避免食用过于油腻的食物，这类食物会加重胃肠、肝胆负担，刺激神经中枢，导致失眠。

推荐食材

花生、莴笋、南瓜、菜花、香蕉、猪心、鸡肝、牛奶、菊花、蜂蜜、杏仁、百合、亚麻籽等。

失眠是困扰孕妈妈的一大问题。

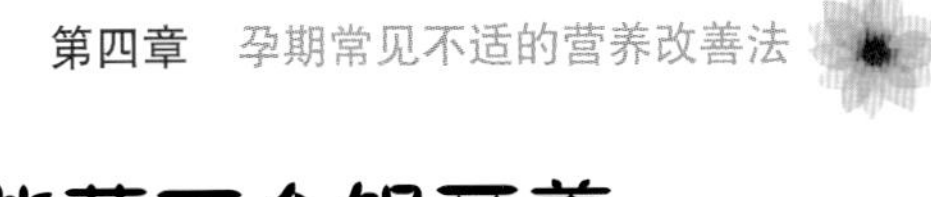

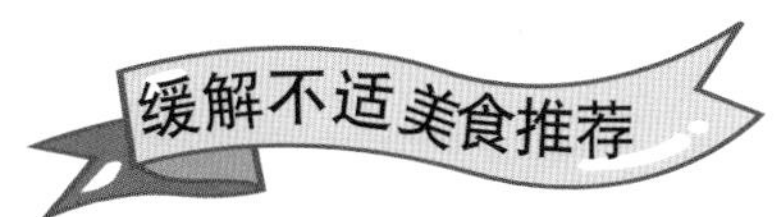

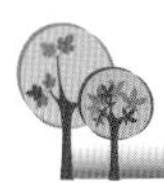

猪心红枣汤

原料 猪心500克，红枣20克。

调料 盐、料酒各适量。

做法

1. 去除猪心附着物，洗净，切片；红枣洗净，去核。
2. 红枣、盐、料酒一同放入锅中，加适量水，大火烧开。
3. 放入猪心片，用小火煮30分钟，即可。

功效 此汤味道鲜美，营养丰富，孕妈妈食用有助于改善失眠、健忘、盗汗等症状。

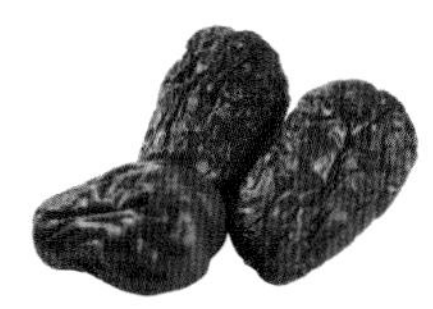

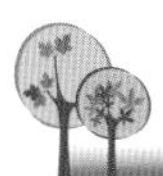

菊花茶

原料 干菊花5克。

调料 冰糖适量。

做法

1. 干菊花用温水洗净，放入玻璃水杯内。
2. 倒入适量开水，加冰糖调味，即可。

功效 孕妈妈适量饮用菊花茶可以清热去火、宁神静思，帮助入眠。

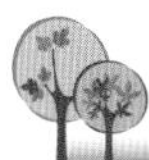

紫薯百合银耳羹

原料 紫薯100克，百合50克，银耳10克。

调料 冰糖适量。

做法

1. 紫薯去皮，洗净，切成小丁；百合掰成小瓣，洗净；银耳用冷水泡发，撕成小块。
2. 砂锅内加足量的水，放入银耳大火煮开后转小火煮2小时。
3. 加入百合、紫薯以及适量冰糖，煮5分钟左右，即可。

功效 此汤可以防癌、润肠通便、清热去火、安神，非常适合有失眠困扰的孕妈妈食用。

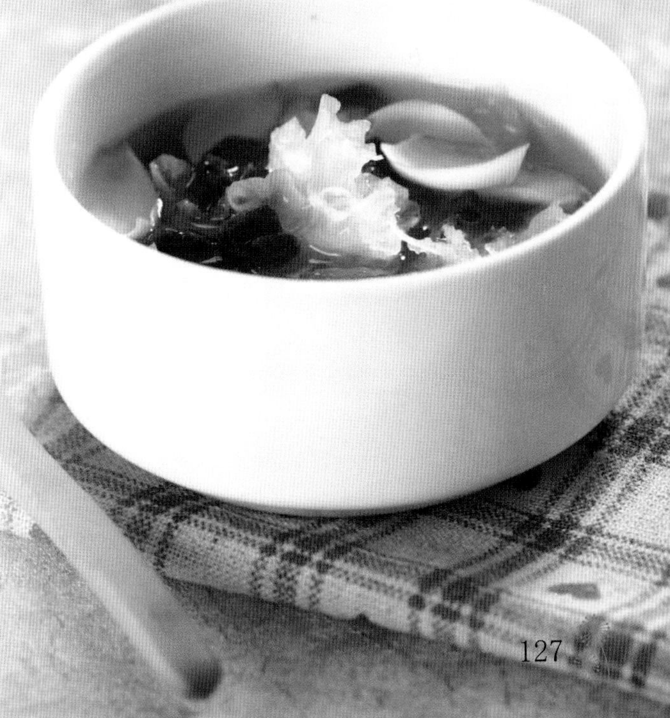

孕期便秘

便秘是孕期最易出现的问题，并且会在整个孕期困扰着孕妈妈。怀孕后，孕妈妈的体内分泌大量的雌激素，该物质可引起胃肠道肌张力减弱、肠蠕动减慢，由此而出现便秘问题。随着孕月的增大，特别是到了孕晚期胎宝宝抬头入盆后，不断增大的子宫压迫胃肠道，尤其是直肠受到机械性压力越来越明显，常出现便秘问题，还诱发痔疮。除此之外，为了给胎宝宝提供大量的营养，孕妈妈会摄入许多高蛋白、高脂肪类食物，若运动量不足、蔬果摄入量不够，很容易使胃肠道因缺乏充足的膳食纤维而降低工作效率，因此诱发便秘。

不适带来的影响

◆ 对孕妈妈的影响

便秘对孕妈妈的直接影响是导致毒素滞留体内，不能及时排出，使机体新陈代谢紊乱、内分泌失调，从而出现皮肤色素沉着、瘙痒、面色无华、毛发枯干，并产生斑点等。孕期便秘会增加排便难度，极易使得孕妈妈患上痔疮，影响其身体健康。便秘严重时还会引发肠梗阻，诱发出血。

◆ 对胎宝宝的影响

孕妈妈如果长期便秘，体内积累太多毒素，这类有害物质会通过胎盘进入胎宝宝体内，影响胎宝宝的健康，严重时还会引起胎宝宝中毒。

饮食改善法

孕妈妈应养成良好的生活习惯并保证合理饮食，才能有效改善便秘问题。首先我们先从生活习惯上说，孕妈妈要养成定时如厕的好习惯，最好在每天晨起或早餐后如厕，平时有便意时及时如厕，避免憋便。管理好自己的饮食，食物不能过精过细，多吃粗粮及膳食纤维含量多的蔬菜水果。另外，补水也是预防及缓解便秘的重要一环。孕妈妈平时要多喝水、喝汤，保证体内的水分充足。再次就是要求孕妈妈要管好自己的嘴了，避免食用辛辣刺激性食物，如辣椒、芥末、咖喱等热性食物，此类食物容易消耗体内水分，诱发或加重便秘。

推荐食材

大米、糙米、燕麦、芹菜、菠菜、生菜、油菜、白菜、胡萝卜、南瓜、冬瓜、红薯、香蕉、苹果、草莓、猕猴桃、梨、海带、蜂蜜等。

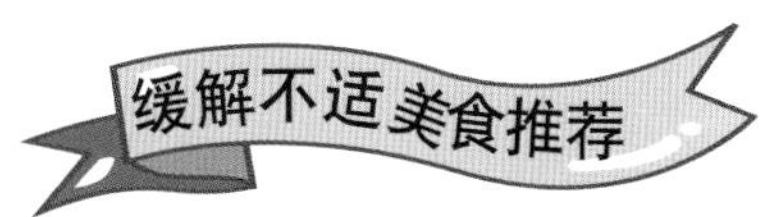

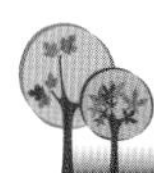

橙汁冬瓜球

原料 冬瓜500克，橙汁350毫升。

调料 盐、白糖、白醋各适量。

做法

1. 冬瓜洗净，去皮，去瓤，挖成一个个半球形。
2. 煮滚一锅清水，将冬瓜球倒入锅中，煮熟后捞出，浸入冰水中迅速冷却，捞出沥水备用。
3. 锅中保留约3汤匙煮冬瓜的水，将白糖、白醋、盐倒入水中煮滚，熄火摊凉。
4. 将橙汁倒入锅中，与糖醋汁水搅匀；将冬瓜球放入保鲜盒中，将混合的橙汁倒入浸没冬瓜球，加盖密封后放入冰箱冷藏，即可。

功效 冬瓜含有丰富的膳食纤维，孕妈妈食用此菜可以帮助排便，防止便秘。

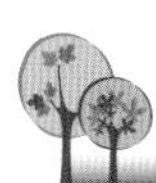

蜂蜜柚子茶

原料 柚子一个。

调料 蜂蜜、冰糖、盐各适量。

做法

1. 把柚子涂抹上一层盐刷洗，取出柚子肉，撕成小块；柚子皮削下后将一半切成大约3厘米长、粗细1毫米左右的细丝，放到盐水里腌1小时。
2. 把腌好的柚子皮放入清水中，用中火煮10分钟，变软脱去苦味。
3. 将处理好的柚子皮和果肉放入干净无油的锅中，加一小碗清水和冰糖，用中小火熬1个小时，熬至黏稠，柚皮金黄透亮。
4. 放凉后加入适量蜂蜜，搅拌均匀，饮用时取适量的柚子茶加温水冲泡，即可。

功效 此茶清香可口、润肠通便，孕妈妈适量饮用可以缓解便秘，还可以美白祛斑。

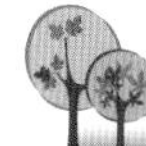

红薯燕麦粥

原料 燕麦片100克，红薯300克，大米25克，小米25克。

做法

1. 红薯去皮，洗净，切块；燕麦洗净，提前泡2小时。
2. 锅内加适量清水，大火烧开，放入燕麦，煮至七分熟。
3. 依次放入大米、小米和红薯，煮熟即可。

功效 孕妈妈食用此粥可以起到美白美容、消食、通便、强身健体的功效。

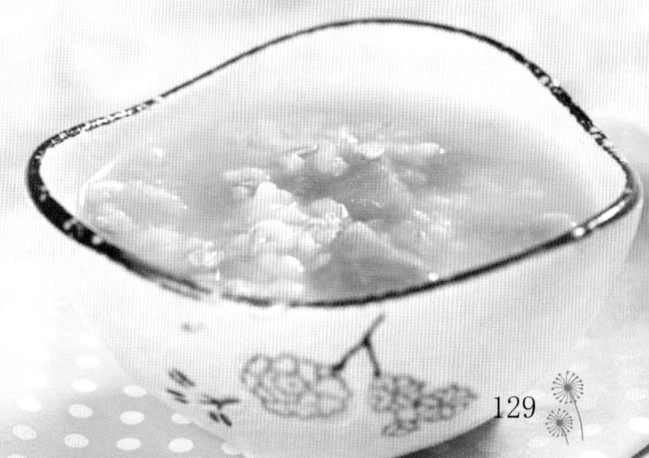

孕期贫血

贫血分为很多种，其中以缺铁性贫血较为多见。对于孕妈妈来说，真可谓是“一人吃两人补”，随着孕月的增大，孕妈妈及胎宝宝对铁的需求量不断加大，而铁是制造血红蛋白的基本元素，含有血红蛋白的红细胞能把氧气运送到身体的其他细胞。孕妈妈需要更多的铁来为额外增加的血液量合成血红蛋白。另外，孕妈妈还要调动一部分体内的铁来满足胎盘的需要。

不适带来的影响

◆ 对孕妈妈的影响

孕妈妈贫血会出现头晕、目眩、脸色苍白、耳鸣、失眠、皮肤粗糙、抵抗力下降等问题，严重影响着孕妈妈的健康。若贫血严重还可造成身体虚弱，使生产时子宫收缩无力、产程延长，给自身和胎宝宝的生命健康造成极大的威胁。

◆ 对胎宝宝的影响

孕妈妈贫血会影响胎宝宝的生长发育，比如脑细胞、肢体发育不良。孕妈妈贫血还会提高早产的发生率，即使胎宝宝足月出生，也可能体重不足、先天缺乏，以后体弱多病。

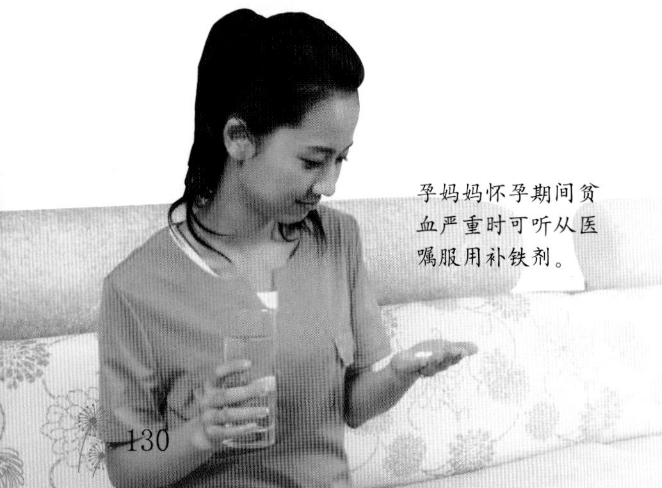
孕妈妈怀孕期间贫血严重时可听从医嘱服用补铁剂。

饮食改善法

改善缺铁性贫血最直接的方法是多吃含铁量丰富的食物，尽量少喝茶，以免影响人体对铁的吸收率。烹调蔬菜的时候，可以先用焯水的方式去除一些干扰铁吸收的物质，比如植酸、草酸等。做菜的时候也尽量多采用铁制炊具进行烹制。

维生素C可以促进铁质的吸收和利用。因此，建议有贫血问题的孕妈妈多多摄入维生素C含量丰富的食物，如橙子、绿色蔬菜等。

众所周知，叶酸是预防胎宝宝视神经管畸形的重要物质，备孕期就应该开始补充。其实，叶酸还有抗贫血的功能，孕妈妈应注意补充。对于严重性贫血的孕妈妈，可在医生的指导下服用铁剂。

推荐食材

南瓜、芥菜、胡萝卜、芹菜、西红柿、黄瓜、豌豆、菠菜、柠檬、柚子、葡萄、橙子、杧果、红枣、动物肝脏、牛肉、蛋类以及豆制品、阿胶等。

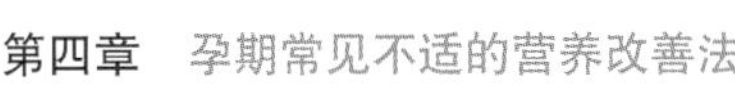

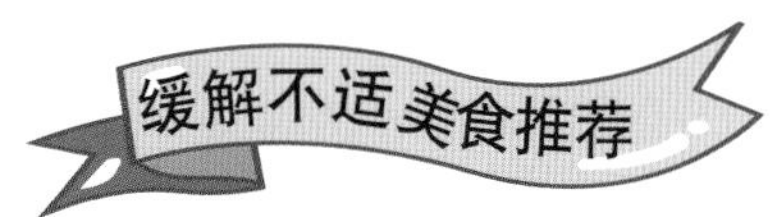

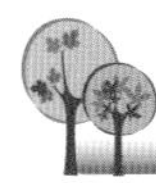

黄瓜炒猪肝

原料 黄瓜100克，猪肝200克。

调料 葱末、姜末、蒜末各适量，盐、白糖各少许，水淀粉1大匙。

做法

1. 猪肝洗净，切成薄片，用适量水淀粉、盐拌匀；黄瓜洗净，切片。
2. 油锅烧热，下入猪肝片，炒散，八分熟时捞出沥油。
3. 锅洗净，加油，放入葱末、姜末、蒜末，炒香，加入黄瓜片稍炒，倒入猪肝，放入适量盐、白糖调味，最后用水淀粉勾芡，即可。

功效 猪肝可以补铁、补血，孕妈妈常吃此菜，对改善贫血极有好处。

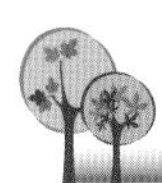

蜜制红枣焖南瓜

原料 南瓜500克，红枣10克，鲜百合10克。

调料 蜂蜜适量。

做法

1. 南瓜去皮去瓤，洗净，切大块；红枣洗净；鲜百合洗净。
2. 砂锅倒油，烧至五分热，放入南瓜块，煸炒，加入红枣后淋入蜂蜜。
3. 加少量水，小火焖制，焖至蜂蜜及水分基本吸收，南瓜变得软糯。
4. 加入鲜百合继续焖一两分钟，即可。

功效 南瓜、红枣和百合都可以补血养血，孕妈妈食用可以防治贫血。

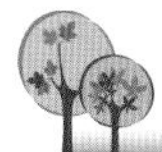

姜汁菠菜

原料 菠菜400克。

调料 盐、鸡精、酱油、生姜汁、香油各适量，醋1小匙。

做法

1. 菠菜洗净，切成三段，放入开水中焯2分钟，捞出，过凉水，沥干水分，备用。
2. 将准备好的菠菜放入容器中，依次加入盐、鸡精、生姜汁、酱油、醋、香油，拌均匀，即可。

功效 孕妈妈常吃此菜，可以活血生血，补充营养，增强体质。

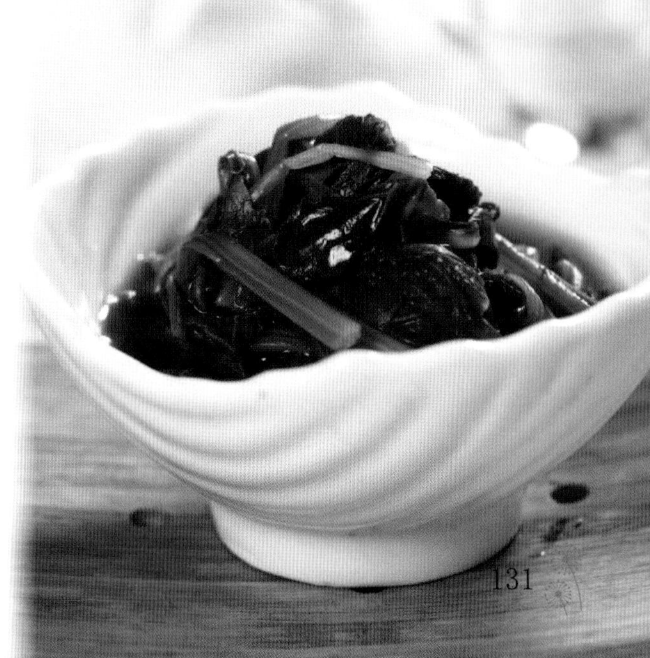

孕期水肿

所谓的孕期水肿是指大多数孕妈妈在怀孕期间，出现的手脚水肿现象。一般怀孕后期水肿情况较为常见。到了孕后期，子宫已大到一定程度，会压迫静脉影响血液回流，造成下肢水肿。另外，怀孕以后体内内分泌系统会发生变化，胎盘分泌的激素及肾上腺分泌的醛固酮增多，造成体内钠和水分滞留，从而导致水肿的出现。

不适带来的影响

◆ 对孕妈妈的影响

水肿会随着孕周的增加而变得更加明显，越接近预产期则越明显。水肿不会对孕妈妈的身体产生过多不利的影响，孕妈妈不必担心。但是如果水肿的同时还伴随高血压及蛋白尿，孕妈妈就要警惕自己是否患有妊娠高血压等疾病，必要时要及时就医。

◆ 对胎宝宝的影响

一般来说，孕妈妈在怀孕中后期出现水肿对胎宝宝的影响不大，但如果水肿并伴有其他疾病，不及时治疗就可能危及胎宝宝的健康。

饮食改善法

有水肿问题的孕妈妈，在饮食上可要注意了，可按照以下几点去做：

第一，适当增加高蛋白类食物的摄入，如豆类、蛋类、奶类、瘦肉类。

第二，有水肿问题的孕妈妈们，要低盐饮食，改掉重口味的饮食习惯。

第三，多吃蔬菜和水果，这类食物中含有人体必需的多种维生素和微量元素，具有解毒利尿等作用。

第四，多吃具有利尿作用的食物，这类食物可促进机体排出多余水分，改善水肿问题。

推荐食材

大米、糙米、冬瓜、洋葱、西红柿、茴香、芹菜、香菜、香菇、芦笋、大蒜、南瓜、火龙果、杨桃、红枣、黑枣、菠萝、柠檬、葡萄、虾、鸡肉、豆类及豆制品、鸡蛋、鸭蛋、鹌鹑蛋等。

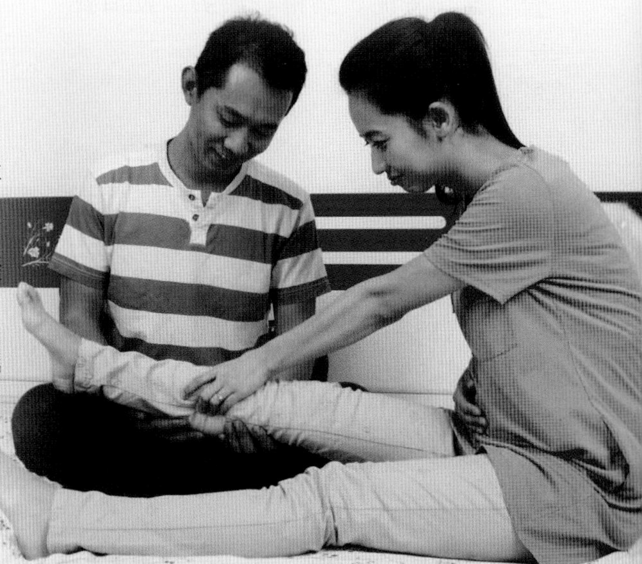

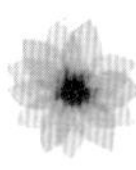

缓解不适美食推荐

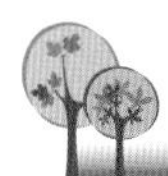

肉末蒸冬瓜

原料 冬瓜300克，猪肉馅50克。

调料 蒜末、盐、香油各适量。

做法

1. 肉馅中加入少许蒜末和盐腌5分钟。
2. 冬瓜洗净后去皮，切成厚片。
3. 将冬瓜片放入盘中铺平，将腌好的肉末铺在冬瓜上，放入蒸锅里，用中火蒸8分钟至冬瓜熟透。
4. 出锅滴上几滴香油，即可。

功效 冬瓜可以利尿消肿，孕妈妈常吃此菜可以帮助其消除水肿。

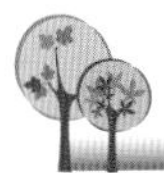

鸡肉南瓜泥

原料 南瓜400克，鸡脯肉100克。

调料 盐、蒜泥、鸡精、淡奶、黄油各适量。

做法

1. 南瓜去皮切成块，入蒸锅蒸至软烂，取出放入榨汁机中，加入淡奶搅拌成泥。
2. 鸡脯肉蒸熟后撕成丝。
3. 锅中加入黄油化开，放入蒜泥炒香，然后加入南瓜泥，放盐、鸡精，用小火搅拌到稠浓，撒上鸡丝，即可。

功效 孕妈妈食用此菜不仅可以消除水肿，还能润肠通便、增强体质。

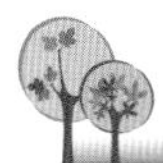

蒜香芦笋

原料 芦笋300克。

调料 大蒜5瓣，橄榄油、蚝油各适量。

做法

1. 芦笋洗净，切段，放入开水中焯熟，捞出沥干水分，放在盘中；大蒜洗净，捣成蒜蓉。
2. 油锅烧热，加入蒜蓉、蚝油拌炒，蒜蓉成黄金色即起锅，淋至芦笋上，即可。

功效 孕妈妈食用此菜不仅可以利尿、祛水肿，还可以预防癌症。

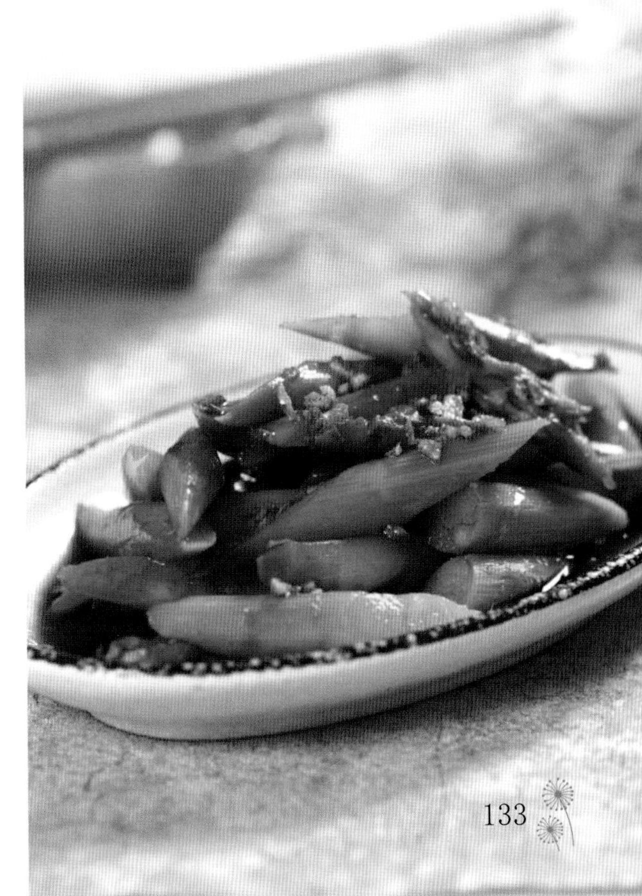

妊娠高血压综合征

妊娠期高血压综合征是孕妈妈在孕期内特有的疾病，包括妊娠期高血压、子痫前期、子痫、慢性高血压等。特别是高龄孕妈妈在孕20周以后，如果有高血压、水肿、体重突然上升等症状，就要小心妊娠期高血压综合征了。

不适带来的影响

◆ 对孕妈妈的影响

孕妈妈如果患有妊娠高血压综合征，情况较轻者容易出现水肿蔓延、头晕、失眠，严重的可能会出现抽搐昏迷、肾衰竭、全身性出血等严重疾病。不过，只要治疗及时，在胎宝宝出生后，孕妈妈就可以摆脱妊娠高血压综合征带来的困扰了。但是患有重度妊娠高血压综合征的孕妈妈不仅在孕期风险极大，胎宝宝出生后还容易遗留高血压、视力模糊等后遗症。

◆ 对胎宝宝的影响

如果孕妈妈患有妊娠高血压综合征，会影响胎宝宝对氧和营养物质的摄取，影响胎宝宝生长发育。可能出现早产、胎死宫内、死产以及胎盘早期剥离等问题。

患有妊娠高血压的孕妈妈，要把好“口关”，控制饮食。

饮食改善法

患有妊娠高血压综合征的孕妈妈们在饮食上要格外注意，合理、科学的饮食能预防及改善妊娠高血压综合征。具体要求为：

第一，控制盐摄入量。钠盐在某些内分泌激素的作用下，能加强各种升压物质的敏感性，加重高血压的病情。孕妈妈除了要注意菜肴中的盐摄入量，还要少吃甚至不吃腌制食品，如咸菜、豆腐乳、咸肉等这些含盐量较高的食品。

第二，忌吃辛辣刺激性食物。

第三，控制水分摄入量。

第四，多吃蔬果、补充蛋白质。

推荐食材

蘑菇、油菜、芹菜、生菜、山药、冬瓜、苹果、梨、桃子、杧果、鱼、虾、猪肝、鸡肝、鸡肉、鸭肉、黄豆、豆浆、豆腐、鸡蛋、鸭蛋、牛奶、奶酪、酸奶等。

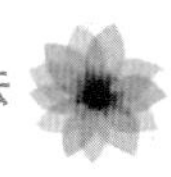

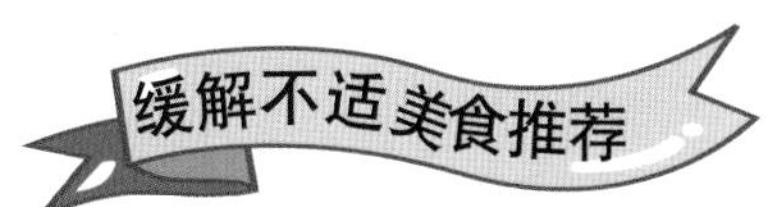

缓解不适美食推荐

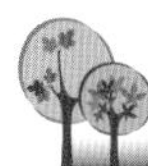

冬瓜大骨汤

原料 冬瓜200克，红椒1个。

调料 小葱2棵，盐、香油、胡椒粉各适量，大骨汤1大碗。

做法

1. 冬瓜去皮，洗净，切块；小葱、红椒洗净，切碎。
2. 大骨汤放入锅中，适度兑水，大火煮开，放冬瓜块、盐。
3. 冬瓜煮熟，放备好的葱花、红椒、胡椒粉、香油等调味，即可。

功效 孕妈妈食用此菜可以利尿、消肿、降血压。

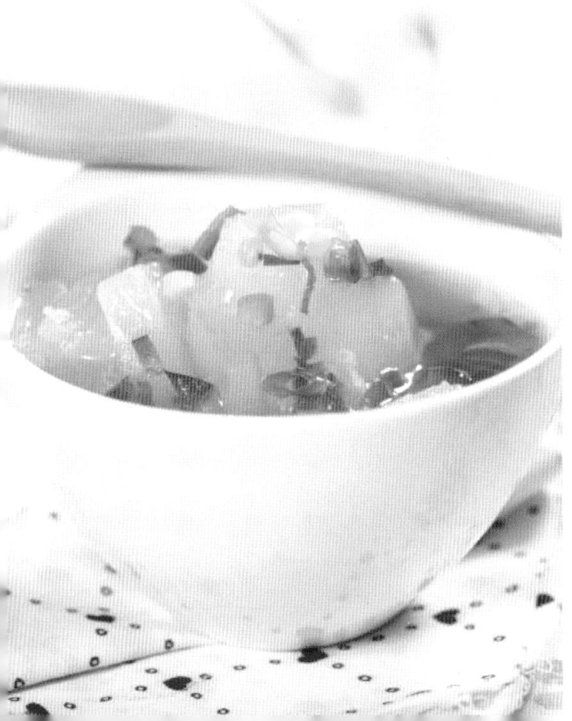

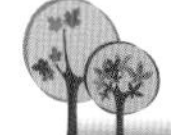

芹菜炒河虾

原料 河虾400克，芹菜100克。

调料 水淀粉1大匙，盐、蒜泥、鸡精各适量。

做法

1. 河虾剥壳洗净，沥干水分；芹菜洗净切块。
2. 油锅烧热，倒入河虾翻炒，炒熟盛出。
3. 芹菜下锅翻炒，5分钟后放入盐和鸡精。
4. 把河虾倒入锅中和芹菜一起煸炒，加入蒜末、水淀粉，拌匀即可。

功效 此菜营养丰富，孕妈妈食用可以降血压、强体质。

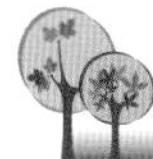

山药鳝鱼汤

原料 鳝鱼500克，山药200克，胡萝卜50克。

调料 姜片、蒜片、香菜段各适量，盐、胡椒粉、香油各少许。

做法

1. 鳝鱼宰杀洗净，切一字花刀再切段，放入开水中焯一下，捞出沥水。
2. 山药去皮洗净，放入开水中焯一下，捞出，沥水；胡萝卜洗净，去皮，切小块。
3. 油锅烧热，放入姜片、蒜片爆香，加入鳝段翻炒，倒入砂锅加开水煮上5分钟。
4. 加入胡萝卜和山药，煮10分钟，加入盐、胡椒粉调味，加入香菜段，出锅时淋入香油，即可。

功效 孕妈妈食用此菜有助于消除水肿、降血压，对改善妊娠高血压综合征有帮助。

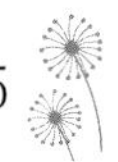

妊娠糖尿病

妊娠糖尿病包括妊娠合并糖尿病及妊娠期糖尿病，妊娠合并糖尿病指的是怀孕前母体已经患有糖尿病，而妊娠期糖尿病指的是孕妈妈在妊娠期才出现和发现的糖耐量异常。

不适带来的影响

◆ 对孕妈妈的影响

孕妈妈若血糖居高不下容易发生感染，加重糖尿病代谢紊乱，甚至诱发酮症酸中毒等急性并发症，更容易引发妊娠高血压综合征、羊水过多等症状。孕妈妈患有妊娠糖尿病会增大胎宝宝成为巨大儿的可能性，从而增加生产难度，比如难产、产道损伤、剖腹产概率增高。

◆ 对胎宝宝的影响

孕妈妈患有糖尿病，且血糖居高不下，胎宝宝长期处于高胰岛素血症环境中，会促进蛋白、脂肪合成和抑制脂解作用，导致躯干过度发育，成为巨大儿。此外，还容易发生流产和早产，畸形率也远远高于普通的胎宝宝。

饮食改善法

患有糖尿病的孕妈妈，在饮食上要格外注意：可多吃些绿色的蔬菜，五谷根茎类食物也是不错的选择，这类食物中膳食纤维含量较高，如燕麦片、全麦面包等；患有糖尿病的孕妈妈们食用水果时要特别注意了，如果想以水果补充营养，可选择含糖量低的草莓、猕猴桃；此外，孕期糖尿病患者还应少吃多餐，每天可吃5～6餐，减少主食的摄入量，多吃青菜，少吃淀粉含量高的食物，食物烹饪中避免油炸、煎、熏等方法，饮食清淡，不宜过咸过油；避免食用动物性脂肪油，如奶油、猪油、黄油等。

推荐食材

糙米、油菜、菠菜、生菜、菜花、莴笋、竹笋、芦笋、白菜、猕猴桃、草莓、豆腐等。

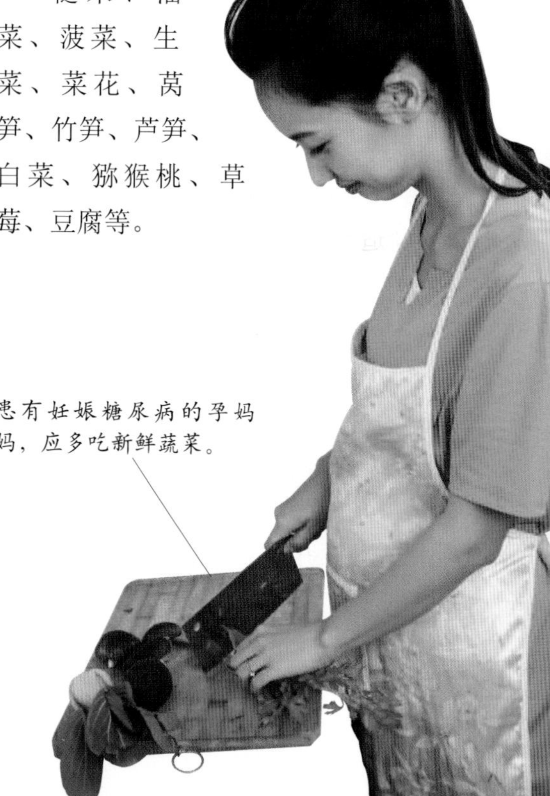

患有妊娠糖尿病的孕妈妈，应多吃新鲜蔬菜。

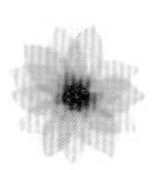

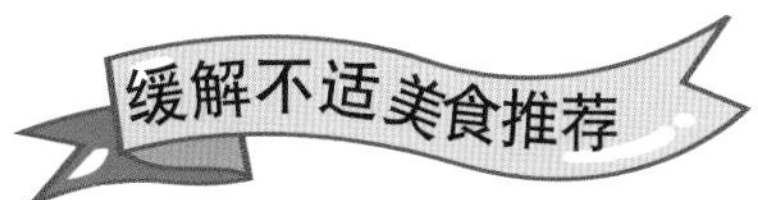

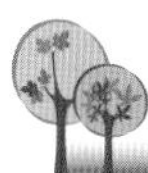

口蘑烧白菜

原料 口蘑50克，白菜250克。

调料 酱油、盐各适量。

做法

1. 温水浸泡口蘑，去蒂洗净，切片，留用第一次浸泡的水。
2. 白菜洗净，切成寸段。
3. 油锅烧热后，下白菜炒至半熟，再将口蘑、酱油、盐放入，并加入口蘑汤，盖上锅盖，烧至入味，即可。

功效 此菜低糖低热量，口味鲜香，孕妈妈食用可以改善糖尿病症状。

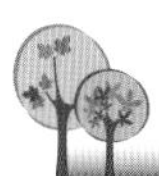

菠菜根粥

原料 鲜菠菜根250克，大米适量。

调料 盐适量。

做法

1. 将菠菜根洗净，氽烫后切碎。
2. 将菠菜根放入锅中，加入适量清水，煮半小时。
3. 加入淘净的大米，煮烂成粥，加盐调味即可。

功效 患有妊娠糖尿病的孕妈妈食用此粥，可以利五脏，止渴润肠。

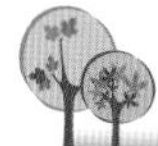

竹笋糙米粥

原料 鲜竹笋200克，糙米100克。

调料 盐、胡椒粉、香油各适量。

做法

1. 将鲜竹笋脱皮，洗净，切片；糙米提前用清水浸泡6小时。
2. 将糙米放入锅内，加入适量清水和竹笋片，煮成粥，加盐、胡椒粉，香油调味即可。

功效 此粥可以清热、宣肺、利湿，患有妊娠糖尿病的孕妈妈可以适当多吃。

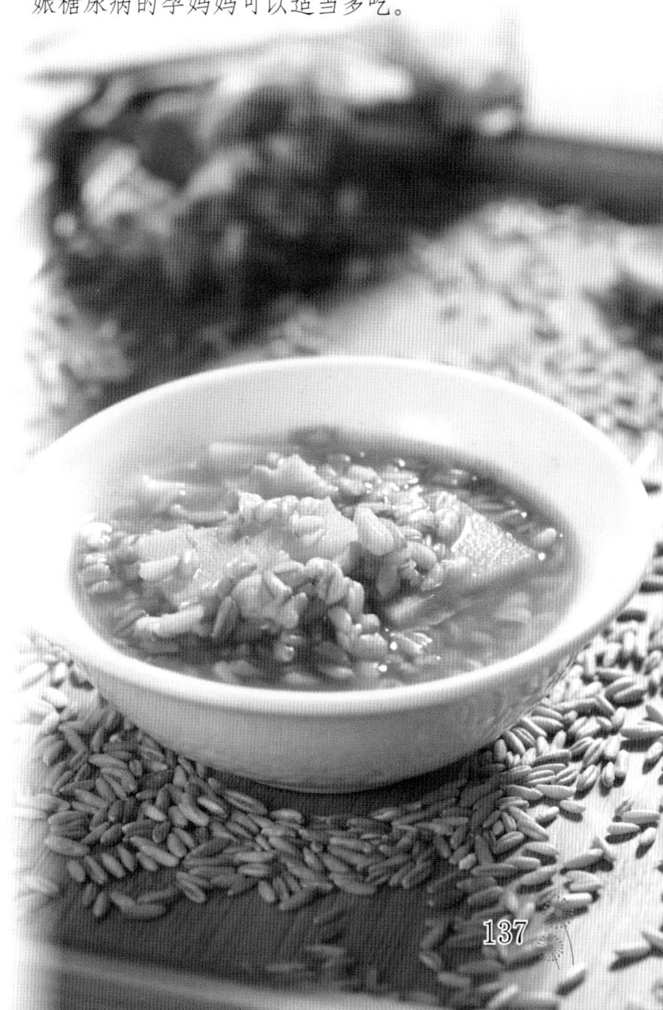

第五章

孕期必备的营养食材

怀孕，对孕妈妈来说是一段艰辛的路程，对胎宝宝来说是生命的开始。既然怀孕对母子双方如此重要，那么怎样才能让孕妈妈平安度过整个孕期呢？补充营养似乎是最佳答案。那么，对孕妈妈来说吃什么才是对母子双方最佳的营养保障呢？其实，并不需要吃多少山珍海味，也不需要精做细烩，只要把普通的食物吃好、吃巧就能达到目的。萝卜、白菜、苹果、香蕉……普通也随处可见，但是营养却十分丰富，孕妈妈要了解这些普通食材的特性，有针对性地进行加工，才能让这些小食材发挥出大的营养功效。

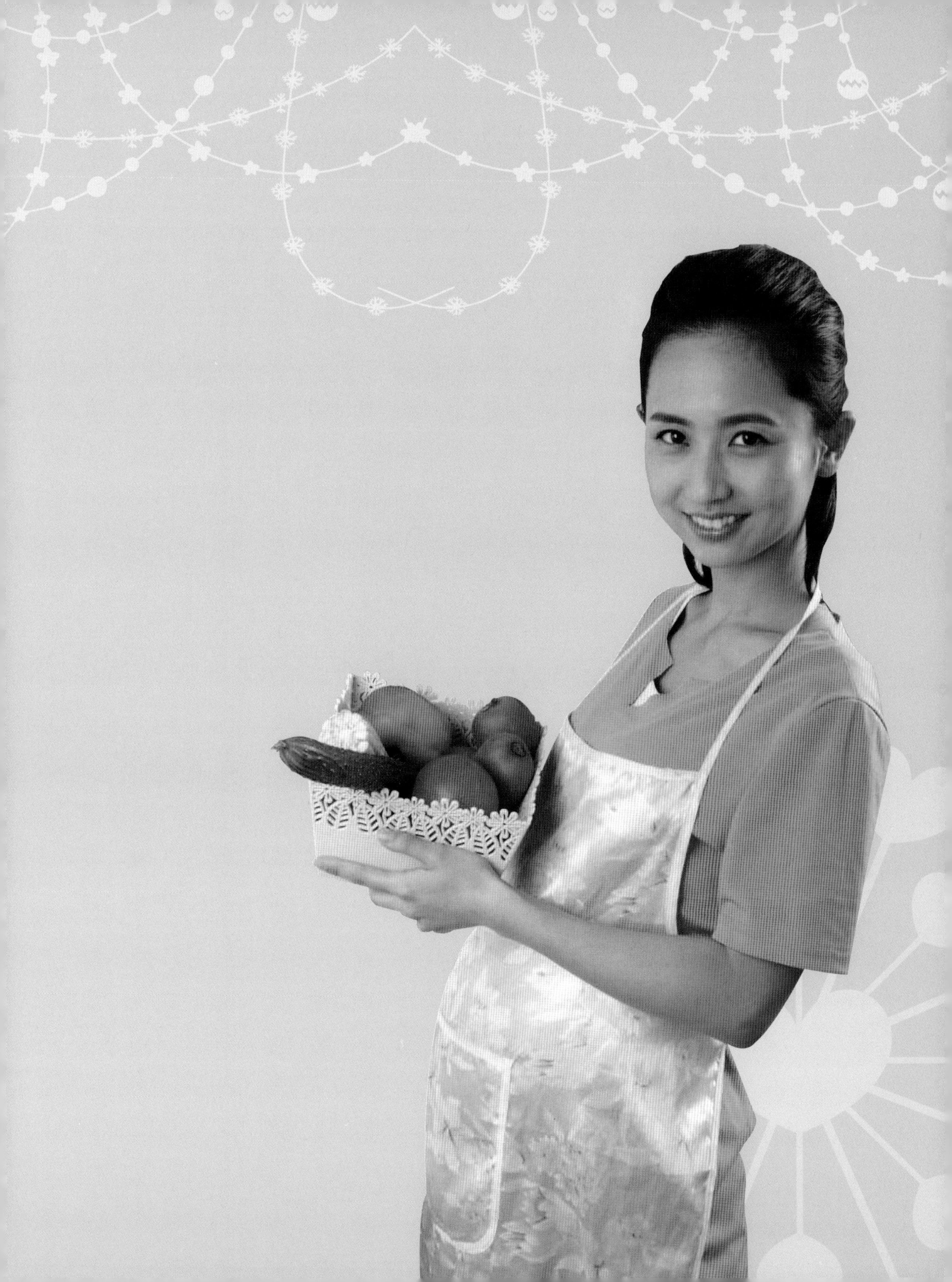

白萝卜

缓解孕期腹胀、腹痛

别名： 萝卜、莱菔、芦菔、土酥、温菘、秦菘。

性味： 性平，味辛、甘。

归经： 归脾、肺、胃、大肠经。

功效： 下气、消食、除疾润肺、解毒生津利尿通便等。

小食材大营养

白萝卜是一种常见的蔬菜，营养极其丰富。白萝卜中含有丰富的维生素A、维生素C等维生素，以及芥子油、膳食纤维，富有多种功效。白萝卜中还含有木质素、多种酶，具有防癌作用。另外，白萝卜含钙丰富，是人体补充钙的最佳来源之一。

白萝卜可以说全身都是宝，不同的部位有不同的营养，也有不同的烹调方法。白萝卜顶部维生素C含量最高，适宜切丝、条，快速烹制；中段含糖量较高，质地较为脆嫩，用来凉拌最好；白萝卜的尾部，即接近柄部有些辛辣味，可以削皮直接生吃。

孕期食补功效

◆ 消食化积

白萝卜含有芥子油成分，能促进胃肠蠕动，增强食欲，帮助消化，孕妈妈可适当多吃些。

◆ 降血脂

白萝卜能降血脂，软化血管，稳定血压，孕妈妈经常适量食用，可有效预防及改善妊娠高血压综合征。

◆ 美肤亮肤

白萝卜可以让人白净肌细，孕妈妈可适当多吃些。

◆ 宽肠通便

白萝卜含有丰富的膳食纤维和水分，进入人体后能够起到宽肠通便的作用，孕妈妈在孕期极容易便秘，多食用白萝卜可以改善便秘的情况。

食补小提示

白萝卜性偏寒凉，有先兆流产、子宫脱垂等症状的孕妈妈最好不要吃。白萝卜生吃味道辛辣，对于讨厌辣味的孕妈妈来说可将白萝卜煮熟后再食用。另外，要想让白萝卜的功效发挥到极致，还要注意选购这一环节，尽量购买根形圆整、表皮光滑、颜色自然泛白的，那些皮色有半透明斑块、萝卜体上有磕伤、颜色发黑者不宜购买，这类萝卜很可能是受冻的或者是没有储存好的，基本已经失去了食用价值。

营养美食推荐

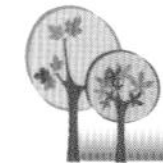

白萝卜炖虾

原料 对虾200克，白萝卜300克，香菜3棵。

调料 香葱2棵，生姜2片，大蒜2瓣，盐、酱油各适量，鸡汤少许。

做法

1. 白萝卜洗净，去皮切丝；对虾去虾线虾须，洗净；香葱、香菜洗净，切段，大蒜洗净，切片。
2. 油锅烧热，放入葱姜蒜爆香，放入虾，翻炒，虾颜色略变红，下白萝卜丝，翻炒，加酱油、盐调味。
3. 加一碗鸡汤，加锅盖炖5分钟，萝卜丝变软，加入香菜段，即可。

功效 此菜可以安神、养胃、消食、强身健体，适合孕妈妈食用。

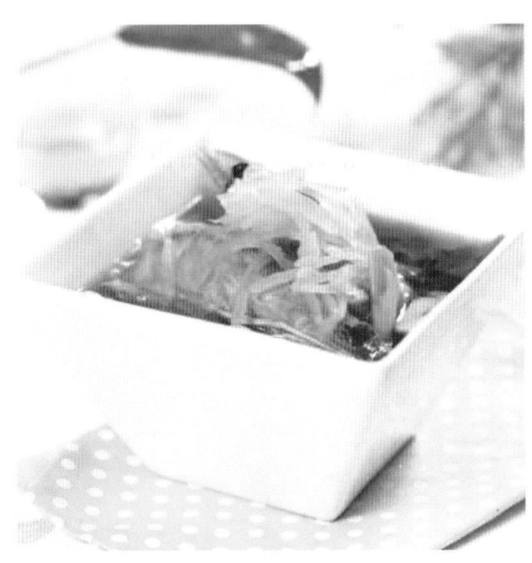

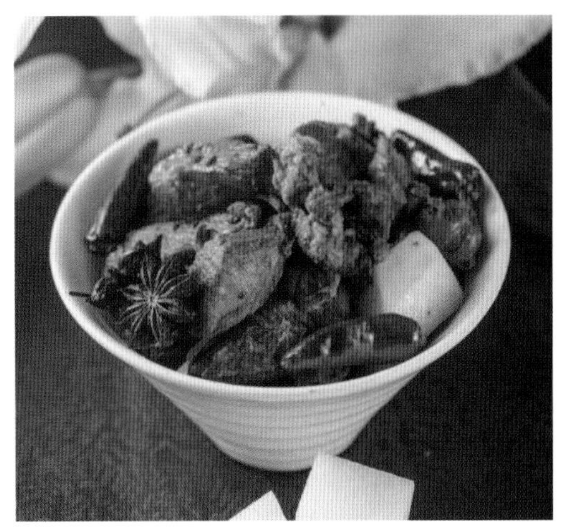

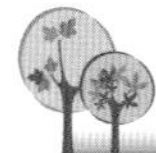

银萝牛腩

原料 白萝卜400克，牛腩200克。

调料 大葱1棵，生姜5片，大蒜5瓣，酱油、大料、盐、糖各适量，料酒1小匙。

做法

1. 白萝卜洗净，去皮，滚刀切成块；牛腩洗净，切块；大葱洗净，切段；大蒜洗净，切片。
2. 将牛腩块用开水焯1分钟，去除血水，捞出。
3. 油锅烧至五成热，放入牛腩翻炒，加入酱油、糖翻炒均匀，加适量清水，放盐、蒜片、大料、葱段、姜片，水开后转小火炖1小时，至牛肉将熟。
4. 加入白萝卜块、料酒，大火烧开，转小火再炖30分钟左右至萝卜软烂，即可。

功效 此菜可以提高机体抗病能力，孕妈妈可以多食用。

香菇

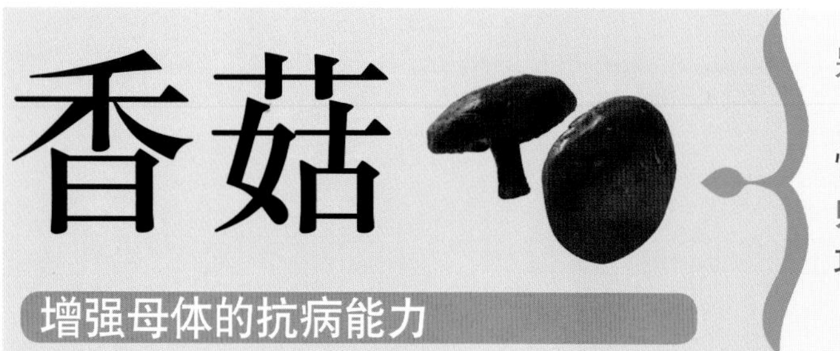

增强母体的抗病能力

别名：香蕈、椎茸、厚菇、花菇、冬菇、香菌。
性味：性平，味甘。
归经：归脾、肝、胃经。
功效：健脾胃、补肝肾、美容养颜、益智安神、宽肠通便等。

小食材大营养

香菇是一种优质的食用菌类，具有高营养价值，并且味道鲜美，为山珍之一。香菇富含B族维生素、铁、钾、维生素D、膳食纤维、磷、镁等营养成分。众所周知，香菇有一种奇特的香味，这是香菇酸分解生成的香菇精发挥的作用，所以被人们当做食用、药用菌和调味品。香菇中含不饱和脂肪酸甚高，还含有大量的可转变为维生素D的麦角甾醇和菌甾醇，可称之为孕期的“理想保健食品”。

泡发香菇的水不仅很香，还有很高的营养价值，最好合理利用。

孕期食补功效

◆ 增强免疫力

香菇可以增强人体免疫功能，能促进人体新陈代谢，提高机体的适应能力。

◆ 防癌抗癌

香菇菌盖部分含有的有效成分，进入人体后，会产生具有防癌作用的干扰素，可以抑制肿瘤细胞的生长。

◆ 防治便秘

香菇中富含丰富的膳食纤维，可以用于改善消化不良、便秘、痔疮等症。

◆ 降血压、降血脂、降胆固醇

香菇能起到降血压、降胆固醇、降血脂的作用。孕妈妈食用香菇可以防治妊娠高血压综合征，还可以预防动脉硬化、肝硬化等疾病。

食补小提示

不论是新鲜的香菇，还是泡发好的干香菇，不能让其长时间浸泡在水里，以免营养成分大量流失。泡发香菇的水不仅香味浓郁，还有很高的营养价值，在泡发香菇前就将其洗净，这样泡香菇水就可以用来做菜了。

为了保证香菇的营养价值，在选购时应注意挑选。选鲜香菇时要看全身，优质鲜香菇要菇形圆整，菌盖下卷，菌肉肥厚，菌褶白色整齐，干净干爽，菌盖以3～6厘米为好，菌柄短粗鲜嫩，大小均匀。

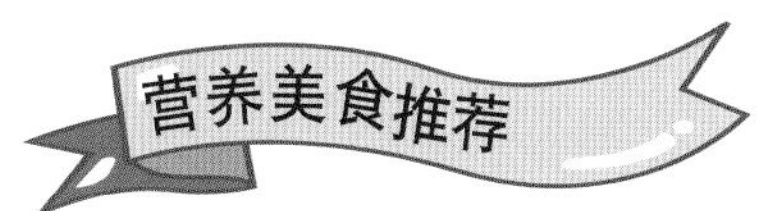

营养美食推荐

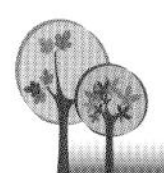

酿香菇

原料 鲜香菇250克，猪肉150克。

调料 姜末、蒜末各适量，玉米淀粉、盐各少许，酱油1大匙，蜂蜜1小匙。

做法

1. 在肉馅中加入玉米淀粉、盐、姜末、蒜末。
2. 香菇洗净，将猪肉馅酿入香菇里。
3. 油锅烧热后，放入香菇，将酿香菇有肉的一面煎金黄，翻面将另一面也煎金黄，即可。

功效 孕妈妈多食用此菜，可以增强体质，润肠通便。

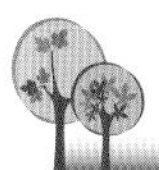

香菇油菜

原料 香菇100克，油菜300克。

调料 大蒜2瓣，盐、鸡精各适量。

做法

1. 香菇泡发洗净，切成小块；油菜洗净，菜叶菜梗分开，切段；大蒜洗净，切蒜粒。
2. 油锅烧热，放入蒜粒爆香，放入香菇，炒香。
3. 放入油菜梗炒软，再放入油菜叶，加入盐、鸡精调味，即可。

功效 此菜富含叶酸、矿物质、维生素，适合孕妈妈食用。

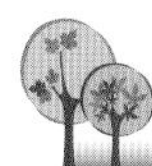

香菇炒茄子

原料 茄子200克，干香菇20克。

调料 生姜1块，大蒜2瓣，细香葱2棵，盐、白糖各适量，酱油1小匙。

做法

1. 干香菇提前洗净用清水泡软，切薄片；姜切丝，蒜切块，香葱切长段。
2. 茄子洗净，去除头尾，分成约6厘米的长段，泡入清水中。
3. 油锅烧热，下入姜丝、蒜块，炒香，放入茄子，翻炒。
4. 加入香菇翻炒，加入一些泡香菇的水，炒至茄子变软，加入酱油、白糖和盐调味，加入香葱，即可。

功效 此菜营养丰富，孕妈妈食用可以增强抗病能力。

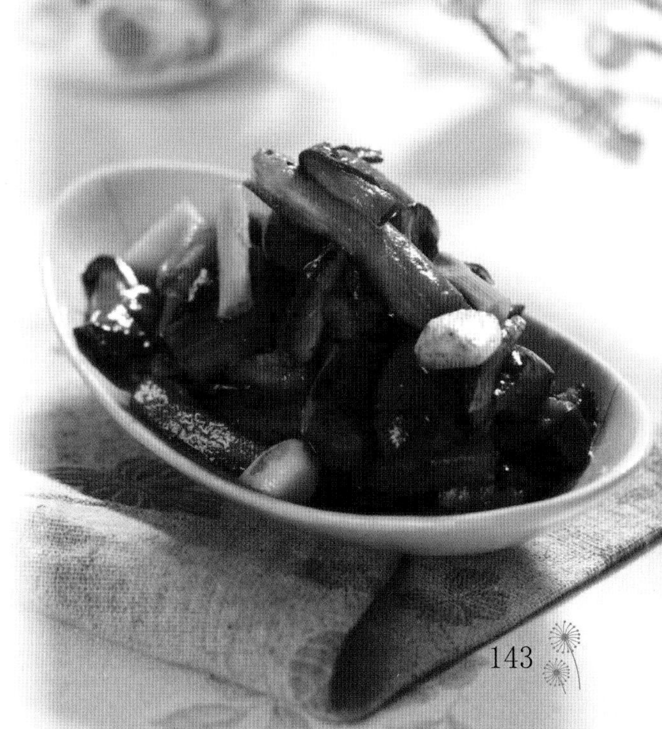

西红柿

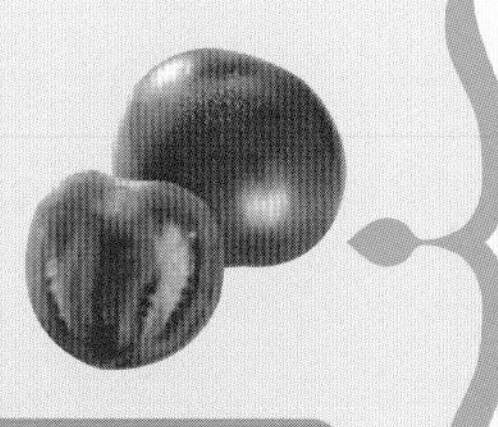

降低分娩出血量

别名：番茄、洋柿子、狼桃。
性味：性微寒，味甘、酸。
归经：归脾、胃经。
功效：生津止渴，健胃消食、利尿护肾、活血、保护血管、减肥瘦身、消除疲劳、增进食欲等。

小食材大营养

西红柿的“身份”很特别，有的人认为它是蔬菜，有的人认为它是水果，由此可见西红柿的营养很丰富。西红柿果肉多而富有汁液，富含胡萝卜素、维生素C、维生素B以及维生素B_2和钙、磷、钾、镁、铁、锌、铜和碘等多种元素，还含有蛋白质、糖类、有机酸、纤维素。西红柿含有丰富的营养，其食用方法也很多，可生吃、也可熟吃，可作为主材食用，也可用于配菜。

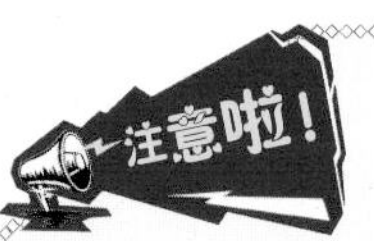

烹制西红柿时最好大火快炒，这样可以保护其维生素不被破坏，确保其营养价值。如果加一点醋，可以消除西红柿中所含的有害物质。

孕期食补功效

◆ 健胃消食

西红柿含有大量的酸性物质，能维持胃液的正常分泌，帮助消化。

◆ 利尿护肾

西红柿有较强的利尿作用，到了怀孕后期，很多孕妈妈会受到水肿的侵扰，适量吃些西红柿则能达到利尿护肾、改善水肿的作用。

◆ 保护心脏

西红柿中含有丰富的对心血管具有保护作用的维生素和矿物质，能减少心脏病、动脉硬化、高血压等病的发生。

◆ 美容

西红柿含有胡萝卜素和西红柿红素，有助于展平皱纹，使皮肤细嫩光滑。

食补小提示

孕妈妈在空腹时最好不要吃西红柿，因为其中含有大量的容易与胃酸凝结的物质，增加胃的压力，造成胃胀痛或呕吐。西红柿分为两种：一种是大红西红柿，糖、酸含量都高，味浓；另一种是粉红西红柿，糖、酸含量都低，味淡。在选购西红柿的时候，首先要明确打算生吃还是熟吃，如果要生吃，当然买粉红的，如果要熟吃，就应尽可能地买大红西红柿。另外，未成熟的、半红的或者青西红柿不可以吃，吃了容易出现恶心、呕吐全身疲乏等不适症状。

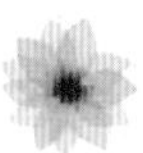

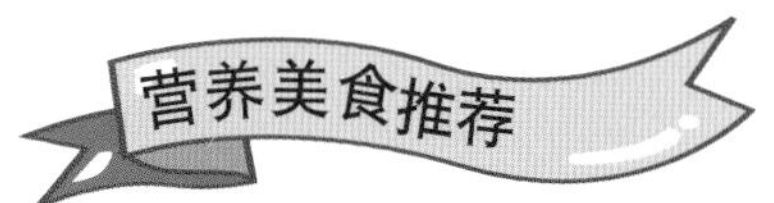

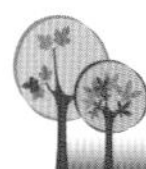

凉拌西红柿

原料 西红柿300克。

调料 白糖适量。

做法

1. 西红柿洗净，放入开水中焯一下，捞出，撕去外皮，切成小块。
2. 将西红柿块放入盘中，撒上白糖，拌匀，即可。

功效 此菜简单易做，酸甜可口，孕妈妈食用此菜可以健胃消食、美白祛斑。

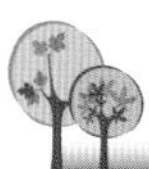

西红柿炒白菜

原料 小白菜200克，西红柿1个。

调料 蒜片、盐适量。

做法

1. 小白菜洗净，切段；西红柿洗净，切块。
2. 油锅烧热，下入蒜片炒香，放入小白菜煸炒。
3. 炒至白菜变色，加西红柿翻炒，加盐调味，即可。

功效 此菜含有丰富的叶酸、维生素、铁，孕妈妈食用可以补铁、增强体质。

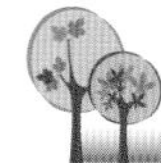

西红柿牛肉汤

原料 牛肉200克，西红柿50克。

调料 姜末、蒜末各适量，盐、胡椒粉、淀粉各少许，酱油1小匙。

做法

1. 牛肉洗净，切成薄片，用淀粉、酱油、胡椒粉腌制10分钟；西红柿洗净，切成小块。
2. 锅中加适量清水，大火烧开，放入西红柿块、姜末。
3. 锅里再次煮开后，加入胡椒粉，加入牛肉片。
4. 牛肉片快煮熟时，加入蒜末、盐，再煮1分钟，即可。

功效 此菜富含肌氨酸、丙氨酸、锌、镁、钾和蛋白质，孕妈妈食用可以暖胃。

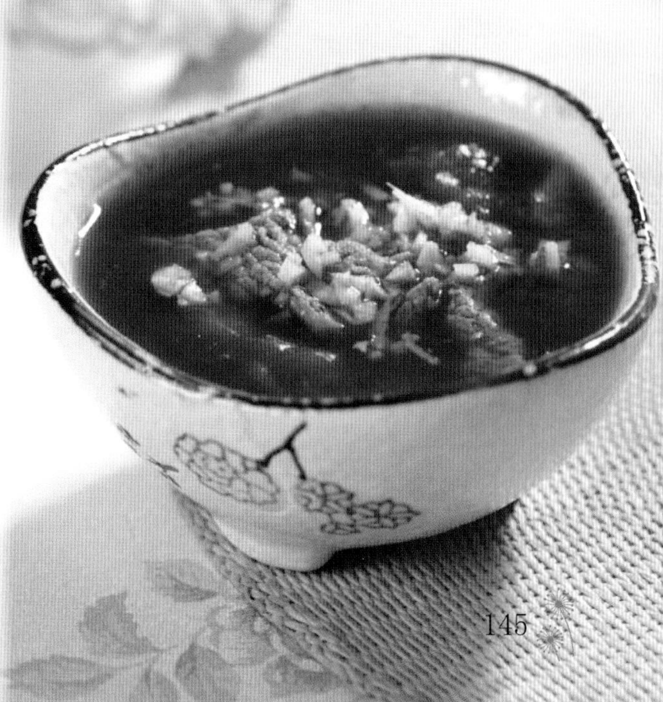

丝瓜

清热除烦、预防孕期便秘

别名：水瓜、布瓜、元罗、锦瓜、絮瓜。
性味：性凉，味甘。
归经：归肺、肝、大肠、胃经。
功效：清肺化痰、下奶、健脑等。

小食材大营养

丝瓜是一种传统蔬菜，含有大量的维生素、矿物质、植物黏液、木糖胶等物质，其营养丰富，非常受欢迎。另外，丝瓜含有大量的水分、膳食纤维，这些既增加了丝瓜的营养，也可以让丝瓜的口感更鲜嫩。丝瓜不可以生吃，但可以炒食也可以做成汤。

丝瓜汁水丰富，在烹调时应现切现做，以免营养成分随汁水流走。

烹制丝瓜时应注意尽量保持清淡，少油、少盐，避免放入味道浓厚的调料，如豆豉、辣椒酱等，可勾稀芡，这样能突出丝瓜香嫩爽口的特点。

孕期食补功效

◆ 清热化痰

丝瓜具有清热的作用，可以清肺化痰，对改善咳嗽、咽喉肿痛等症状有较好的作用。

◆ 凉血解毒

怀孕后，许多孕妈妈会出现燥热的情况，丝瓜性凉，有凉血、解毒的作用。

◆ 促进大脑发育

丝瓜有利于小儿大脑发育，孕妈妈经常食用丝瓜，可以通经活络，让胎宝宝的大脑发育得更好。

◆ 美容

孕妈妈在孕期多食用丝瓜可以消雀斑、增白、去除皱纹。

◆ 通便

丝瓜含有较多的膳食纤维，可以起到宽肠通便的作用。孕妈妈食用可以通便、清热，防止痔疮的发生。

食补小提示

丝瓜不宜生吃，经过烹调后再食用营养价值才能合理发挥。丝瓜可以炒、可拌，也可以煮汤，适合孕妈妈食用。丝瓜入菜最好选择嫩一些的，而老丝瓜一般用来入药。

为了获取丝瓜的最大营养价值，孕妈妈在选购时要下些工夫，尽量挑硬的买，因为新鲜的丝瓜硬度较大。此外还要观察丝瓜的瓜条是否匀称、瓜身白毛茸毛是否完整，避免购买大肚瓜，这类丝瓜籽多、较老。

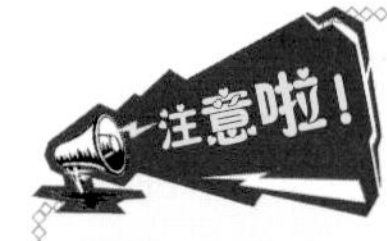

孕妈妈在夏季食用丝瓜，可以起到去暑热、烦闷、止渴的效果。

营养美食推荐

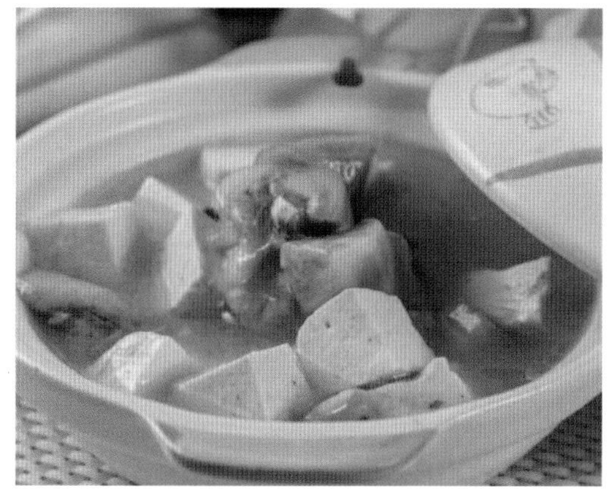

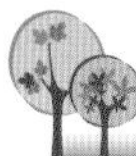

丝瓜炖豆腐

原料 丝瓜200克，豆腐100克。

调料 香葱1棵，葱末、姜末各适量，酱油、盐、鸡精、高汤各少许，水淀粉1大匙。

做法

1. 丝瓜去皮，洗净切成滚刀块；香葱洗净，切成末；豆腐洗净，切成小方块。
2. 油锅烧热，放入葱姜末，炒出香味后再放入丝瓜，翻炒。
3. 丝瓜五分熟时，加入豆腐、高汤同煮，大火炖约10分钟，见豆腐鼓起，汤剩一半时，改小火炖约10分钟，加盐、水淀粉、鸡精，即可。

功效 此菜营养丰富，清淡爽口，孕妈妈食用可以起到清热通便、消暑去火、通络凉血、化痰利水的作用。

丝瓜煮粉

原料 土豆粉150克，丝瓜200克。

调料 香葱2棵，盐、鸡精各适量，香油1小匙。

做法

1. 丝瓜去皮洗净，切片；土豆粉洗净，泡发；香葱洗净，切段。
2. 锅里倒进适量清水烧开，放进丝瓜片，加入适量盐，将丝瓜煮熟。
3. 倒进土豆粉，加入鸡精，煮开，淋上香油，撒上香葱，即可。

功效 孕妈妈食用此汤可以去湿、排毒、美容。

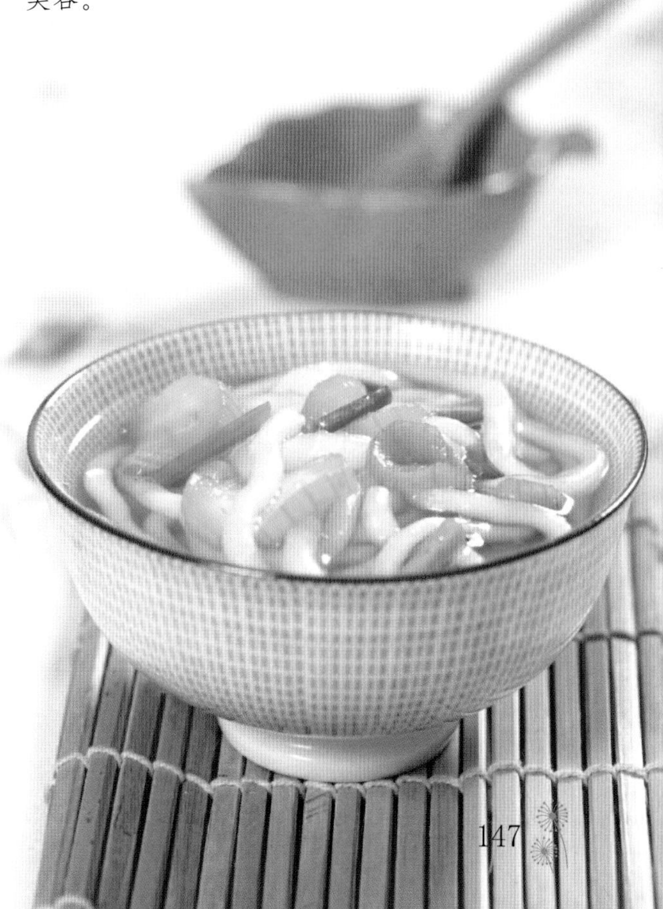

苦瓜

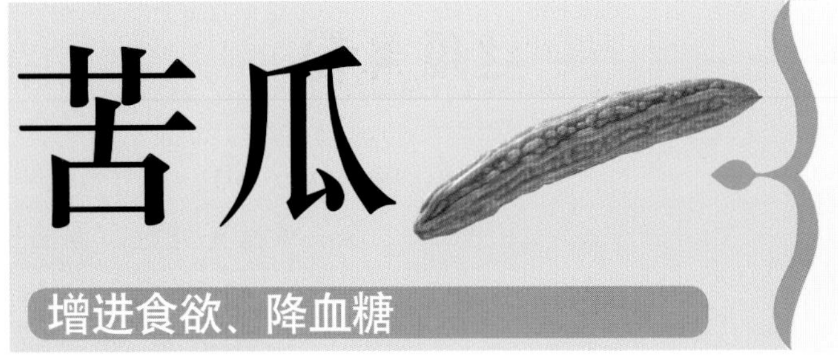

增进食欲、降血糖

别名：凉瓜、君子菜、锦荔子、红姑娘、癞葡萄。

性味：性寒、味苦。

归经：归心、脾、肺经。

功效：清热泻火、健脾开胃、降血糖、促进饮食等。

小食材大营养

苦瓜之所以苦，只因为含有特殊的苦瓜甙，对人体有特殊的功效。苦瓜长着不好看的“脸”，但是其营养价值却很丰富。苦瓜含有丰富的膳食纤维、胡萝卜素、维生素C、钙、镁、磷等营养成分，可以补充人体营养。苦瓜中维生素C和维生素B_1的含量高于一般蔬菜，为瓜类蔬菜之首。孕妈妈要想身体更强壮，更益于生产，不仅要食用酸、甜、咸、香的食物，也要适当吃一些有些味苦的苦瓜。

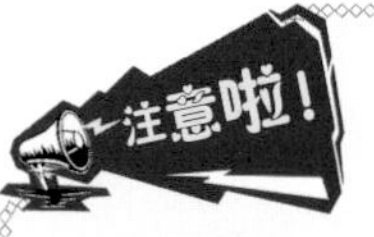

烹调苦瓜以大火快炒或凉拌的方式最好，以保持苦瓜最佳的口感和营养成分。

孕期食补功效

◆ 增进食欲

孕妈妈可适当吃些苦瓜，其中的苦瓜甙和苦味素能增进食欲，健脾开胃。

◆ 利尿

苦瓜所含的生物碱类物质奎宁，有利尿、消炎退热的功效。孕妈妈食用苦瓜，有利于消除水肿。

◆ 降低血糖

苦瓜具有良好的降血糖作用，是妊娠糖尿病患者的理想食材。

◆ 预防动脉硬化

苦瓜可以强化毛细血管，促进血液循环，预防动脉硬化。

◆ 能抑制脂肪吸收

苦瓜素可以抑制脂肪吸收，孕妈妈在孕期食用苦瓜，可以降低脂肪的吸收率。

食补小提示

苦瓜中含有草酸，如果食用过多，会影响人体对钙、锌的吸收，所以烹制入菜之前，最好将其放入开水中焯一下，以去除过多的草酸。在选购苦瓜时最好、最简单的选择标准就是苦瓜身上的果瘤，果瘤的颗粒愈大愈饱满，表示瓜肉愈厚；果瘤颗粒愈小，瓜肉相对较薄。好的苦瓜应该是碧绿的，果形直立；如果苦瓜发黄，就代表已经过熟，果肉柔软不够脆，失去苦瓜应有的口感。

营养美食推荐

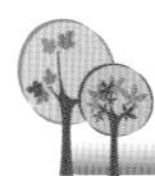

苦瓜鸡蛋饼

原料 苦瓜300克，鸡蛋3个。

调料 盐适量。

做法

1. 苦瓜去掉瓜瓤，洗净，切成末；鸡蛋磕入碗中，充分搅拌。
2. 将苦瓜末放入鸡蛋液中，加入适量盐，搅拌均匀。
3. 平底锅加油烧热，将苦瓜鸡蛋液倒入，两面煎熟即可。

功效 此菜风味独特、营养丰富，孕妈妈食用可以促进食欲。

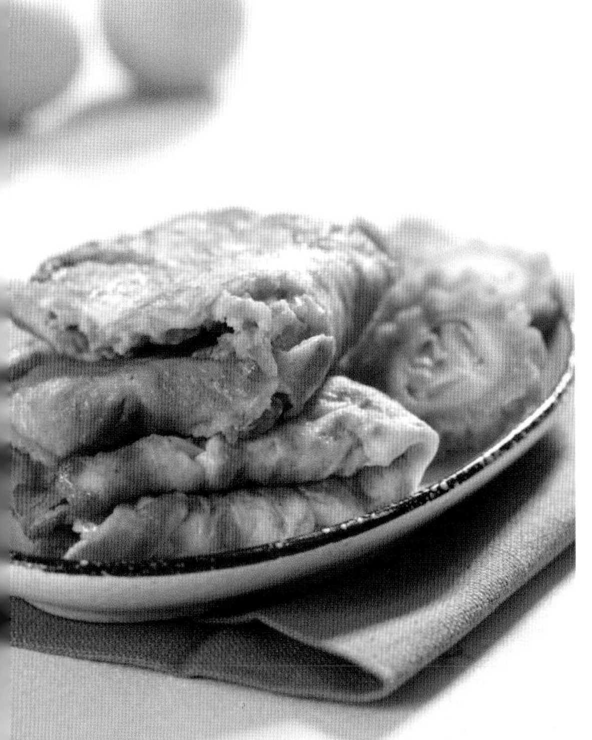

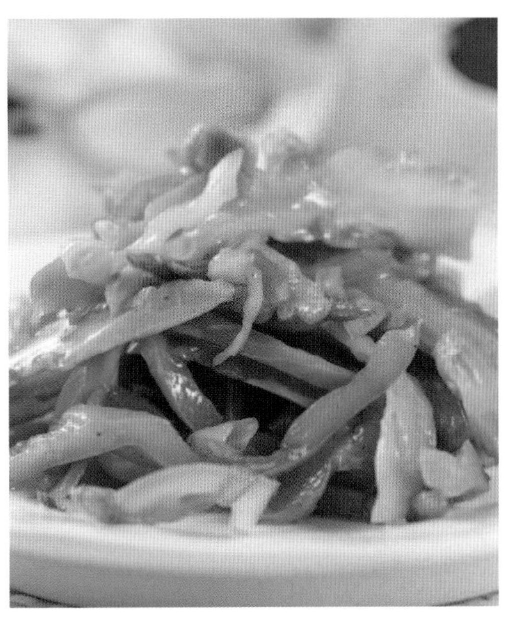

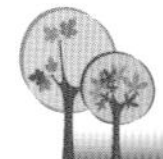

清香苦瓜

原料 苦瓜300克，青椒1个，榨菜20克。

调料 盐、料酒、鸡精各适量。

做法

1. 苦瓜洗净，剖开去掉瓜瓤，及两头的尖，切片，放入清水中浸泡30分钟，捞出沥干。
2. 青椒去籽，洗净切丝；榨菜丝用清水冲洗一下，备用。
3. 锅内倒油，烧至六分热，放入苦瓜翻炒。
4. 炒至苦瓜变色，加入青椒丝、榨菜末翻炒片刻，加盐、鸡精、料酒，炒匀即可。

功效 苦瓜经过大火快炒，最大限度地保留了其营养成分，孕妈妈食用可以起到清热解毒、清心明目的作用。

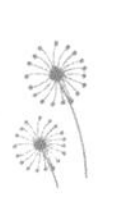

红薯

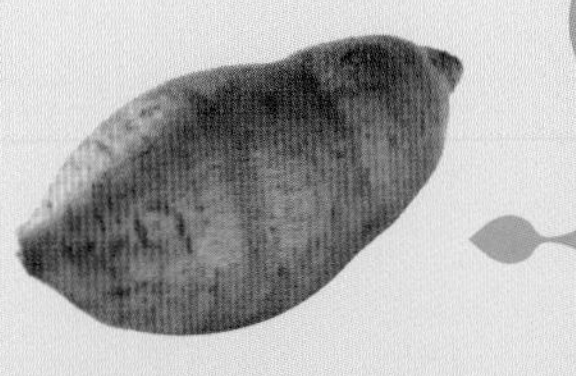

预防便秘的明星食物

别名：甘薯、红薯、地瓜、白薯、红芋、山薯。
性味：性平，味甘。
归经：归脾、肾经。
功效：宽肠通便、保护血管、保护心脏、预防肺气肿、美容等。

小食材大营养

红薯有“长寿食品”的美誉，富含蛋白质、淀粉、果胶、纤维素、氨基酸、维生素及多种矿物质。红薯蛋白质组成比较合理，必需氨基酸含量高，特别是在主食即粮谷类食品中比较缺乏的赖氨酸含量较高。对于不同的人来说，红薯可以是蔬菜，也可以是粮食，可以生吃，也可以做成饭、菜、汤，还可以做成红薯干，便于长期储存。红薯皮可能会有一些对身体有害的添加剂，食用红薯前应仔细将其外皮削除。

红薯含糖量比较高，有糖尿病问题的孕妈妈要特别注意，尽量避免食用。

孕期食补功效

◆ 保护血管

红薯可以有效地维持人体脑血管的弹性，清除和减少血液中的胆固醇，预防心脑血管疾病的发生。

◆ 预防便秘

红薯具有宽肠通便的作用，能有效改善便秘，预防宿便在体内堆积形成毒素。孕妈妈经常适量食用红薯，则可预防及缓解妊娠期便秘的问题。

◆ 提高营养吸收率

孕妈妈经常适量食用可提高机体对主食中营养的利用率，满足机体对营养的需求，从而保障胎宝宝的正常发育。

◆ 保护视力

红薯中含有丰富的胡萝卜素，能提供丰富的维生素A。孕妈妈食用红薯可以有效地保护视力。

食补小提示

红薯含有丰富的淀粉，如果不经过高温蒸煮就被食用，难以消化，孕妈妈若想食用红薯最好蒸熟后再吃。避免一次性食用太多红薯，因为过量地摄入红薯会刺激胃酸大量分泌，让人产生“胃灼热”感，此外红薯食用过多，还会出现腹胀、呃逆等问题。孕妈妈在食用红薯时最好搭配一点咸菜，可有效抑制胃酸。

食用红薯前，首先要保证买到高品质的红薯，这样才能实现营养价值最大化。好的红薯应该是外表干净、光滑、坚硬，类似纺锤形。

营养美食推荐

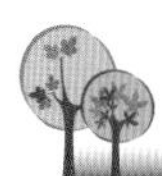

红薯鸡蛋饭

原料　大米100克，红薯250克，鸡蛋4个。

调料　盐适量。

做法

1. 红薯去皮，洗净，切成小块；大米洗净。
2. 将大米和红薯一起放入锅内，加适量的清水烧沸后改用小火焖熟。
3. 鸡蛋打入碗中，加适量盐翻炒成块。
4. 将炒好的鸡蛋块放入焖好的红薯米饭，拌匀，即可。

功效　孕妈妈食用此饭可以润肠通便，还可以调节胃肠功能。

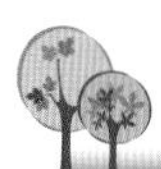

红薯银耳羹

原料　红薯200克，银耳20克。

调料　枸杞子、冰糖各适量。

做法

1. 银耳提前泡发，洗净、撕小朵；红薯去皮、洗净、切小块。
2. 银耳放入砂锅，加入适量清水，大火煮开，小火炖煮20分钟。
3. 加入红薯，继续炖煮15分钟，加入冰糖、枸杞子调味，即可。

功效　孕妈妈食用此羹可以养颜排毒、滋养身体，还可以通便、降低血脂。

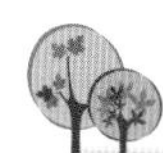

小米红薯粥

原料　红薯100克，小米30克。

调料　盐、白糖各适量。

做法

1. 小米洗净；红薯去皮，切成方块状。
2. 将小米和红薯一起放入锅中，加入适量清水和盐，大火煮开，小火煮1小时。
3. 煮到红薯软烂时，加入适量白糖即可。

功效　此粥具有补气、通便、润肠的功效，适合没有食欲、大便干燥的孕妈妈食用。

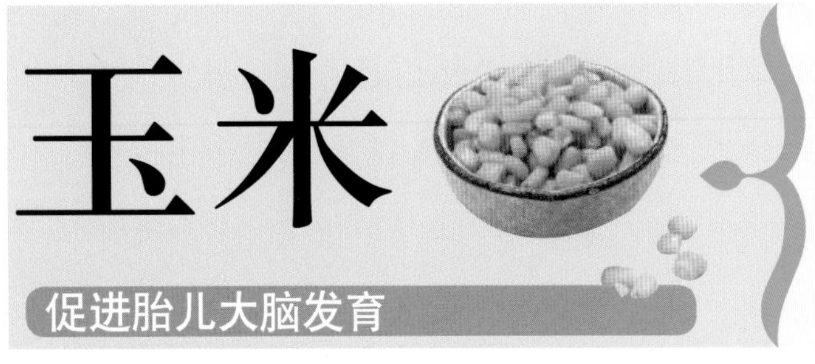

别名：玉蜀黍、仙麦、包谷、苞米、粟米、棒子。

性味：性平，味甘、淡。

归经：归脾、胃经。

功效：开胃、利胆、通便、利尿、软化血管等。

小食材大营养

玉米作为最古老的主食之一，含有多种营养，除含有碳水化合物、蛋白质、脂肪、胡萝卜素外，玉米中还含有异麦芽低聚糖、核黄素、维生素等营养物质。新鲜的玉米不仅仅可以成为主食，还可以炒、炖、煮，使其成为菜、小吃。鲜玉米不容易保存，人们食用的更多的是干玉米，玉米粒、玉米面、玉米馇都很常见。

注意啦！ 玉米的品种比较多，有些品种孕妈妈最好避免食用，如甜玉米，其中大部分是蔗糖、葡萄糖，易造成血糖上升。

孕期食补功效

◆ 预防便秘

玉米中含有丰富的膳食纤维，具有刺激胃肠蠕动、加速粪便排泄的特性。

◆ 护肤、抗衰老

玉米中含有丰富的维生素E，有延缓衰老、防止皮肤病变的功能。

◆ 保护大脑

孕妈妈食用玉米可以帮助脑组织里氨的排出，保护大脑，避免情绪波动。

◆ 预防心血管疾病

孕妈妈食用玉米可以延缓身体的衰老，减轻动脉硬化和脑功能衰退。

◆ 美肤护肤

玉米含有赖氨酸和微量元素硒，其抗氧化作用很强，同时玉米还含有丰富的维生素B_1、维生素B_2、维生素B_6等，对维护皮肤健美有效。

食补小提示

新鲜的玉米粒营养丰富，口感更为鲜甜，很受人们喜欢，但是新鲜的玉米粒不要在水中浸泡过长时间，否则玉米内的维生素会大量流失，降低其营养价值。另外，溶解于水的农药有可能会反渗入玉米粒中，对孕妈妈和胎宝宝的健康极为不利。

干玉米相对容易保存，但是如果干玉米受潮就会产生霉斑，不仅不利于食用还容易产生毒素。不论是新鲜的玉米还是干玉米，只要已经霉坏变质了，孕妈妈就不要食用，因为这样的玉米有致癌作用，对孕妈妈和胎宝宝有极大的伤害。

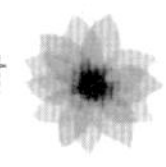

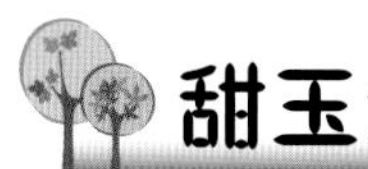

甜玉米排骨汤

原料 甜玉米400克，猪小排300克，胡萝卜100克。

调料 盐适量，料酒1小匙。

做法

1. 猪小排清洗干净后，焯水去血水和杂质；甜玉米洗净，切段；胡萝卜去皮，切段，洗净。

2. 将猪小排放入锅中，加适量清水，加料酒，大火煮开后改小火煮1小时。

3. 放入甜玉米、胡萝卜，再煮1小时左右，加盐调味，即可。

功效 此菜具有补中益气、健脾益肾、祛湿养胃等功效，适合孕妈妈饮用。

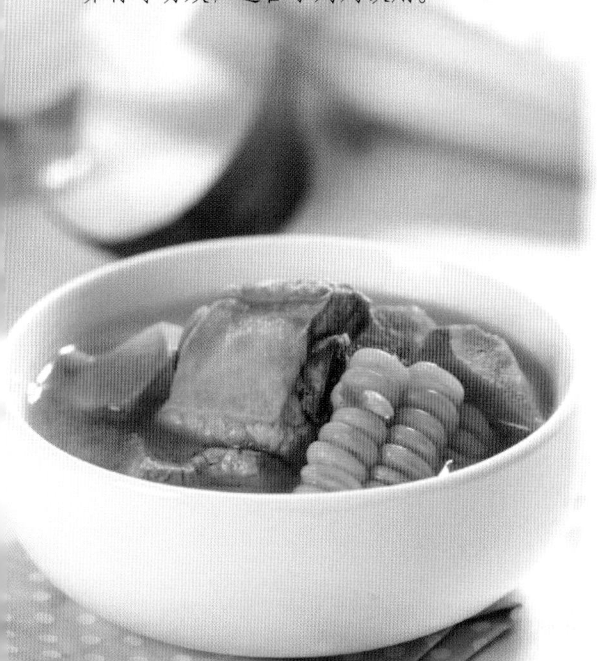

玉米烙

原料 鲜玉米粒200克，鸡蛋1个。

调料 熟芝麻5克，淀粉、盐各适量。

做法

1. 鲜玉米粒洗净，放入锅中煮熟，捞出，沥干。

2. 玉米粒放入容器中，打入鸡蛋，加适量盐、淀粉，搅拌均匀。

3. 平底锅中加油烧热，倒入调好的玉米粒，铺平烙熟，撒上熟芝麻，即可。

功效 孕妈妈食用此饼可以通便、促进大脑发育。

玉米糊

原料 玉米面30克，玉米片20克。

调料 枸杞子10粒，白糖适量。

做法

1. 玉米粉中放入少量水搅匀成糊状；玉米片和枸杞子洗净。

2. 锅中烧开水，倒入玉米粉糊煮熟，煮的时候要搅动防止粘锅。

3. 加入玉米片、枸杞子，略煮，加入白糖调味，即可。

功效 此饭富含碳水化合物、蛋白质、B族维生素、矿物质等营养成分，非常适合孕妈妈食用。

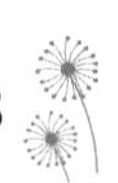

香蕉

改善孕期便秘及妊娠高血压

别名：甘蕉、蕉果、粉芭蕉、香芽蕉、弓蕉。
性味：性寒，味甘。
归经：归肺、大肠经。
功效：促进食欲助消化、润肠通便、润肺止咳、清热解毒等。

小食材大营养

香蕉因果肉香甜、细软深受大众喜爱，不仅如此香蕉的营养价值也十分高，其中含有碳水化合物、蛋白质、脂肪、维生素A、硫胺素、膳食纤维等，在部分地区被人们当做主食。香蕉容易消化、吸收，无论是孩子、成人、老人、孕妇都能食用。

香蕉是高热量水果，最好不要空腹食用。

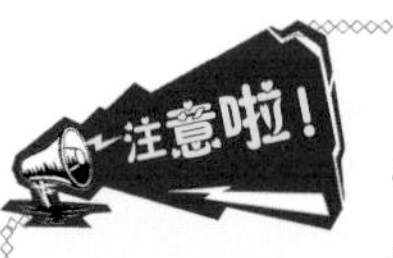

香蕉性寒，根据“热者寒之”的原理，最适合燥热人士享用。孕妈妈如果因燥热而导致胎动不安，可以适当多食用香蕉。

孕期食补功效

◆ 润肠通便

孕妈妈适量食用香蕉可以润肠通便，保护人体内环境，给胎宝宝的成长营造更好的环境和条件。

◆ 降血压

香蕉富含钾和镁，钾可以防止血压上升、肌肉痉挛，镁则具有消除疲劳的效果。孕妈妈适量食用香蕉可以调节血压，防治妊娠高血压。

◆ 调节情绪

香蕉被称为“快乐之果”，孕妈妈适量食用香蕉，可以调节情绪，减少引起情绪低落的激素，让自己更快乐。

◆ 安胎

中医认为香蕉可以防治“白带，胎动不安”，孕妈妈适当多食用香蕉可以起到安胎的作用，对自身和胎宝宝都极为有利。

食补小提示

香蕉是老少皆宜的水果，孕妈妈可以适当多吃。但是孕妈妈在选购香蕉时要注意，尽量选择皮色鲜黄光亮，两端带青的香蕉，用两指轻轻捏果身，富有弹性的成熟度为刚好。色泽鲜黄、表皮无斑点的香蕉其内部还没有完全脱涩转熟，吃起来果肉硬而带涩味，口感很差；如果香蕉皮发黑，摸起来发软，说明香蕉已经熟过了，吃起过于软烂，极容易腐烂变质。过生的香蕉或过熟的香蕉，不论从口感上来说还是对人体的健康来说，都不好，最好不要选购。

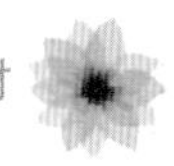

营养美食推荐

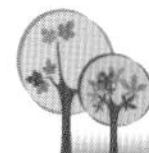

牛奶香蕉泥

原料 香蕉200克，牛奶100毫升。

做法

1. 香蕉去皮，切成块，加热水烫一下，沥水，不要沥太干。

2. 用擀面杖把香蕉块碾成泥，加入牛奶搅拌均匀，即可。

功效 此菜简单易做，孕妈妈食用可以润肠通便。

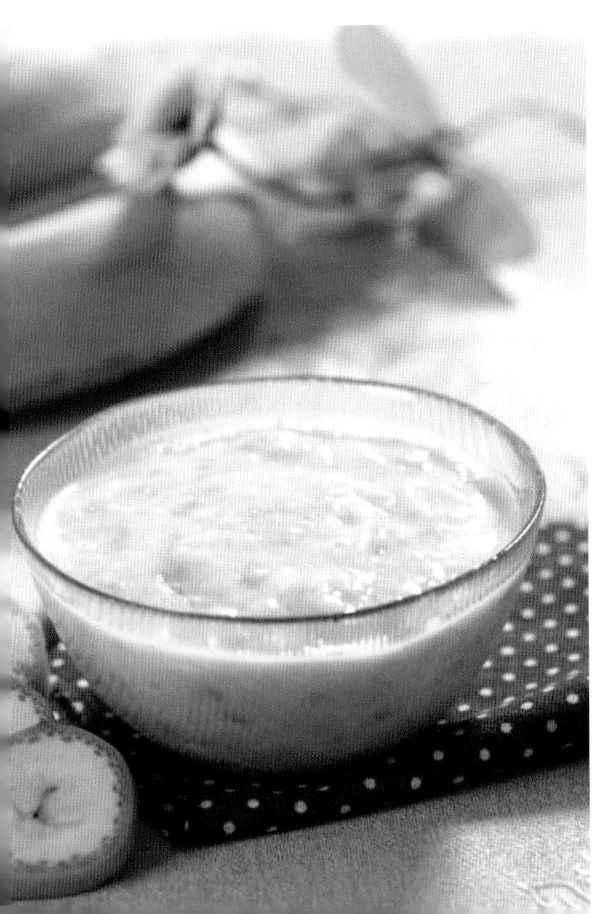

香蕉夹饼

原料 面粉400克，香蕉150克。

调料 白砂糖适量，酵母粉10克。

做法

1. 将酵母粉倒入80克温水中，搅拌均匀，将酵母水拌入面粉中，揉成面团，放在温暖的地方，静置1小时。

2. 香蕉去皮，切成薄片。

3. 将面团均匀分成小剂子，压成面饼，将糖和香蕉片放在圆饼的半边面上，然后把圆饼另一半翻盖到上面，压平。

4. 做好的香蕉饼放入油锅中两面煎熟，即可。

功效 此饼香甜软糯，适合孕妈妈食用。

蜜汁香蕉

原料 香蕉500克，面粉50克。

调料 香油、白糖、蜂蜜各适量。

做法

1. 香蕉去皮切成小段，放入面粉中拌匀。

2. 油锅烧至七分热，将拌好的香蕉段逐个下锅，炸至金黄色时捞出沥油。

3. 锅内放香油，待加热后加白糖，炒至发黄倒入清水，加入蜂蜜，待糖汁浓稠时加入炸好的香蕉段，拌匀出锅，即可。

功效 此菜口味香甜，色泽金黄，孕妈妈食用可以清热毒，改善便秘症状。

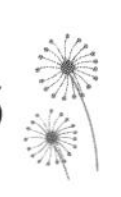

猕猴桃

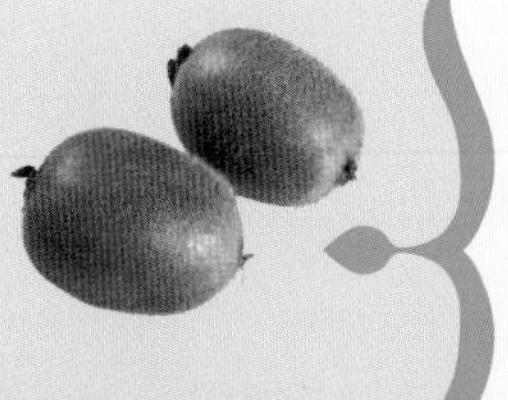

补充叶酸的好帮手

别名：奇异果、毛梨、羊桃、藤梨、连楚。

性味：性寒，味甘、酸。

归经：归脾、肾、膀胱经。

功效：增白、排毒、抗衰老、通淋、通便、提高性功能、降血糖、保护视力等。

小食材大营养

猕猴桃是一种营养价值丰富的水果，被人们称为果中之王。猕猴桃是一种浆果，其大小和一个鸭蛋差不多，一般是椭圆形的，表面有很多的深褐色、黄棕色的毛。猕猴桃的皮和毛不可以食用，人们食用的是其中呈亮绿色的果肉和多排黑色的种子。猕猴桃果肉酸甜可口，含有丰富的矿物质，包括钙、磷、铁，还含有胡萝卜素和多种维生素，对保持人体健康具有重要作用。人们称其为猕猴桃，一种说法是其表面长满了毛，像猕猴一样，另一种说法是猕猴喜欢吃它。猕猴桃的营养丰富又全面，是深受人们喜欢的水果之一。

孕期食补功效

◆ 利水、通便

猕猴桃可以利水通淋，还可以促进肠胃蠕动，是改善孕期便秘、水肿的理想食材，孕妈妈可以适当多吃。

◆ 保护视力

猕猴桃还可以预防胎宝宝视神经管畸形，确保胎宝宝健康发育。

◆ 补充叶酸

孕妈妈在孕期需要补充大量的叶酸，猕猴桃含有丰富的维生素C和叶酸，孕妈妈食用能够补充叶酸，同时对高血压病、动脉硬化、冠心病等有很好的防治效果。

◆ 降糖

猕猴桃果实含糖量低，并且营养丰富全面，在摄入营养的同时不会使血糖升高。

食补小提示

不成熟的猕猴桃糖分低，营养成分不高，又酸又涩又硬，并不好吃。猕猴桃一定要放熟才能食用，如果希望它快点成熟，可以把它和已经成熟的苹果、香蕉等放在一起，就会促使猕猴桃变软变甜。

选猕猴桃一定要选头尖尖的，像小鸡嘴巴的，这样的表示没有用过激素或是激素用得少，不要选鸭子嘴巴的那种。另外，猕猴桃结蒂处呈嫩绿色，外皮颜色略深，果实整体要软硬一致，如果只有某一个部位软就是烂的，营养可能已经流失。

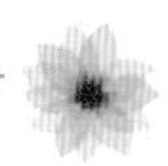

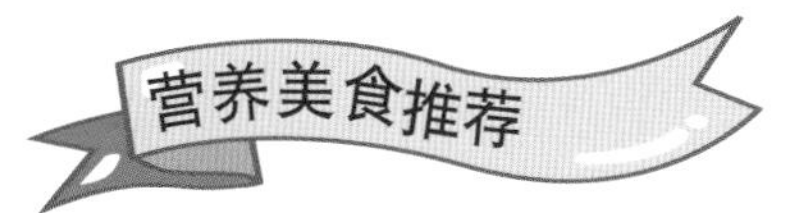

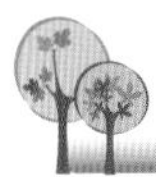

猕猴桃果肉饮

原料 猕猴桃200克。

做法

1. 猕猴桃去皮，切块，捣烂。
2. 开水1杯，晾凉，倒入捣烂的猕猴桃泥中，搅拌均匀即可饮用。

功效 孕妈妈每天喝3次此饮，可以清热利尿。

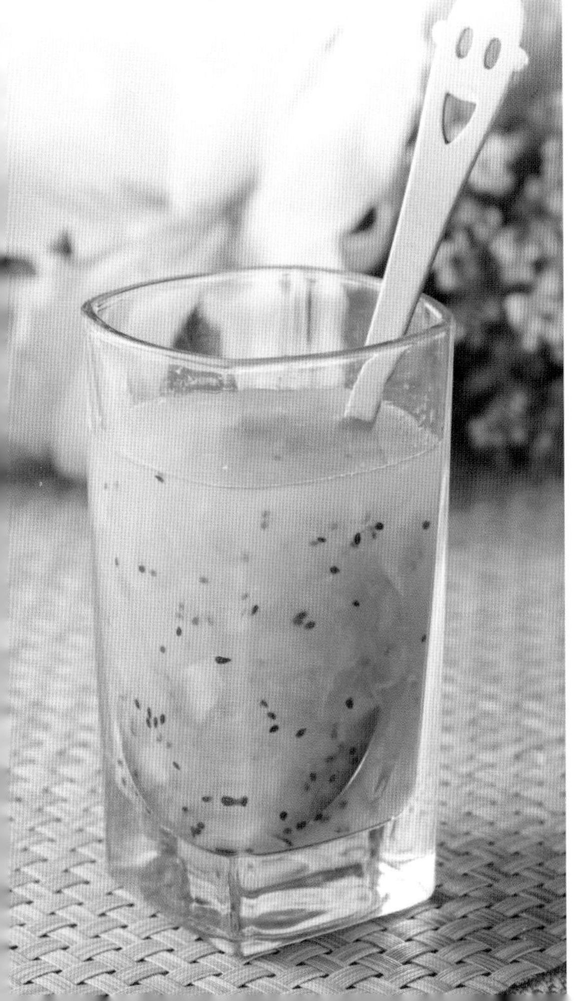

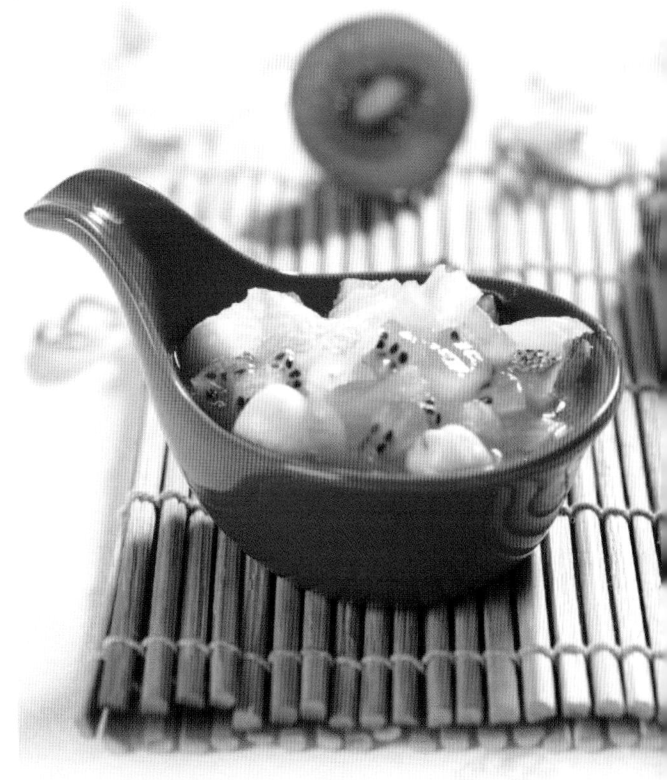

猕猴桃银耳羹

原料 银耳10克，猕猴桃50克，莲子20克。

调料 冰糖适量。

做法

1. 银耳洗净，泡发30分钟，撕成小朵；莲子去心，洗净。
2. 银耳、莲子放入锅中，加少许水，煮约3个小时，放入适量冰糖熬化后关火。
3. 猕猴桃去皮，切成小粒，倒入，搅匀，即可。

功效 孕妈妈食用此羹可以保护肝脏、健胃消食、增强抵抗力。

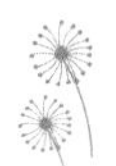

苹果

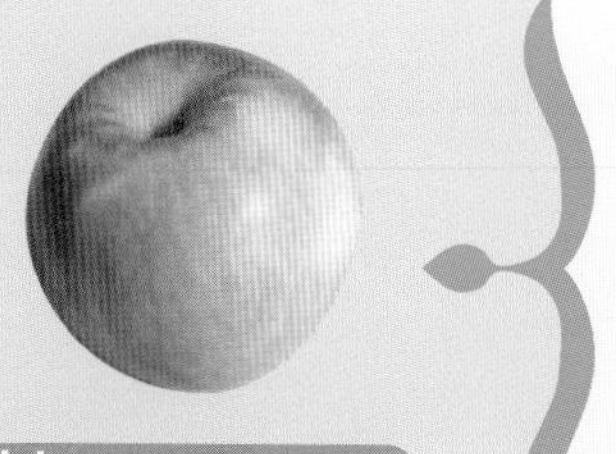

美容、止吐的理想食材

别名： 西洋苹果、柰子、频婆。
性味： 性凉，味甘、酸。
归经： 归胃、肺经。
功效： 生津止渴、促进发育、润肠通便、清热除烦、健胃消食等。

小食材大营养

苹果是最普通最常见的水果，也是很多人喜欢的水果之一，其中营养成分可溶性大，易被人体吸收，故有“活水”之称。苹果通常为红色，不过也有黄色和绿色的。苹果含有丰富的水分、碳水化合物、膳食纤维、胡萝卜素、蛋白质、维生素、钾、钠、钙、镁等营养成分，还含有果胶、奎宁酸、柠檬酸、酒石酸等。孕妈妈在孕期多食用苹果，可以为自己和胎宝宝提供大量营养成分。

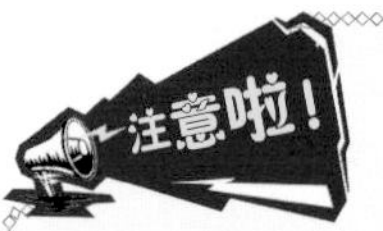

苹果含有膳食纤维，有助于通便，蜂蜜利于通便，但是如果二者一起食用，肠胃敏感的孕妈妈容易发生腹泻。

孕期食补功效

◆ 生津止渴

苹果营养丰富，含有较高的糖分，容易被人体吸收，有助于人体内的水分代谢，可以生津止渴。孕妈妈可经常食用。

◆ 促进大脑发育

苹果被称为“智慧果”，对脑垂体发育与活动有很大的作用，对胎宝宝大脑发育也有好处。

◆ 美容

苹果含有大量的酸性物质，能加速脂肪的分解，有很好的美容作用。孕妈妈多食用苹果可以使皮肤细嫩红润、少生妊娠斑。

◆ 促进骨骼发育

苹果中含有能增强骨质的矿物元素硼、锰。能够有效预防钙质流失。

食补小提示

苹果有丰富的营养，其有效成分对身体极为有利，但是不能过多食用，每天吃1～2个苹果就可以满足孕妈妈的营养所需。

吃完苹果后应该及时刷牙或是漱口，这样可以尽快将苹果中的酸性物质带走，可以保护牙齿。

如果想让苹果的营养价值最大限度地发挥，选购是个重要的环节。最好挑选皮色光泽、结实、气味清香的产品，这样的苹果脆爽、清甜，营养价值高。如果苹果皮色较暗、缺乏光泽、质地松软，那就最好不要选购了，这样的苹果口感较差。如果苹果已经在腐烂，或是被削去一部分，那么其营养成分已经流失或变质了，就不要购买，更不要吃。

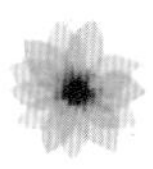

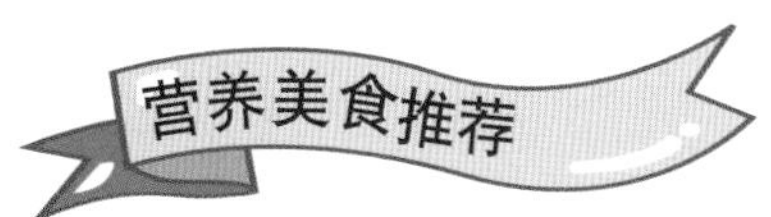

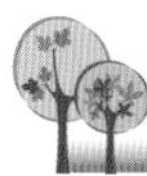

苹果百合牛腱汤

原料 苹果1个，百合50克，牛腱肉300克。

调料 陈皮、盐各适量。

做法

1. 牛腱肉切块，洗净，放入开水中焯水，捞出洗去血水，沥干。
2. 苹果洗净，去核，切块；干百合用水洗净泡发；陈皮洗净。
3. 砂锅中放入适量清水，将牛腱肉、苹果、百合、陈皮放入，大火煮开后，转小火煲3小时左右，食前用盐调味，即可。

功效 此汤口味醇厚、营养丰富，适合孕妈妈在妊娠呕吐期间食用。

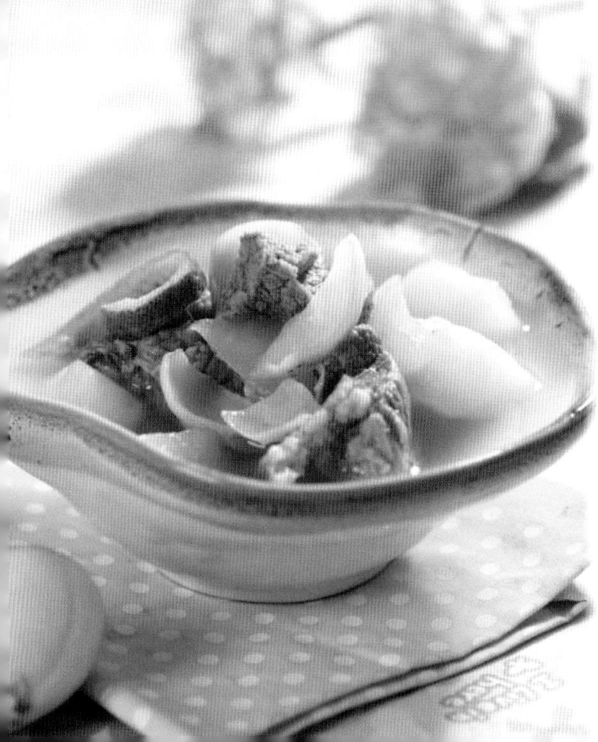

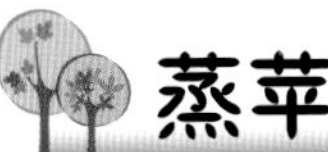

蒸苹果

原料 苹果4个。

调料 盐适量。

做法

1. 苹果表面抹上盐，用手反复搓，搓掉苹果表面的脏东西，再用清水冲洗干净，用去核器去掉苹果核。
2. 苹果切成小块，分别放入4个小碗中，放入蒸锅大火蒸5分钟，即可。

功效 此菜口感酸甜，孕妈妈食用可以健胃、开胃口。

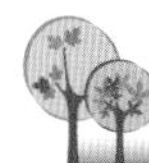

玉米苹果胡萝卜汤

原料 苹果3个，胡萝卜2个，鲜玉米2个。

做法

1. 玉米洗净，切成段；胡萝卜洗净，不用削皮，滚刀切块；苹果洗净，除去核，切小块。
2. 将玉米段、苹果块、胡萝卜块放入锅中，加适量清水，大火煮开，小火煮至苹果变得透明，即可。

功效 此汤原料易得，操作简单，孕妈妈食用可以增强抵抗力、助消化、降血压。

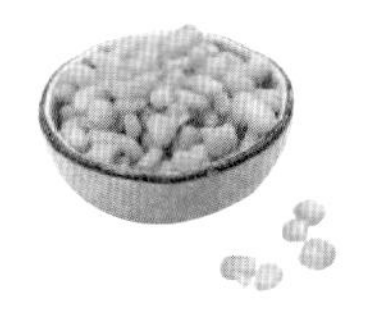

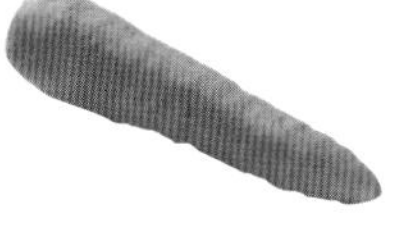

火龙果

解毒、防便秘、降压的天然食物

别名：红龙果、芝麻果、鲜蜜果、情人果。

性味：性凉，味甘、淡。

归经：归肺、大肠经。

功效：减肥养颜、润肠通便、排毒等。

小食材大营养

火龙果含有丰富的碳水化合物、膳食纤维、钾、钠、铜、镁、锌、硒、维生素、叶酸，是一种低热量、低脂肪、高纤维的水果。火龙果果肉里基本都是天然葡萄糖，容易被人体吸收利用，适合孕妈妈食用。孕妈妈不要觉得火龙果不是很甜就认为它是低糖水果，其实火龙果的糖分比想象中的要高一些，患有妊娠糖尿病就不宜多吃。

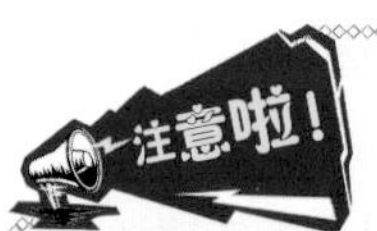

孕妈妈如果吃多了火龙果会降低肠胃蠕动，出现腹胀，身体不适。所以，建议孕妈妈每次吃一个或半个就可以了。

孕期食补功效

◆ 排毒

火龙果含有的有效成分能和重金属结合，起到排毒的作用。孕妈妈经常适量食用火龙果可避免金属毒素在体内堆积，影响自身及胎宝宝健康。

◆ 润肠通便

火龙果含有丰富的膳食纤维，可以润肠通便、防止便秘，孕妈妈经常适量食用能够促进排便，防止便秘。

◆ 抗衰老

火龙果含有大量的花青素，具有对抗自由基、抗氧化、抗衰老的作用。孕妈妈经常适量食用能提高身体机能、延缓衰老进程。

◆ 预防贫血

火龙果中的含铁量比一般的水果要高，孕妈妈多食用火龙果可以达到预防贫血的功效。

食补小提示

孕妈妈在挑选火龙果的时候也要注意，首先要看火龙果的颜色，火龙果的表面越红，说明火龙果熟得越好。要多掂量一下火龙果的重量，多拿起几个比较一番，挑最沉最重的火龙果，这样的汁多、果肉饱满，非常好吃。最好要选胖乎乎的、短一些的，不要选瘦而长的，那样的不甜，水分少，不好吃。可以用手轻轻捏一捏，按一按，如果很软说明火龙果熟过了；如果很硬，按不动，说明火龙果还很生，过熟或过生的火龙果不但口感不太好，营养也大打折扣。

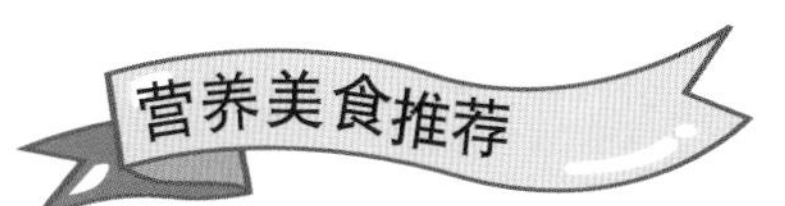

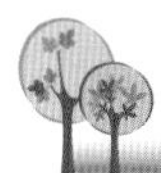

火龙果炒虾仁

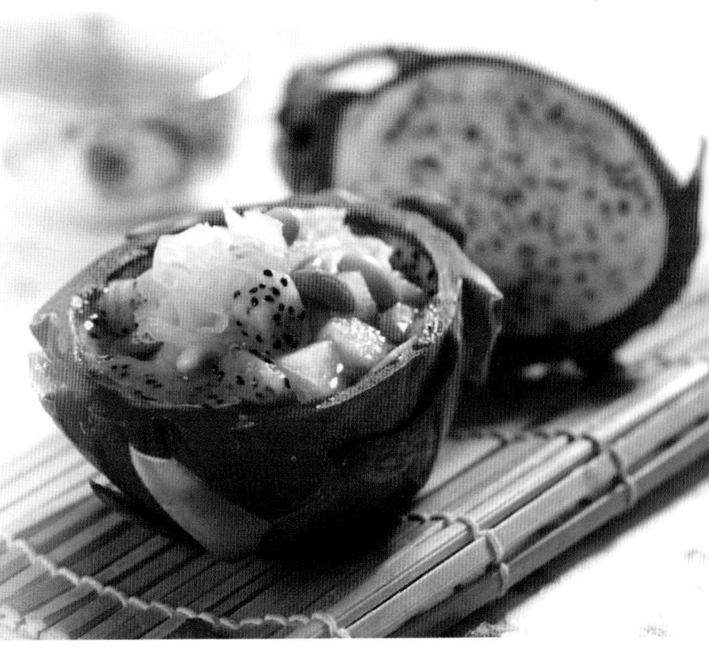

原料 火龙果1个，鲜虾仁200克，鸡蛋1个，芹菜2棵。

调料 大葱1段，干淀粉、盐各适量。

做法

1. 鲜虾仁洗净，用干布将虾仁的水分去掉。
2. 将虾仁放入蛋清中，加入干淀粉，顺一个方向搅拌，用盐腌10分钟，放入温油锅中用筷子顺时针打转，颜色一变就出锅。
3. 芹菜洗净切段，火龙果去皮，葱洗净切成葱花。
4. 油锅烧热，放入芹菜、火龙果、葱花，炒两下放入虾仁，翻炒，即可。

功效 孕妈妈食用此菜可以补肾健脾、润肠通便。

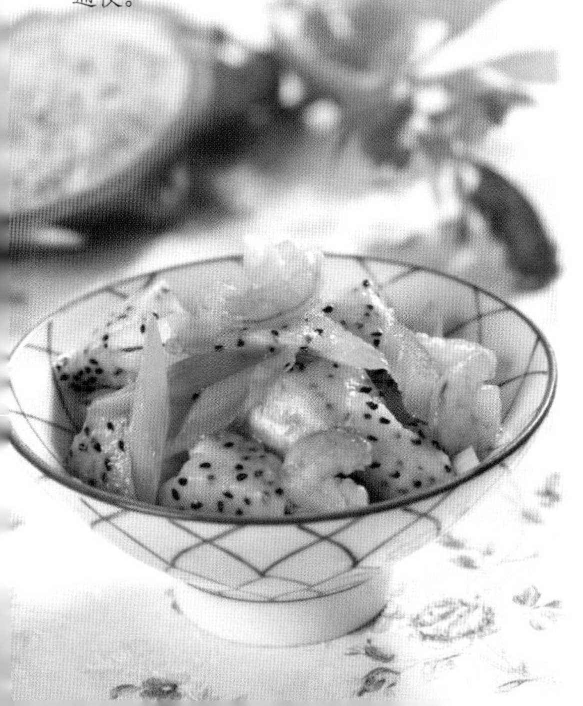

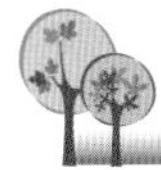

火龙果银耳雪梨汤

原料 火龙果1个，银耳30克，雪梨200克，青豆15克，枸杞子15粒。

调料 冰糖适量。

做法

1. 银耳用清水泡发、择洗干净，撕成小朵；火龙果取果肉，果壳待用，雪梨去皮去核，火龙果肉和雪梨切成均匀的块。
2. 将火龙果块、雪梨块同银耳、冰糖一起放入锅中，加适量清水，用小火炖1小时。
3. 将青豆和枸杞子煮熟。
4. 将炖好的汤盛入火龙果壳中，撒上青豆、枸杞子即可。

功效 此汤可以清热、化痰、润肺，适合孕妈妈饮用，促进排毒。

橙子

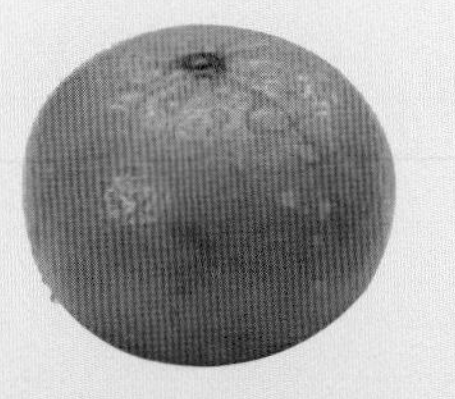

别名：黄果、黄橙、金球、香橙。
性味：性凉，味酸、甘。
归经：归肺、胃经。
功效：健脾温胃、行气化痰、增食欲、助消化、生津止渴等。

提高母体抵抗力

小食材大营养

橙子是深受大家喜欢的水果，老少皆宜，其酸甜适度，汁多，富有香气。橙子含有丰富的碳水化合物、胡萝卜素、维生素C、维生素E、硫胺素、核黄素、钾、钠、钙、镁、磷等营养成分，还含有柚皮芸香甙、柠檬酸、苹果酸。橙子的食用方法多样，果实可以剥皮鲜食，果肉也可以用作其他食物的附加物，橙子榨出来的汁水更是人们喜欢的饮料。橙子营养极为丰富而全面，有独特的香味，很适合孕妈妈食用。

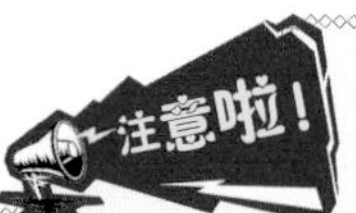

孕妈妈吃完橙子要及时刷牙，以免橙子中的有机酸对牙齿、口腔带来不利影响。

孕期食补功效

◆ 防治呕吐

孕妈妈如果有妊娠呕吐或有因为饮食停滞而引起的呕吐，食用一些橙子可以适度缓解不适症状。

◆ 提高抵抗力

橙子中含有丰富的营养元素和有机酸，对人体新陈代谢有明显的调节和改善作用，孕妈妈食用橙子可以增强身体抵抗力，降低患病概率。

◆ 防治高血压

孕妈妈经常适量食用橙子可有效预防及改善妊娠高血压综合征。

◆ 助消化

橙子性味酸凉，具有行气化痰、健脾温胃、助消化、增食欲等药用功效。孕妈妈吃饭后，喝一杯酸橙汁，可以起到解油腻、消积食的作用。

食补小提示

饭前及空腹的时候最好不要吃橙子，否则橙子所含的有机酸会刺激胃黏膜，对胃不利。

孕妈妈在选购橙子时也要注意，首先要看橙子的表皮，一般来说优质的橙子，表皮的毛孔相对较多，用手摸起来会觉得手感粗糙。其次是看色泽，优质的橙子表皮金黄、发亮，如果用白纸擦，纸颜色是不会有变化的。再次是捏表皮，新鲜橙子捏其表皮比较有弹性，不容易破。当然，每个人都有自己的窍门，孕妈妈可以用自己的方法去试一试。

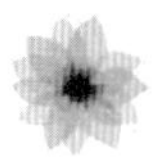

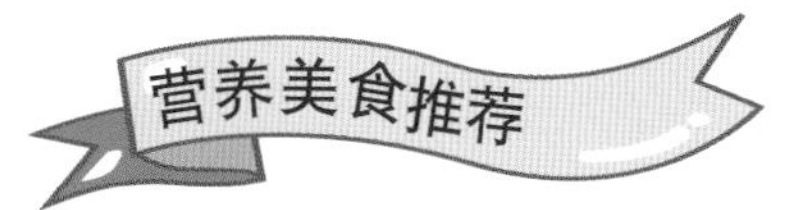

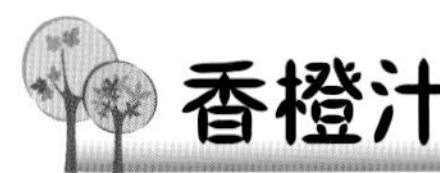

香橙汁

原料 橙子2个。

做法

1. 橙子去皮去筋切小块。
2. 将橙子倒入榨汁机内，加适量温开水，搅打成汁，即可。

功效 孕妈妈最好连同果渣一起喝，可以通便、消食、增强食欲。

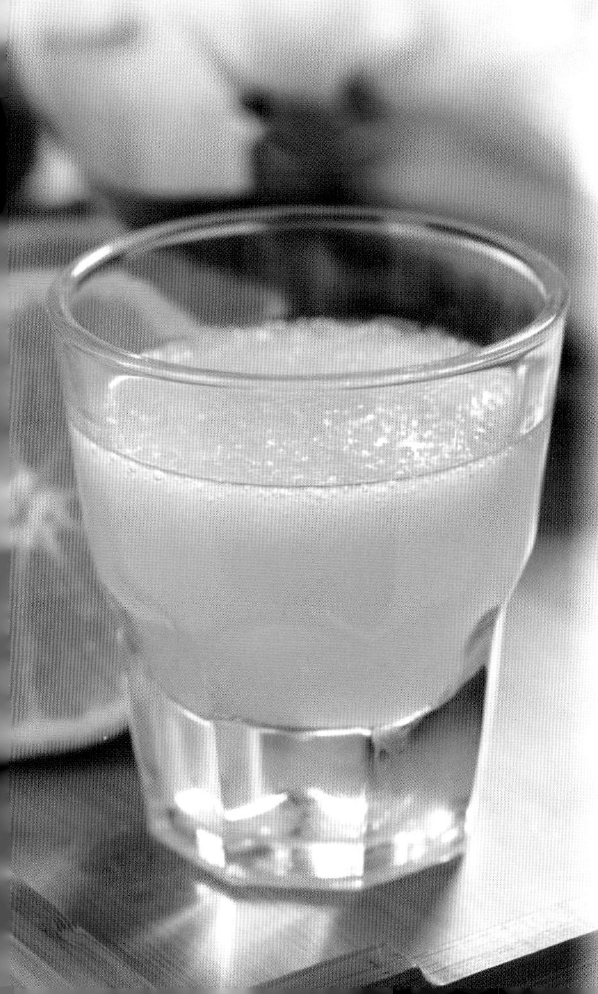

香橙苹果酱

原料 苹果500克，橙子1个，柠檬半个。

调料 细砂糖适量。

做法

1. 苹果去皮去核，切小块；橙子、柠檬分别去皮榨汁。
2. 苹果块和橙汁放入搅拌机，加柠檬汁，搅拌成果泥。
3. 将果泥倒入容器内，加入细砂糖略拌，腌制成酱，即可。

功效 孕妈妈食用此果酱，可以润肠通便、增强抵抗力、防治脂肪肝。

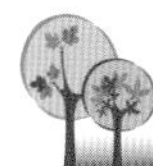

香橙鸡腿肉

原料 鸡腿2个，橙子1个。

调料 葱、姜各适量，盐、白糖各少许，料酒、酱油、蚝油各1小匙。

做法

1. 鸡腿去骨，用叉子在鸡腿皮的一面扎上几个孔；橙子榨成汁。
2. 在鸡肉中加入料酒、蚝油、酱油、盐、葱、姜以及一半的橙汁，搅拌均匀腌制20分钟。
3. 油锅烧热，下入腌制好的鸡腿，煎到两面金黄后，加入腌制鸡腿的汤汁、白糖和适量的清水。
4. 加入另一半的橙汁，大火烧开，转中火焖至10分钟，收汤至浓稠后斩块装盘，即可。

功效 孕妈妈食用此菜可以助消化、解油腻、通便排毒。

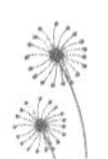

柠檬

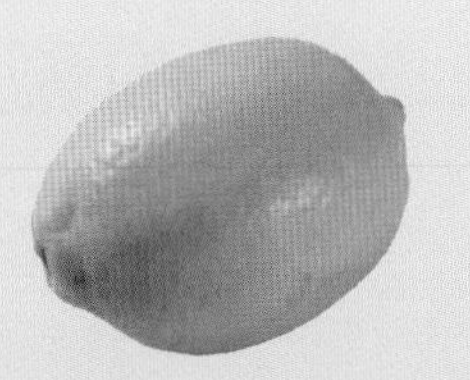

止吐圣品

别名：柠果、洋柠檬、益母果、益母子、里木子、药果。

性味：性微寒，味酸、微甘。

归经：归肝、胃经。

功效：生津止渴、清热解暑、和胃降逆、化痰止咳等。

小食材大营养

柠檬是一种营养极其丰富的水果，也是一种极富药用价值的水果，其中富含维生素C、糖类、钙、磷、铁、维生素B_1、维生素B_2、烟酸、奎宁酸、柠檬酸、苹果酸、橙皮苷、柚皮苷、香豆精、高量钾元素和低量钠元素等，对人体十分有益。柠檬因其味酸而不易被人们接受，所以很少有人直接食用柠檬，但是柠檬的营养价值使其被公认为“孕期最佳止呕食材”，孕妈妈可以换用不同的方式将小小柠檬的营养更大地激发出来。

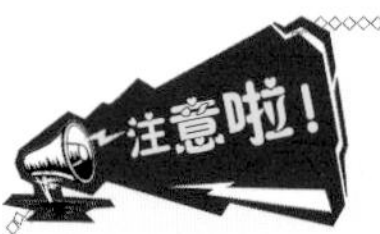

孕妈妈可以在床边放几个柠檬，早上起来嗅一嗅，有消除晨吐的效应。

孕期食补功效

◆ 健脾开胃

孕妈妈在怀孕期间经常由于妊娠反应出现口干舌燥、食欲缺乏，适量饮用一些柠檬汁，能让孕妈妈的食欲好起来。

◆ 促进发育

柠檬含有丰富的锌，孕妈妈经常适量食用，可确保对胎宝宝的生长发育起到促进作用。

◆ 预防水肿

孕妈妈食用柠檬对妊娠中因缺钙引起的抽筋、腰腿酸痛、水肿等症状有改善作用。

◆ 抗坏血病

柠檬含有的有效成分有抗坏血酸的功效，是“坏血病”的克星，因此人们称柠檬为“神秘的药果”。

食补小提示

柠檬太酸，一般不生食，而是加工成饮料或其他类型食品，如柠檬汁、柠檬果酱、柠檬片、柠檬饼等。不过孕妈妈可以用另一种方式食用新鲜的柠檬，孕妈妈可以用鲜柠檬直接饮用，将新鲜的柠檬洗净，横切成厚片，去掉种子后直接放入杯中加凉开水，加入适量冰糖就可以饮用。柠檬的用量很少，切开后吃不完的柠檬，可以切片放在蜂蜜中腌渍，也可切片放在冰糖或白糖中腌渍，需要食用时直接拿出来泡水就行。不过不论是用蜂蜜还是白糖、冰糖，都不要沾水，否则有可能会烂掉。

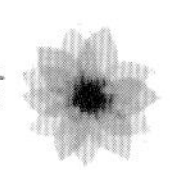

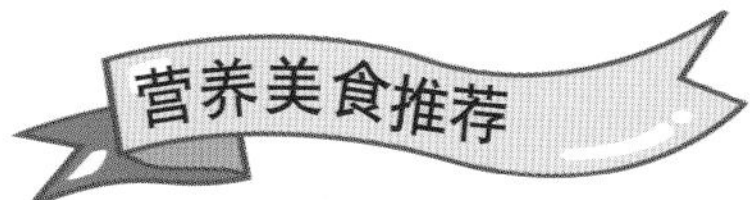

营养美食推荐

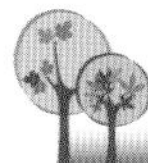

柠檬蜂蜜水

原料 柠檬1个。

调料 蜂蜜适量。

做法

1. 柠檬洗净切片，放入凉开水中。
2. 加入蜂蜜搅匀，即可。

功效 孕妈妈食用可以生津止渴、降逆止吐。

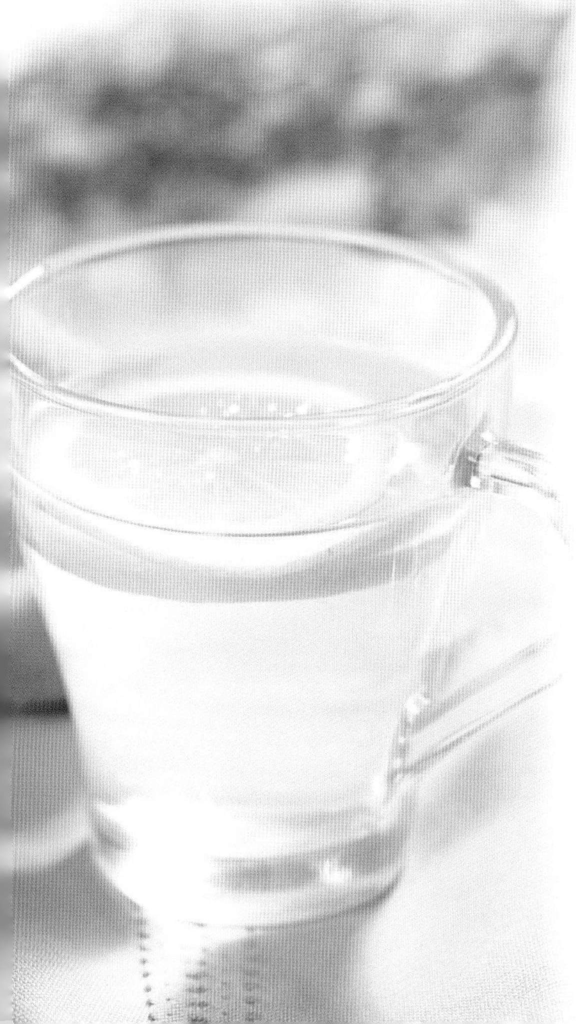

黑椒柠檬虾仁

原料 虾250克，柠檬半个。

调料 黑椒盐适量，黄油1小块，罗勒8片。

做法

1. 虾去壳，去除虾线，加入黑椒盐，拌匀，腌制10分钟；罗勒洗净，切碎，将柠檬榨成汁。
2. 锅中放入黄油，黄油融化后，先放入罗勒，再放入虾。
3. 翻炒至虾表面金黄色，挤入柠檬汁，即可。

功效 孕妈妈食用此菜可以增强抵抗力、安神助眠。

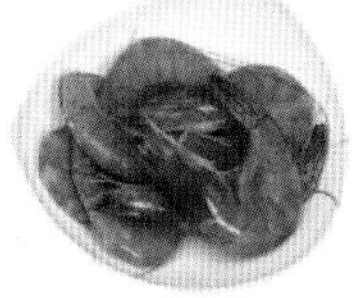

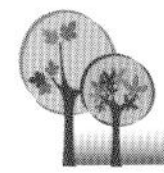

黄瓜柠檬汁

原料 黄瓜500克，柠檬2片。

做法

1. 黄瓜洗净，切段，柠檬切片。
2. 将黄瓜和柠檬榨成汁，即可。

功效 黄瓜和柠檬都有美白嫩肤的作用，孕妈妈多喝此汁，可以起到美白嫩肤的美容作用。

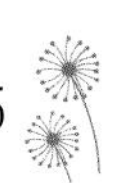

鲫鱼

补虚劳、利水肿

别名：刀子鱼、鲋鱼、鲫瓜子、鲫皮子、肚米鱼、草鱼板子、喜头、巢鱼、鲫拐子。

性味：性平、味甘。

归经：归脾、胃、大肠经。

功效：健脾、开胃、益气、利水、通乳、除湿等。

小食材大营养

鲫鱼是孕期的理想滋补食材，既便宜又营养，在我国不论南方、北方，都可以见到鲫鱼的踪影。鲫鱼含有蛋白质、脂肪、维生素A、维生素B_1、维生素B_2、维生素B_{12}和烟酸、钙、磷、铁等成分，对孕妈妈来说就是个营养小宝库。孕妈妈可以采用煮、蒸、焖、烧、炖、煎等方法烹调鲫鱼，鲫鱼不但肉质细嫩、味道鲜美，而且具有极高的滋补功效。孕妈妈食用鲫鱼可以补充营养，增强抗病能力，给自己和胎宝宝加了一道健康安全锁。

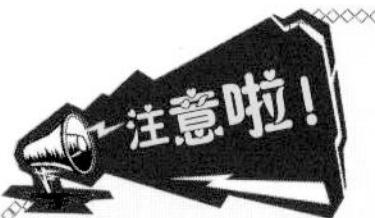

孕妈妈并不是天天都可以吃鲫鱼，在感冒、发热期间，不要多吃鲫鱼，以免引起身体不适。

孕期食补功效

◆ 利水消肿

鲫鱼能利水消肿，孕妈妈可以用鲫鱼酱烧、清蒸，营养丰富，利于消肿。

◆ 解毒

鲫鱼可以解毒，孕妈妈适量食用鲫鱼，可以及时解毒，防止其他食物中的农药、毒素带给身体的伤害。

◆ 增强抗病能力

鲫鱼含有大量的优质蛋白质，容易被人体吸收。

◆ 健脾开胃

鲫鱼可以健脾开胃、增进食欲，孕妈妈在妊娠反应期容易体虚、饮食不下，食用鲫鱼能够增进食欲，补充营养。

食补小提示

鲫鱼肉嫩味鲜，尤其适于做汤。鲫鱼汤不但味香汤鲜，而且具有较强的滋补作用，非常适合孕妈妈食用。鲫鱼与猪肝、沙参、冬瓜等不宜一起食用，与豆腐是最佳搭档。孕妈妈在选购鲫鱼时要注意，一定要选购活的鲫鱼，已经死掉的鲫鱼最好不要购买。就算活的鲫鱼也要精心选一选，新鲜的鲫鱼，其眼睛是凸的，不新鲜的鲫鱼的眼睛却是凹的。鲫鱼并不是越大越好，体型过大的鲫鱼不要购买。尽量选择身体扁平、色泽偏白的鲫鱼，这样的肉质鲜嫩、色泽味美。

营养美食推荐

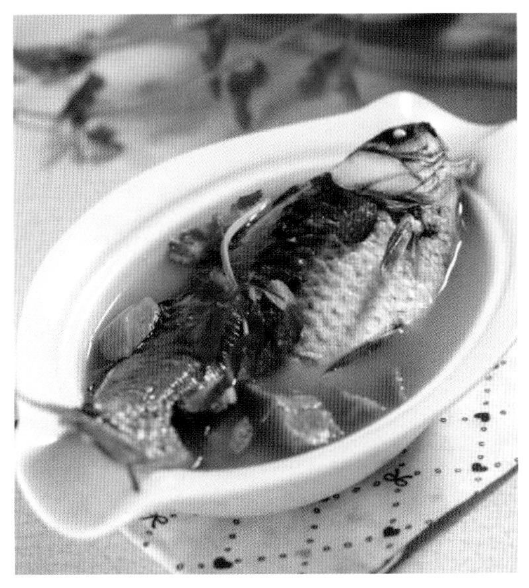

清蒸鲫鱼

原料 鲫鱼500克。

调料 生姜3片，香葱3段，料酒、酱油各1小匙，盐适量。

做法

1. 鲫鱼去内脏，鳃，鳞，鱼身、鱼肚抹少量盐，放姜片、葱段腌制10分钟。
2. 锅内水开后，放鱼，蒸8分钟左右。
3. 鱼身上放葱段，淋酱油、料酒，另起炒锅，放油加热，淋在鱼上，即可。

功效 孕妈妈食用此菜可以补虚，减轻疲劳。

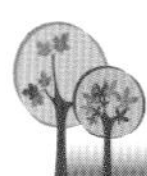

木瓜枸杞子鲫鱼汤

原料 鲫鱼1条，木瓜100克。

调料 生姜2片，枸杞子20粒，盐适量。

做法

1. 鲫鱼处理干净；枸杞子洗净；木瓜去皮，洗净切块。
2. 油锅烧热，放入姜片，放入鲫鱼煎至两面金黄，放入开水，大火煮开后转小火煮20分钟。
3. 放入枸杞子、木瓜，再煮10分钟，放入盐调味，即可。

功效 鲫鱼有健脾利湿、和中开胃的功效，孕妈妈食用有很好的滋补作用。

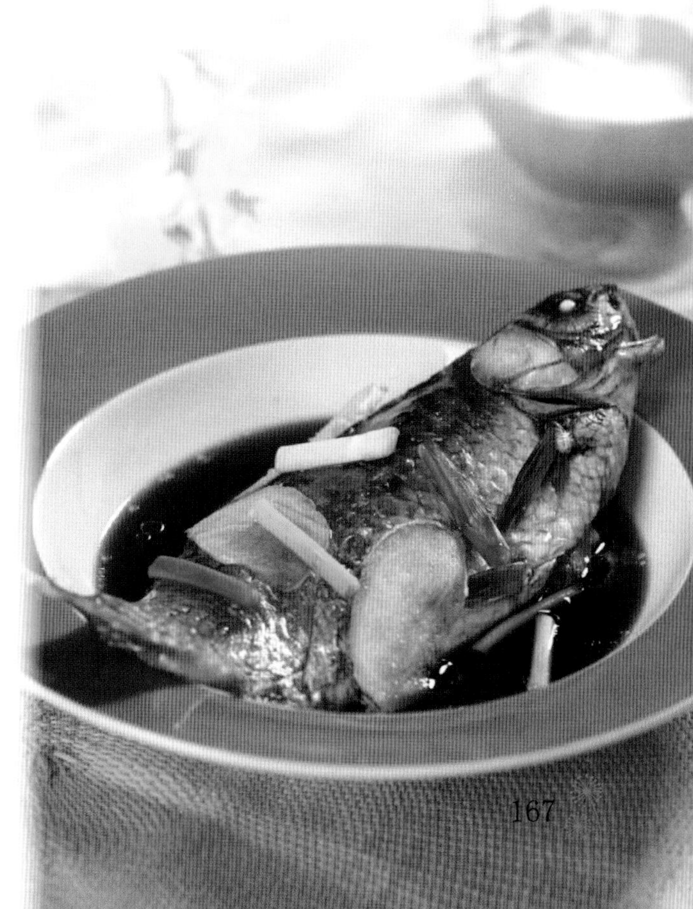

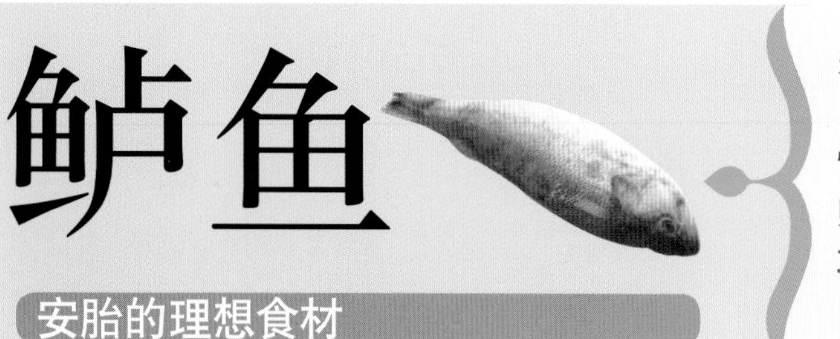

别名：花鲈、寨花、鲈板、四肋鱼、鲈鲛。

性味：性平，味甘。

归经：归肝、脾、肾经。

功效：健脾胃、化痰止咳、补气、益肾、安胎等。

小食材大营养

鲈鱼含蛋白质、脂肪、碳水化合物等营养成分，可以为人体提供大量必需的营养成分。鲈鱼还含有维生素B_2、烟酸和微量的维生素B_1、磷、铁、钙、镁、锌、硒等物质，为人体补充能量。鲈鱼含有的脂肪很少，但是很优质，孕妈妈食用鲈鱼既可补身，又不会造成营养过剩而导致肥胖。鲈鱼肉质白嫩、清香，没有腥味，肉为蒜瓣形，最适宜清蒸、红烧或炖汤。

孕妈妈食用鲈鱼可以有多种方式，比如蒸、烧、炖等，不论采用哪一种方式，都要将鲈鱼煮熟、煮透，以免产生对身体不利的物质。

孕期食补功效

◆ 补肝肾

鲈鱼具有补肝肾、益脾胃、化痰止咳的功效，孕妈妈不妨经常食用。

◆ 安胎

鲈鱼含有十分稀有的游离脂肪酸，有预防早产、安胎的作用。

◆ 维持神经系统正常发育

鲈鱼含有较多的铜元素，铜能维持神经系统的正常功能并能促进人体内多种代谢关键酶功能的发挥。孕妈妈食用鲈鱼，非常有益于胎宝宝大脑的发育。

◆ 补血益气

中医认为鲈鱼有健身补血、健脾益气的功效，孕妈妈在孕期需要补血、补气，不仅为胎宝宝提供更多的营养成分，还可以为即将到来的生产准备“力气”。

食补小提示

鲈鱼的肉质不但细嫩，而且味道清香没有腥味，如果用鸡汤进行烹调，鱼肉的味道会更好。在秋末冬初，鲈鱼的肉质特别鲜美，因此是食用鲈鱼最佳的时节。

不新鲜的鲈鱼不仅影响口感，对身体还不利，严重的会引发疾病。孕妈妈在购买鲈鱼时要从鱼的眼、鳃、鱼体、鱼肉等方面加以鉴别，鱼眼凸出、鱼鳃发红、鱼体匀称、鱼肉紧实的就是新鲜的鲈鱼，否则就不是新鲜的，尽量不要购买。

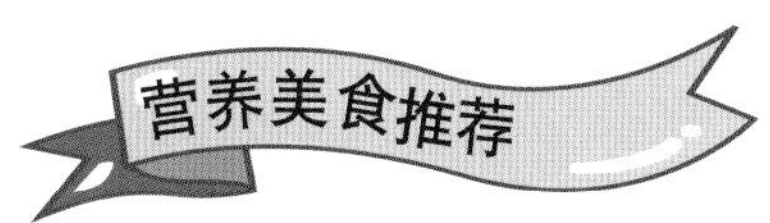

营养美食推荐

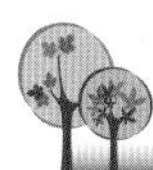

红烧鲈鱼

原料 鲈鱼1条，香芹1棵。

调料 姜丝适量，红葱头2个，大蒜5瓣，盐、白糖、淀粉各适量，鱼露、酱油、料酒各1小匙。

做法

1. 鲈鱼用料酒、盐、姜丝腌制10分钟。
2. 红葱头洗净，剁碎；大蒜洗净，切粒；香芹洗净，切段。
3. 加适量酱油、盐、白糖、鱼露和温水搅匀调成红烧汁备用。
4. 腌好的鲈鱼炸至表面金黄，捞出沥油。
5. 锅中留底油烧热，把姜和葱粒下锅煸香出味，加入红烧汁大火烧开，放入鲈鱼。
6. 加入香芹、水淀粉，大火收汁，即可。

功效 此菜鲈鱼香酥可口，孕妈妈食用可以增强抵抗力。

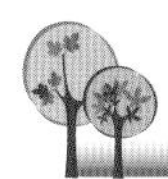

清蒸鲈鱼

原料 鲈鱼1条，红椒、黄椒各半个。

调料 葱白1段，生姜1小块，盐、白胡椒粉各适量，酱油、蒸鱼豉油各1大匙。

做法

1. 鲈鱼清洗干净，从鱼背中缝处拿刀轻轻划开半指深一刀，将鱼身上多余水分擦净。
2. 用盐、白胡椒粉抹匀鱼全身，腌制。
3. 葱白、生姜洗净，切细丝；红、黄椒洗净，切条。
4. 鲈鱼蒸好，将葱姜丝和彩椒条放到鱼身上。
5. 用蒸鱼豉油、酱油、温水、盐调成汁，在鱼身上泼上热油，浇上汁即可。

功效 清蒸鲈鱼是一道传统名菜，口味咸鲜、肉质白嫩清香，适合孕妈妈食用。

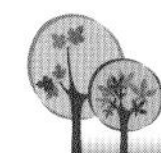

鲈鱼蒸蛋

原料 鲈鱼1条，鸡蛋2个。

调料 细香葱1棵，盐、淀粉、鸡精各适量。

做法

1. 鸡蛋打入碗中，放适量盐、与两倍蛋液量的温水，充分搅拌，过一遍筛。
2. 鲈鱼片用鸡精、盐、淀粉抓匀，葱切成葱花。
3. 锅里烧开水，鸡蛋液蒸8分钟。
4. 鸡蛋液表面差不多凝固了，将鱼片铺在上面，继续蒸15分钟，撒葱花，即可。

功效 此菜鸡蛋鲜香、鱼肉细腻，非常适合孕妈妈食用。

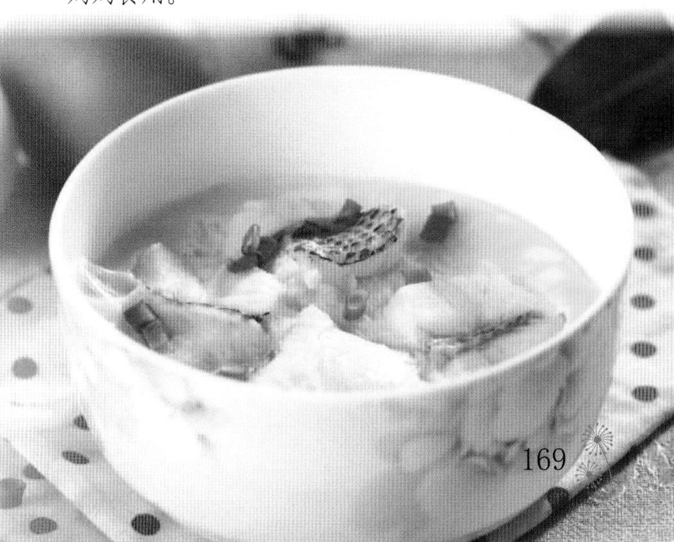

虾

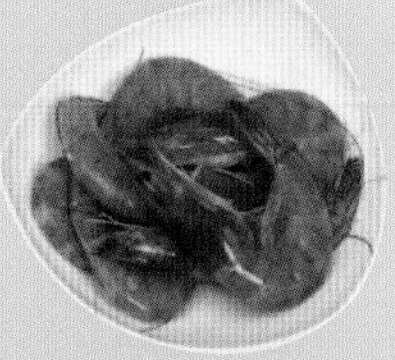

预防妊娠高血压综合征

别名： 虾米、开洋、曲身小子、河虾、草虾、长须公、虎头公。

性味： 性温味甘、微温。

归经： 归肝、肾经。

功效： 补肾壮阳，通乳抗毒、养血固精、化瘀解毒、益气滋阳、开胃化痰等。

小食材大营养

虾的种类很多，但是不论是海虾还是河虾其营养都差不多，都含有丰富的蛋白质，为人体提供必需的动力。另外还含有丰富的矿物质如钙、磷、铁、镁等，营养价值很高。虾的肉质松软，易消化，没有腥味和骨刺，对身体虚弱的人、病后需要调养的人以及孕妈妈、新妈妈是极好的营养食品。虾与燕麦、韭菜花、白菜（做熟的）、葱、香菜、豆苗、枸杞子、豆腐一起食用，不仅增强营养，还可以营养成分相互补益。

虾是发物，孕妈妈如果有过敏性疾病、皮肤湿疹、癣症、皮炎等病症，最好不要食用。

孕期食补功效

◆ 促进胎宝宝发育

虾含有大量的蛋白质，可以促进新陈代谢、调节生理功能。孕妈妈多食用虾，可以为胎宝宝提供更多的蛋白质，促进胎宝宝更健康地成长、发育。

◆ 预防早产

虾含有丰富的碘，孕妈妈摄入适量的虾，可以为身体补充大量的碘，从而可以防止早产的发生。

◆ 预防高血压

虾中含有丰富的镁，孕妈妈食用虾，可以保护心血管，预防及改善妊娠高血压。

◆ 开胃化痰

虾有开胃化痰的功效，孕妈妈适量食用虾对身体极为有利。

食补小提示

烹制虾的时候最好加入一些生姜、醋等调料，既可以杀菌，还可以去腥，让菜肴味道更美。在煮虾的时候加入一些醋，在吃虾的时候虾壳与虾肉容易分离。孕妈妈在选购虾的时候就要懂得辨别其新鲜程度，越新鲜的虾就越鲜美，否则便会鲜味尽失并且会对身体不利。新鲜的虾不时产生气泡，虾壳硬，色青光亮，眼睛突出，虾肉结实，虾味腥重。如果虾已经不新鲜了，孕妈妈不要选购，因为这些虾可能会产生氯霉素等有害成分，有可能引发再生障碍性贫血、视神经炎、皮疹等不良反应。

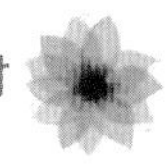

营养美食推荐

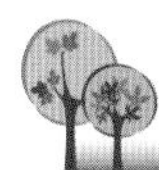

丝瓜炒虾仁

原料 丝瓜150克，对虾250克。

调料 大蒜3瓣，盐、五香粉各适量，香油1小匙，料酒1大匙。

做法

1. 丝瓜去皮，洗净，滚刀切块；大蒜洗净，切片；对虾处理干净，洗净，倒上料酒、五香粉腌制10分钟。
2. 油锅烧热，放入蒜片，炒香，下入丝瓜煸炒。
3. 丝瓜炒软后放腌制好的虾仁，虾仁炒红后，放盐、香油，煸炒一下，即可。

功效 此菜丝瓜鲜嫩，虾肉肉质细嫩，孕妈妈食用可以解毒通便、通经络、行血脉。

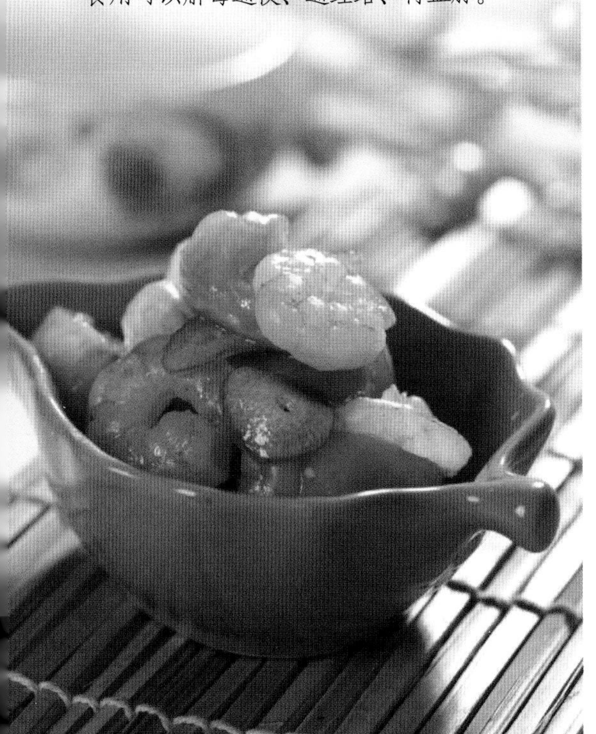

水晶虾饺

原料 面粉500克，虾200克，五花肉100克，黄瓜50克。

调料 大葱1段，生姜2片，盐、白糖、白胡椒粉、苏打粉、淀粉、鸡精各适量，酱油1小匙。

做法

1. 将面粉、淀粉，加开水和面。
2. 新鲜虾去虾皮、虾线，用苏打粉洗净，加盐、白糖、鸡精、酱油、白胡椒粉腌制10分钟。
3. 黄瓜洗净，切碎；五花肉洗净，切成末，加盐、鸡精、酱油腌制入味。
4. 包成饺子，上锅蒸熟，即可。

功效 此菜爽滑清鲜，美味诱人，极适合孕妈妈食用。

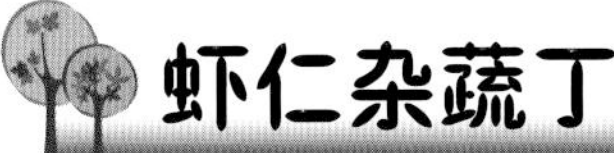

虾仁杂蔬丁

原料 虾仁200克，猪肉100克，青豆、甜玉米各50克，胡萝卜1根。

调料 盐、白胡椒粉、玉米淀粉各适量，生抽少许。

做法

1. 胡萝卜去皮切丁；鲜虾去壳去虾线，腌制；猪肉切丁，用盐、白胡椒、生抽和玉米淀粉腌制。
2. 将猪肉丁炒熟，再放入虾仁炒香，盛出。
3. 将胡萝卜丁、玉米粒和青豆炒熟，加入炒熟的猪肉丁和虾仁，放盐调味，即可。

功效 此菜品种丰富，荤素搭配，色泽漂亮，适合孕妈妈食用。

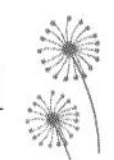

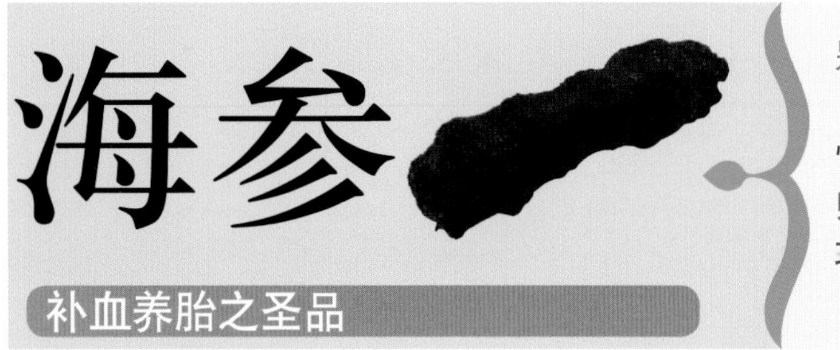

别名：刺参、海鼠、海黄瓜、海茄子、海男子。

性味：性平、味甘、咸，无毒。

归经：归脾、肺、肾、心经。

功效：滋阴补肾、壮阳益精、通肠润燥、补血、养胎利产等。

小食材大营养

海参是一种名贵的海产动物，肉质软嫩，营养丰富，是典型的高蛋白、低脂肪食物，也是传统的滋补食品。海参含有蛋白质、钙、钾、锌、铁、硒、锰等活性物质，另外还含有海参素、刺参酸多糖等其他活性成分，以及18种氨基酸。海参以其独特的营养成分，使其不仅是珍贵的食品，也是名贵的药材，是老少皆宜的食品。当然，孕妈妈的营养要求相对特殊，可以适当食用。

泡发好的海参不能存放太久，最好不超过3天。存放时最好用凉水浸泡，每天换2～3次水，泡发过程中不要沾油。

孕期食补功效

◆ 补血

海参含有大量人体所需的营养成分，还含有微量元素钒、海参素，可以参与血液中铁的输送，增强造血功能，从而有效预防孕期贫血的发生。

◆ 促进大脑发育

海参含有丰富的DHA，孕妈妈食用海参可以促进胎宝宝大脑的发育。

◆ 提高免疫力

海参含有硫酸软骨素，有助于人体生长发育，能够延缓肌肉衰老。孕妈妈食用海参可以增强身体的免疫力，有利于自身和胎宝宝的健康。

◆ 修复再生

海参有修复再生的功能，孕妈妈产前食用海参，可为即将到来的生产做好准备。

食补小提示

烹制海参时不能加醋，加了醋的海参不但吃起来口感、味道均有所下降，而且营养价值也大打折扣。孕妈妈在选购海参时要注意，海参一定要干燥，不干的海参容易变质；要挑选干瘪的海参，参体异常饱满，颜色黑亮美观的海参极有可能被加入了大量白糖、胶质甚至是明矾；另外，有的海参可能是染色的，选购的时候一定要多加注意。

涨发海参应采用少煮多泡的方法，每次煮的时间很短，浸泡的时间要很长。在海参的涨发过程中，切忌接触油、盐及碱类物质，否则会使海参收缩、失去弹性，甚至腐烂。

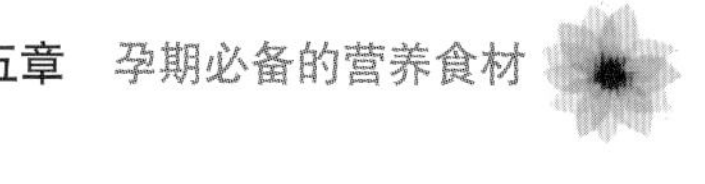

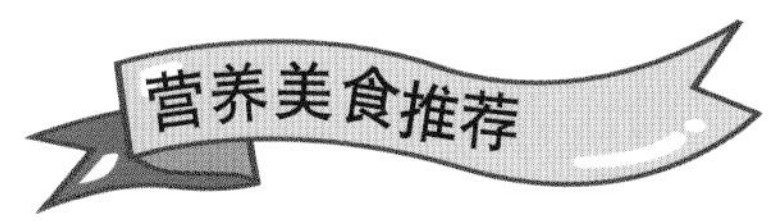

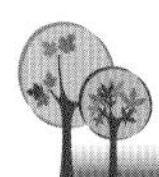

海参青菜粥

原料 大米100克，干海参3个，油菜50克，胡萝卜半根。

调料 生姜1小块，盐、胡椒粉各适量，香油1小匙。

做法

1. 海参提前泡发好，洗净，切小块；大米洗净；油菜洗净，切小段；胡萝卜洗净，切成小丁；生姜洗净，切丝。
2. 锅中加入适量清水，放入大米煮粥，煮到黏稠时加入胡萝卜丁煮。
3. 煮约10分钟，加入海参、姜丝和盐煮约5分钟。
4. 加入油菜煮2分钟，放胡椒粉和香油调味，即可。

功效 孕妈妈食用此粥可以补血、增强免疫力。

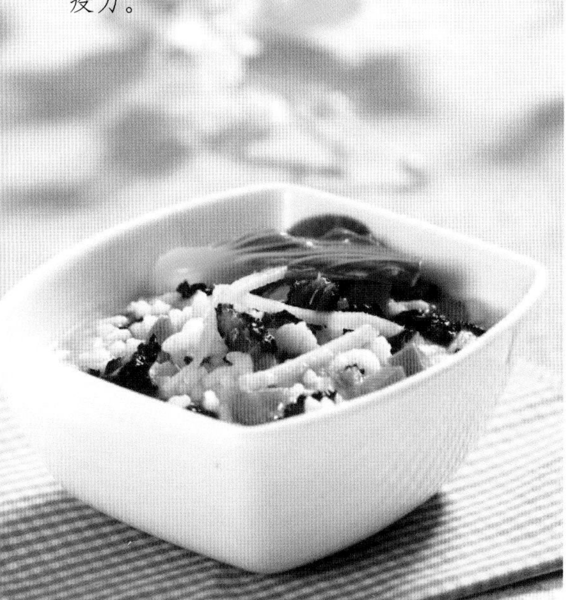

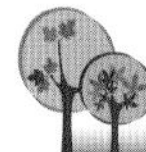

海参鸡蛋羹

原料 鸡蛋1个，海参1个。

调料 生姜1块，大蒜2瓣，香葱1棵，盐、白糖各适量，酱油1小匙，鲍鱼汁1大匙。

做法

1. 鸡蛋蒸好。
2. 葱、姜、蒜洗净，切碎；碗里放鲍鱼汁、酱油、白糖、盐、两汤匙水，兑成汁。
3. 爆香葱、姜、蒜，倒入汁，烧开。
4. 放入海参，连汁一起倒鸡蛋羹上，即可。

功效 此羹香嫩软滑、营养丰富，适合孕妈妈食用。

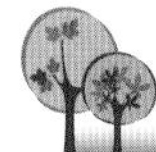

葱烧海参

原料 水浸海参2只。

调料 大葱1棵，生姜4片，酱油、蚝油各1小匙，料酒2小匙，炼猪油、白糖各适量。

做法

1. 海参洗净，切块；生姜洗净，切片；大葱洗净，葱白和葱绿分开，葱白切段。
2. 海参块放入开水中焯2分钟，捞出沥水。
3. 锅中倒入猪油，放入姜片、葱绿，熬好葱油。
4. 倒入清水，放入海参，调入料酒、酱油、蚝油、白糖，小火煨至海参入味上色。

功效 孕妈妈食用可以养血润燥、滋补强身。

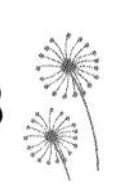

鸭血

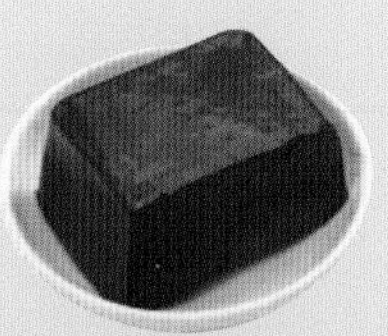

别名： 血豆腐、鸭血旺。
性味： 性寒，味咸。
归经： 归肝、脾经。
功效： 补血、解毒等。

改善孕期贫血

小食材大营养

鸭子全身是宝，不仅其肉可以吃，毛可以用，就连鸭血都可以食用。新鲜的鸭血经过特殊的处理，凝结成块，就可以成为可以食用的鸭血了。鸭血中含有丰富的蛋白质及多种人体不能合成的氨基酸，红细胞素含量也较高，还含有微量元素铁等矿物质和多种维生素。鸭血营养丰富，可以炒、煮、炖，容易被人体消化吸收。孕妈妈在孕期这个特殊的时期，适当食用鸭血对身体极为有利。

有妊娠高血压综合征的孕妈妈要少吃鸭血，以免引起不适。

孕期食补功效

◆ 预防贫血

孕妈妈和胎宝宝都需要大量的铁元素，补充血液，孕妈妈多食用鸭血可以防治缺铁性贫血。

◆ 清肠排毒

鸭血可以净化身体内尘埃及金属微粒等有害物质，以避免积累性中毒，相当于人体内多一个污物的“清道夫”。

◆ 润肠通便

鸭血可以清除肠腔的沉渣浊垢，具有利肠通便作用。

◆ 增强抵抗力

鸭血含有丰富的蛋白质及多种人体不能合成的氨基酸，以及铁、钙等各种矿物质，能为人体提供多种营养。

食补小提示

鸭血对身体有很多好处，但是现在不仅有真的鸭血还有假的鸭血，假的鸭血不但无益，甚至还会有害。孕妈妈在选购鸭血时首先可以从色泽上看，真正的鸭血呈均匀的暗红色，鲜艳过头的鸭血就不太新鲜；真正的鸭血切开后里面有很多的小气孔，如果切开后里面的气孔很少，很小，那么就是说鸭血不正宗，填充了其他的物质；真的鸭血肯定有一股血腥味道，飘着一股鸭香，如果没有血腥味，那么肯定不是鸭血。另外，鸭血比较脆，如果用手一压不易碎掉，那么很可能是有胶状物的添加剂，孕妈妈最好不要买。

营养美食推荐

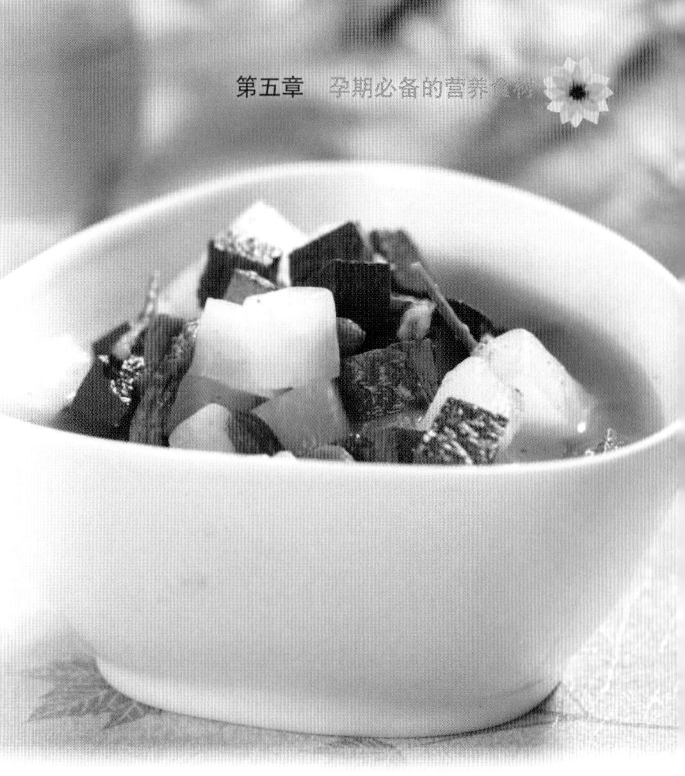

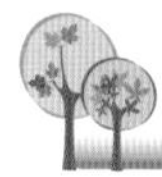

青蒜胡萝卜炒鸭血

原料 鸭血300克，青蒜50克，胡萝卜1根。

调料 姜片、蒜片各适量，盐、酱油、鸡精各少许。

做法

1. 鸭血稍微冲洗一下，切成条，放入开水中焯，捞出沥干；青蒜洗净，斜切成条；胡萝卜去皮切斜片。
2. 油锅烧热，放入蒜片和姜片爆香，放入胡萝卜翻炒3分钟。
3. 放入青蒜、鸭血条翻炒，加入酱油、盐、鸡精调味，即可。

功效 此菜营养丰富，鸭血爽滑适口，适合孕妈妈补铁补血。

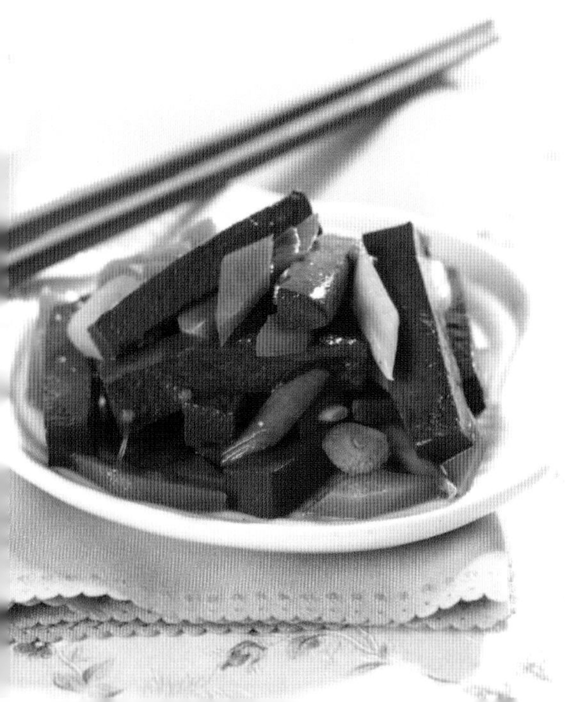

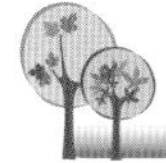

当归鸭血萝卜煮

原料 白萝卜500克，鸭血300克。

调料 当归5克，枸杞子15粒，生姜5片，盐适量。

做法

1. 砂锅中加入适量清水，放入当归和生姜片，中火煮开后，调成小火煮约10分钟。
2. 鸭血冲洗一下，切成均匀的小块；白萝卜去皮，切成小块。
3. 待当归煮出香气时，倒入白萝卜煮5分钟。
4. 白萝卜煮熟后，倒入鸭血、枸杞子和油，再煮5分钟，即可。

功效 此汤可以补血养气，适合孕妈妈食用。

牛奶

促进胎儿骨骼生长

别名：牛乳。

性味：性平，味甘。

归经：归心、肺、胃经。

功效：补肺养胃、生津润肠、镇静安神、润泽肌肤、消炎、消肿等。

小食材大营养

牛奶属于流质食物，主要成分有水、脂肪、磷脂、蛋白质、乳糖、无机盐等。牛奶的营养丰富，容易消化吸收、物美价廉、食用方便，被称为“白色血液”，是孕妈妈最理想的天然食品。牛奶中的乳糖是半乳糖和乳糖，是最容易消化吸收的糖类，这让牛奶的口感更为鲜甜，也能为孕妈妈提供更多的能量。牛奶还含有丰富的矿物质，比如钙、磷、铁、锌、铜、锰、钼等。

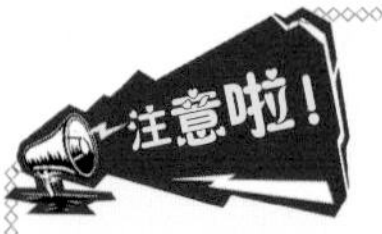

煮牛奶时最好不加糖，如果实在喝不惯无糖牛奶，也不要在煮时加，应煮熟离火后再加。

孕期食补功效

◆ 促进骨骼生长

孕妈妈常喝牛奶可降低自身骨质疏松症的发生概率，促进胎宝宝骨骼的生长发育。

◆ 美容养颜

牛奶可以滋润肌肤，保护表皮、防裂、防皱，使皮肤光滑柔软白嫩，从而起到护肤美容作用。

◆ 促进大脑发育

牛奶中含有磷、钙、B族维生素，对促进胎宝宝的大脑发育有重要作用。

◆ 镇静安神

牛奶含有可抑制神经兴奋的成分，孕妈妈容易失眠，在睡前喝一杯热牛奶，可以改善失眠的症状。

食补小提示

孕妈妈不要喝刚挤出来的“生牛奶”，喝鲜奶要高温加热，以防病从口入。孕妈妈也不要喝冷牛奶，冷牛奶会影响肠胃运动机能，引起轻度腹泻，使牛奶中的营养成分多数不能被人体吸收利用。

有的人喜欢用牛奶代替白开水服药，这样并不好，牛奶中的钙、镁等矿物质与药物发生化学反应，形成非水溶性物质，从而影响药效的释放及吸收。孕妈妈如果要服药，最好不要用牛奶代替白开水，在服药前后1小时也不要喝牛奶。煮牛奶的时候不要煮沸，煮的时间也不要太长，否则会破坏营养素，影响人体吸收。

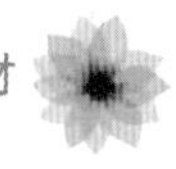

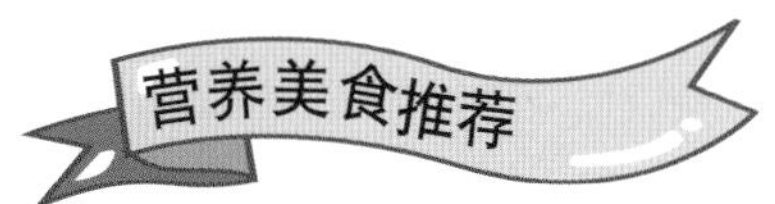

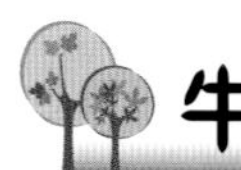

牛奶粥

原料 鲜牛奶250毫升，大米60克。

调料 白糖适量。

做法

1. 大米洗净，放入锅中，加适量清水，煮至半熟。
2. 倒掉米汤，加入牛奶，小火煮成粥，加入白糖搅拌，充分溶解，即可。

功效 孕妈妈早晚喝一些温热的牛奶粥，可以补虚损，健脾胃，润五脏。

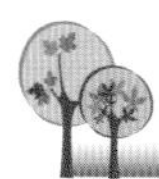

香蕉牛奶饮

原料 香蕉2根，牛奶500毫升。

调料 炼乳适量。

做法

1. 香蕉去皮，掰成小块。
2. 将香蕉和牛奶一起放入榨汁机里，再加入适量的炼乳，搅打均匀。
3. 用筛网筛1次，滤去杂质，即可。

功效 此饮香滑、滋润、甜蜜，孕妈妈餐后饮用，可以增强营养。

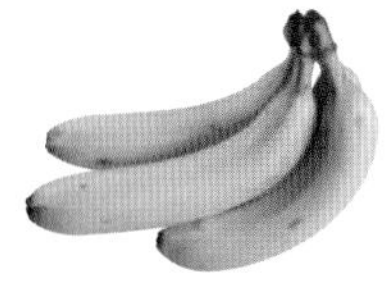

牛奶鸡蛋羹

原料 纯牛奶250毫升，鸡蛋2个。

调料 方糖适量。

做法

1. 方糖敲碎，放入蒸碗，倒入少量的牛奶溶化。
2. 将鸡蛋打入，搅散，用过滤网过滤。
3. 将剩余的牛奶倒入，搅拌均匀，盖上盖，放入蒸锅，大火蒸12分钟，即可。

功效 孕妈妈食用此羹可以补充蛋白质、钙质、乳糖，对身体极为有利。

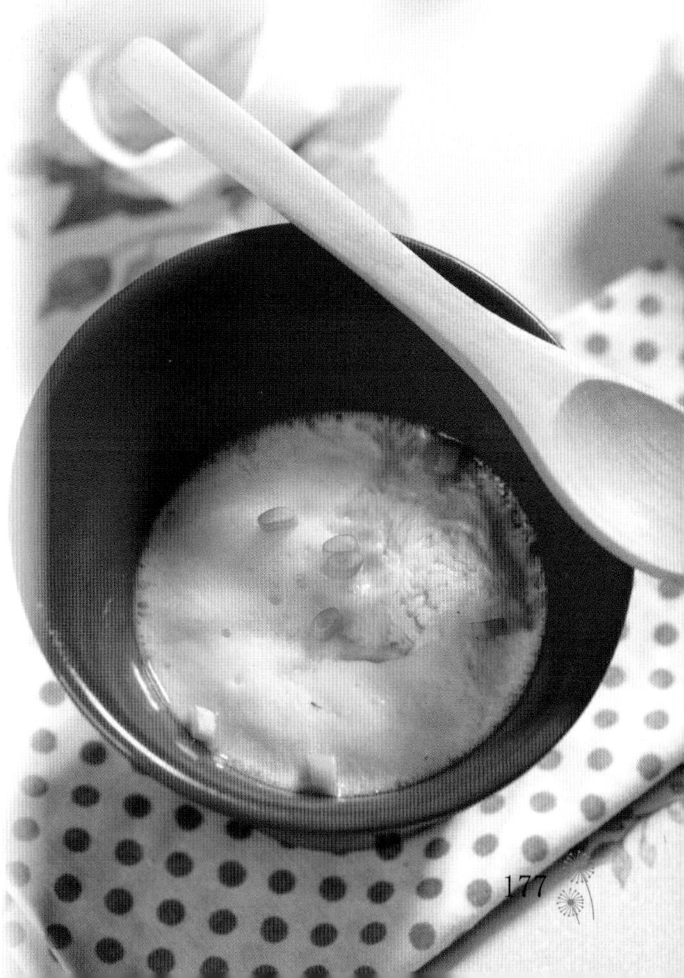

第六章

产后必备的营养食材

宝宝出生啦！妈妈改变的不仅是自己的身份，还有自己的身体，如何才能更好地承担起当妈妈的责任？这个话题太大，也太深远，妈妈需要以后慢慢去做好每一件事，当务之急就是让自己的身体保持健康，让自己以后有做事、承担责任的好身体。妈妈产后应选择合适的食材，用最适当的方式让自己的身体更快恢复健康。

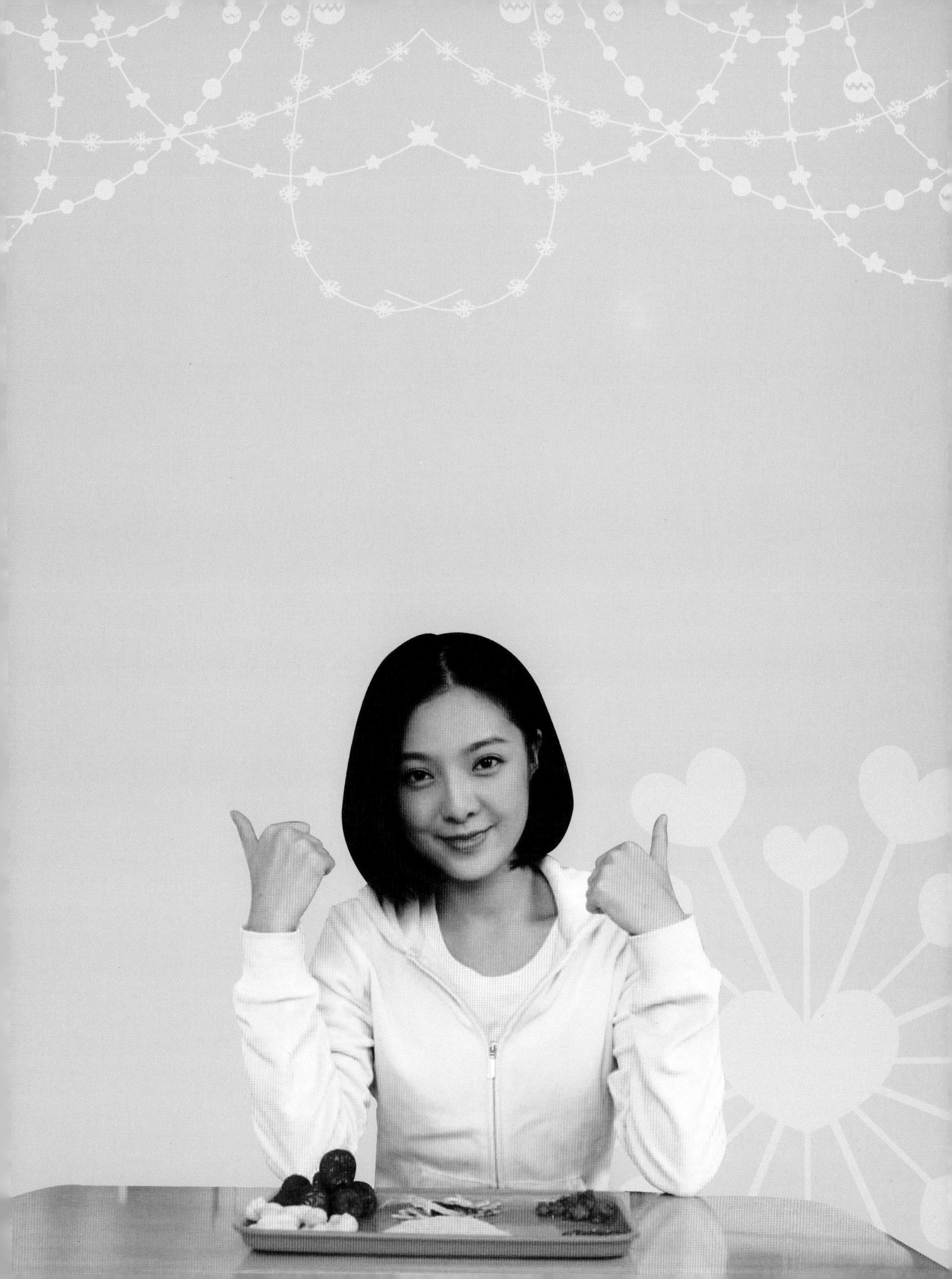

生姜

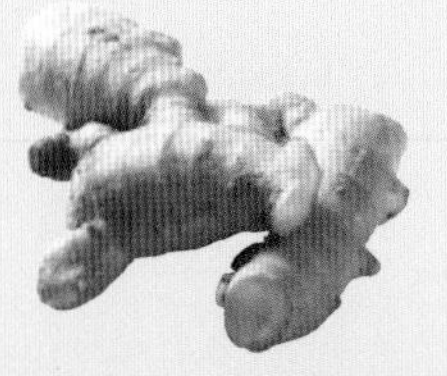

温中散寒，改善产后诸多不适

别名：姜、黄姜、鲜姜。
性味：性温，味辛辣。
归经：归肺、脾、胃经。
功效：发汗解表、温中止呕、温肺止咳、健脾益胃、活血化瘀等。

小食材大营养

生姜中含有丰富的营养成分，其中的蛋白质、脂肪、糖是人体必需的营养成分。此外生姜中还含有丰富的膳食纤维及矿物质，是日常生活中极具保健价值的食物。生姜中还含有与一般营养元素不同的成分，其中最具有代表性的是姜烯、姜油醇以及姜油酚，这些成分促使姜有独特的气味，以及与众不同的作用，极适合新妈妈食用。新妈妈可以用生姜水含漱，不仅可以消除口腔的炎症，还可以防治口臭。

生姜辛辣，剖宫产的新妈妈不能吃生姜，以免刺激伤口，引发不适。

产后食补功效

◆ 健胃益脾

生姜性温，味辛辣，具有健胃益脾、止呕开痰的作用。新妈妈食用生姜可以健胃，提高食欲。

◆ 加快血液循环

生姜可以加快血液循环，有助于疏风散寒、祛风保暖，对于的新妈妈来说，具有较好的保健作用。

◆ 活血化瘀

生姜的活血化瘀作用对新妈妈来说也是非常宝贵的，产后1～2周内饮用姜醋汁可促进恶露排出。

◆ 杀菌解毒，消肿止痛

新妈妈适量吃些生姜可以防治细菌的传染，避免一些疾病的发生。

◆ 抗氧化

生姜具有很强的抗氧化和清除自由基作用，新妈妈适量食用可延缓衰老。

食补小提示

生姜属于辛辣、温热的食物，新妈妈一次不宜食用过多，否则会增加血性恶露。新妈妈食用生姜，要本着“三适”原则：适时，待恶露转变为淡黄色或白色时开始服用；适量，以隔天小半碗或一碗姜醋的量为宜，不宜饮用浓姜汁；适度，饮用的时间不宜太长，一般10天左右即可。新妈妈食用生姜后，如果恶露突然增多或颜色变鲜红，应暂时停止或减量食用。

生姜的外皮有利尿消肿的功效，适用于小便不利、水肿等症。新妈妈食用生姜时最好不要将外皮去除，清洗干净，就可以了。

营养美食推荐

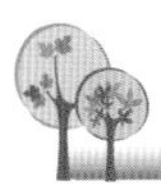

党参枸杞子姜汤

原料 党参50克，桂圆20克，瘦肉500克。

调料 枸杞子20粒，生姜3大片，盐适量。

做法

1. 党参切段；枸杞子、桂圆肉、姜洗净；瘦肉切块，焯水备用。

2. 锅中加水，大火烧开放入所有原料及调料，改小火煲2个小时左右，用盐调味，即可。

功效 此汤具有益气补血、活血化瘀的作用，新妈妈可适当食用。

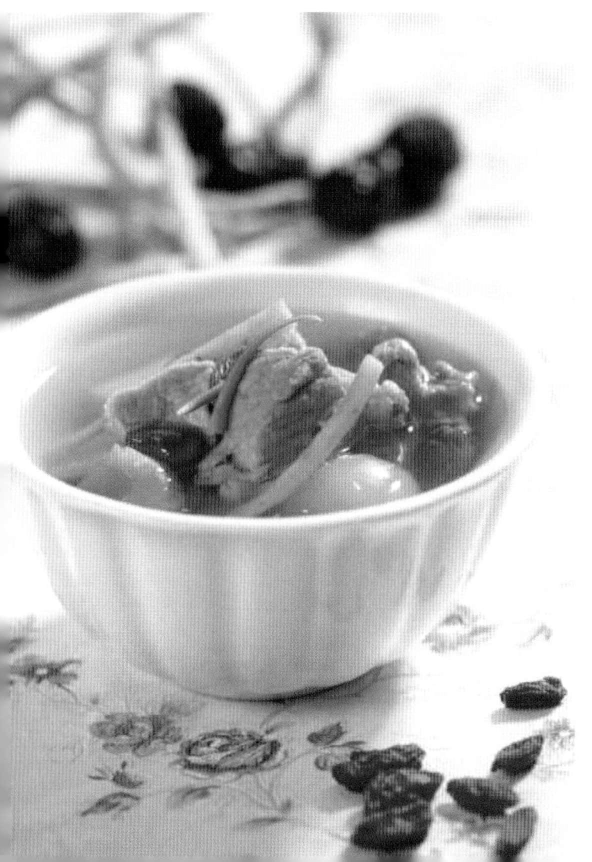

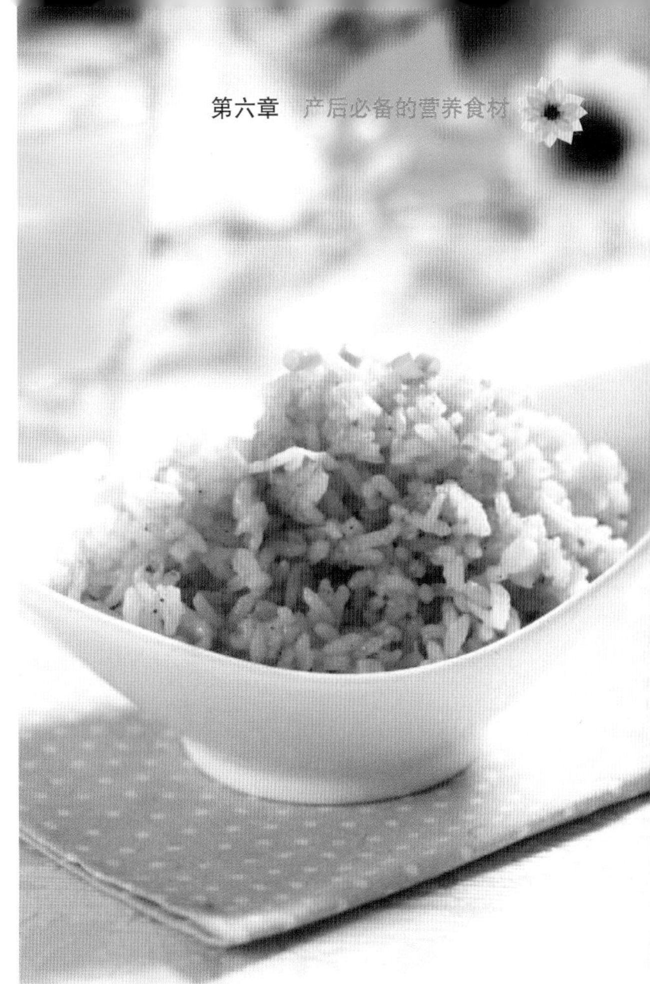

炒姜饭

原料 熟米饭1碗。

调料 生姜2大片，盐、白糖、黄姜粉各适量。

做法

1. 将姜片切成小粒状，备用。

2. 油锅烧热，下入姜粒翻炒几下，下入少许盐、白糖翻炒均匀，再放入米饭，炒至饭粒松散，加入黄姜粉炒匀即可。

功效 此饭具有温阳散寒的作用，适合新妈妈食用。

红枣

补中益气、安神养血

别名：红枣、干枣、枣子。
性味：性温，味甘。
归经：归脾、胃经。
功效：补中益气、健脾益胃、养血安神、缓和药性等。

小食材大营养

在我国的传统饮食中红枣不仅代表着营养，代表着滋补，还代表着喜气。红枣是药食两用的佳品，含有丰富的营养元素，与桃、李、杏、栗并称为“五果”。红枣含有蛋白质、多种氨基酸、胡萝卜素、维生素A、维生素B_2、维生素C、铁、钙、磷等营养成分，对人体健康极为有利。红枣含有丰富的膳食纤维、碳水化合物，新妈妈经常适量食用可达到益气补血、美容养颜的作用。

枣虽然可以经常食用，但新妈妈最好别一次吃太多，吃得过量会有损消化功能，引发便秘。

产后食补功效

◆ 补气养血

红枣有补中益气、养血安神的功效，用红枣加鸡蛋、红糖一起烹制，益气补血的作用更好，特别适合产后的新妈妈食用。

◆ 美容养颜

红枣可以滋润肌肤，养颜美容，新妈妈可以在粥里加适量红枣，使得皮肤更滋润。

◆ 增强免疫力

红枣含有大量的糖类物质，具有较强的补养作用，能提高人体免疫功能，增强抗病能力。新妈妈多吃红枣可以增强免疫力，强壮体质。

◆ 养肝护肝

孕妈妈经常适量食用，可养肝护肝，保护人体最大的造血器官。

食补小提示

红枣的营养丰富，但是枣皮如果不经细嚼，容易滞留在肠道中不易排出。新妈妈吃红枣时，应细细咀嚼，切不可囫囵吞枣。

腐烂的红枣不可以吃，人吃了会出现头晕、视力障碍等中毒反应，重者可危及生命。在为新妈妈购买红枣时要特别注意尽可能选择果形饱满，肉质肥厚，个头均匀的。另外，果皮的颜色最好是紫红、有光泽。选购干枣时最好选择外表呈紫红色，有光泽，有浅浅的、极少皱纹的为最好。

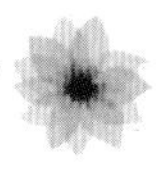

营养美食推荐

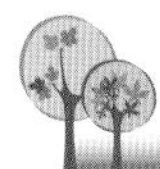

鲜藕大枣饮

原料 鲜藕250克，大枣500克。

做法

1. 将鲜藕洗净后去皮，切块备用。
2. 红枣放入清水中泡开，洗净后去核备用。
3. 将藕块、红枣一同放入锅中，加适量清水煎取汁液，代茶饮。

功效 此菜具有健脾开胃、凉血止血的作用。适用于血小板减少性紫癜。

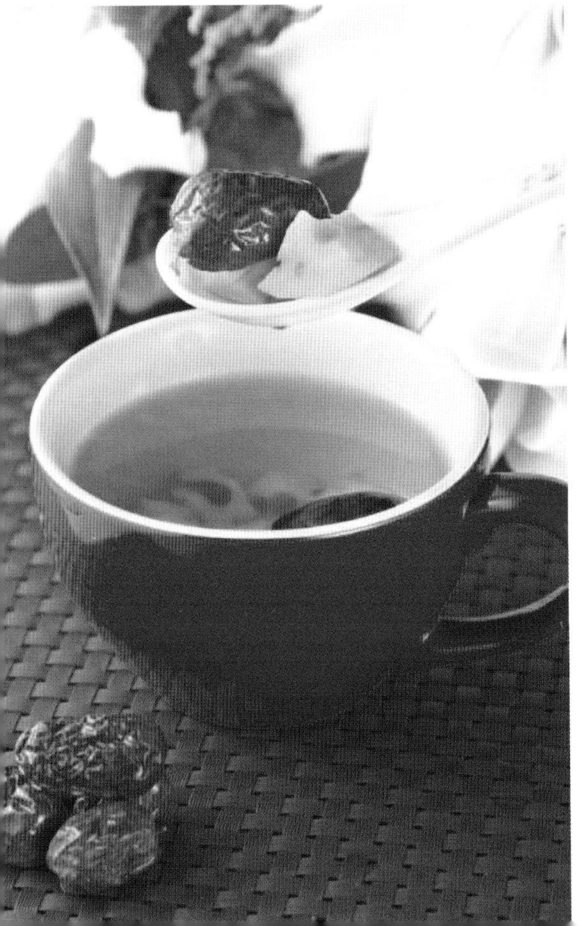

红枣冬菇蒸鸡

原料 老母鸡半只，红枣20颗，干冬菇5朵，干金针菇10克。

调料 生姜1小块，盐、香油、淀粉各适量，酱油1小匙。

做法

1. 干金针菇和干冬菇洗净，用清水泡发；老母鸡处理好，洗净，切块，用适量盐、酱油、香油、生姜、淀粉，拌匀。
2. 红枣去核，切成大块；把泡好的冬菇、金针菇挤干水分，切小块，放入盘中，加入红枣肉。
3. 把鸡肉放在铺好的3种食材上，冷水起锅，大火烧开后中火蒸2小时，即可。

功效 此菜浓香、鲜甜，可以补血、提气，适合新妈妈食用。

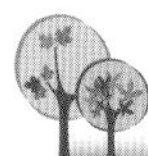

红枣鸡蛋发糕

原料 普通面粉150克，鸡蛋2个，红枣2个。

调料 酵母1克，白砂糖适量。

做法

1. 将鸡蛋打入盆中，加入冷水、白砂糖、酵母、面粉，搅拌均匀。
2. 红枣用温水洗净，切成小块放面糊中，拌均匀。
3. 拌好的面糊倒入模具中，发酵1小时左右，放入蒸锅，中火蒸35分钟左右，即可。

功效 此糕松软香甜，孕妈妈食用可以补充营养、养血补体。

当归

补气养血，促进身体恢复

别名： 干归、秦哪、西当归、岷当归、金当归、当归身、涵归尾、土当归。

性味： 性温，味甘、辛。

归经： 归肝、心、脾经。

功效： 活血止痛、补血调经、润肠通便、抗炎等。

小食材大营养

当归是一种药材，一般不作为主菜食用，只以辅助食材添加到食品中。当归含有维生素B_{12}、维生素E、维生素A、叶酸以及多种氨基酸，不仅营养丰富，而且自古就成为妇科、产科的良药。当归含有蒿本内脂、正丁烯醇、正十二烷醇、佛手柑内酯，这些成分使得当归具有特殊的香味。在食物中放入多少当归合适？这没有统一的答案，在新妈妈的食物中加入当归时尽量不要放入太多。

当归容易引火上升，新妈妈如果血虚火旺、大便溏泄，就不适宜食用当归。

产后食补功效

◆ 补血活血

当归可以补血活血、温经止痛，是药食两用的妇科良药。新妈妈在产后可以适当食用当归，对补血养血、促进恶露排出很有帮助。

◆ 抗炎、镇痛

当归的抗炎、镇痛作用非常强，新妈妈适量地服用当归则可帮助其改善此类问题。

◆ 抗菌

当归有抑制细菌生成的作用，新妈妈食用当归可以抑制大肠杆菌、伤寒及副伤寒杆菌、痢疾杆菌、变形杆菌、白喉杆菌等。

◆ 增强免疫力

新妈妈需要提高身体免疫力，当归对免疫功能低下的机体有免疫调解和恢复作用。

食补小提示

当归可以入药的是其根部，一般的药店都可以买到。在为新妈妈选购当归时要注意：

首先，当归的根头及主根要粗短，略呈圆柱形，根头部有横纹，顶端残留多层鳞片状叶基，有3～5条或更多的支根，多弯曲，长短不等；

其次，当归的表面是黄棕色或棕褐色，有不规则纵皱纹及椭圆形皮孔；

再次，当归的质地坚硬，容易吸潮变软，皮部有多数棕色油点及裂隙，木部射线细密。

最后，可以尝一下当归，有浓郁的香气，味甜、辛，微苦。

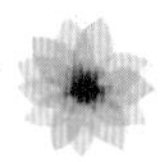

营养美食推荐

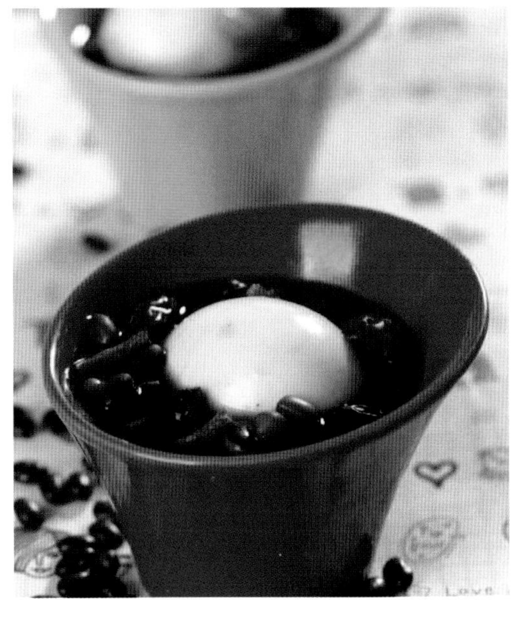

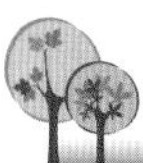

当归红枣鸡蛋

原料 鸡蛋5个，当归6片，红枣5颗，黑豆、赤小豆各75克。

调料 红糖适量。

做法

1. 先把赤小豆、黑豆泡一晚上，再用砂锅加当归片慢火煲约1小时。
2. 另开一炉，将鸡蛋煮透，剥壳，备用。
3. 红枣对半破开，去核。
4. 等豆煮开花，放入红枣、鸡蛋，再次煮开后，加红糖调味，即可。

功效 此汤添加了当归和红枣，其补血提气的作用变得更强，适合新妈妈食用。

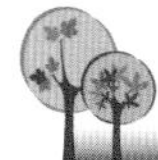

当归花生核桃汤

原料 当归片5片，花生20克，核桃30克，黄芪15克，虫草花4克，金丝枣、桂圆各5个。

调料 枸杞子10粒，生姜3片，盐适量，橄榄油1小匙。

做法

1. 核桃、当归、黄芪洗净，加清水泡2小时以上，泡至出味。
2. 将洗净的虫草花、枸杞子、枣、桂圆、姜、核桃、花生入锅，倒入适合自己口味的当归黄芪汤和水，煲至核桃酥软，加盐、橄榄油，即可。

功效 新妈妈饮用此汤可以补水分、补血、提气。

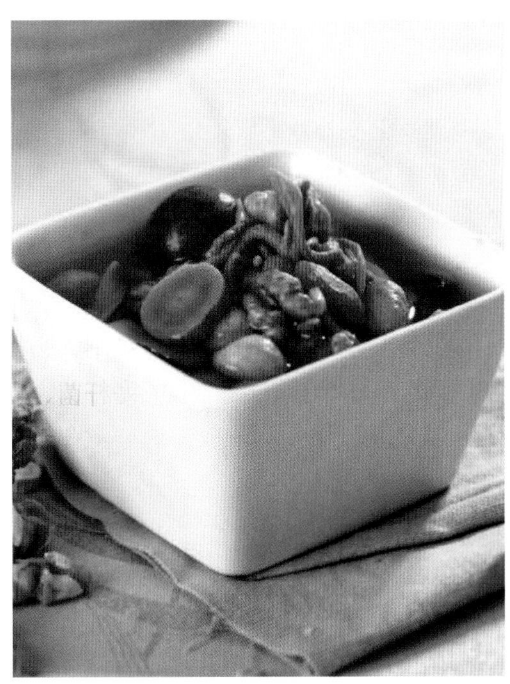

猪肝

别名：无。
性味：性温，味甘、苦。
归经：归肝经。
功效：补肝明目、养血等。

产后补血佳品

小食材大营养

猪肝历来是中国人餐桌上的常客，但是现在有些人不主张吃猪肝，称其有毒。其实，猪肝是猪储存养料的器官，同时又是解毒器官，正常的肝脏本身是无毒的，可以放心食用。猪肝含有丰富的蛋白质、脂肪、碳水化合物、钙、磷、铁、锌等营养元素，可以为人体提供大量的养分。另外，猪肝还含有硫胺素、核黄素、烟酸、抗坏血酸。食用猪肝方式多样，比如煮、炒、卤等，可以为新妈妈选择其喜欢的方式。

如果新妈妈患有高血压、肝病、冠心病等疾病就不要吃太多的猪肝。

产后食补功效

◆ 补血

新妈妈适量食用猪肝可调节和改善自身造血系统的生理功能，补血养血，调理虚弱的身体。

◆ 明目

猪肝中含有丰富的维生素A，能保护眼睛，维持正常视力，防止眼睛干涩、疲劳。

◆ 排毒

新妈妈经常食用猪肝帮助身体排毒，排除对身体有害的成分，增强身体的免疫能力。

◆ 增强免疫能力

能增强人体的免疫反应，抗氧化，防衰老，并能抑制肿瘤细胞的产生。新妈妈适量食用猪肝可以增强体质，防止其他疾病的侵害。

食补小提示

在为新妈妈选购猪肝时要注意，可以看猪肝的外表，颜色紫红均匀，表面有光泽的才是正常的猪肝；用手触摸猪肝，有弹性，无水肿、脓肿、硬块的是正常的猪肝。如果猪肝的颜色发紫，剖切口向外溢血，偶尔长有水泡，这就是病死猪的肝，不要购买。另外，猪肝的颜色虽然是紫红色，但明显发白，外形膨胀，捏扁后可以立即恢复，剖切口向外溢水，这种猪肝是灌水后的猪肝，也不要购买。

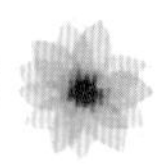

营养美食推荐

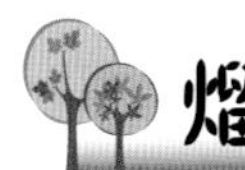

熘肝尖

原料 新鲜猪肝200克，胡萝卜半根，水发黑木耳。

调料 大葱、生姜各适量，盐、酱油、糖、醋、鸡精、淀粉各少许，料酒1小匙。

做法

1. 将葱、姜、黑木耳、胡萝卜、猪肝切好。
2. 胡萝卜、猪肝在开水中焯一下，捞出。
3. 油锅烧热，爆香葱姜末，依次加入胡萝卜、黑木耳翻炒2分钟，加入料酒、酱油、糖、醋炒匀，将水淀粉勾欠。
4. 加入猪肝，放适量盐和鸡精调味，淋入勾好的薄芡，即可。

功效 此菜鲜香适口、营养丰富，适合新妈妈产后补铁补血。

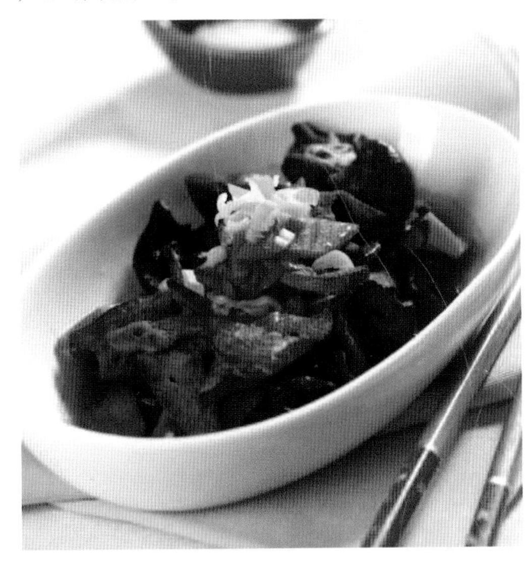

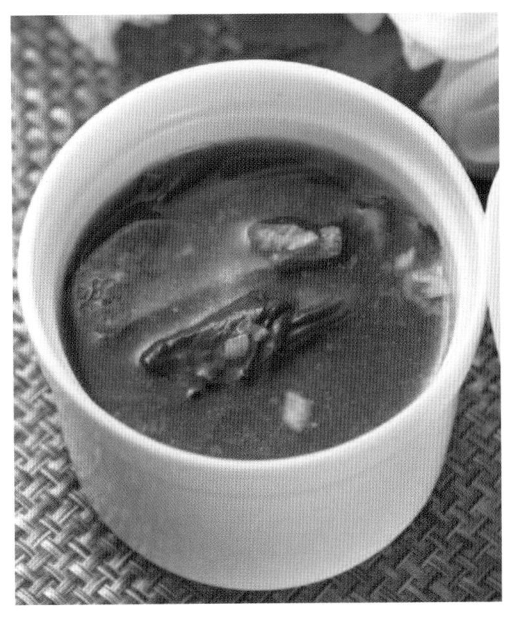

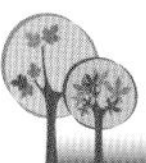

菠菜猪肝汤

原料 猪肝150克，菠菜100克。

调料 枸杞子20粒，生姜3片，盐、淀粉各适量，料酒、酱油、香油各1小匙，高汤3大匙。

做法

1. 猪肝用清水和料酒浸泡，去毒去腥，洗净，切片，用适量酱油、盐、淀粉、香油腌制10分钟。
2. 菠菜洗净，切段，放入开水中焯一下，捞出沥干。
3. 锅中放入高汤和姜片，大火煮开，放入猪肝和洗净的枸杞子，再次煮开后放入焯好的菠菜，煮开，即可。

功效 此菜猪肝鲜嫩菠菜清香，适合新妈妈食用。

鸡肉

健脾胃、补虚损

别名： 无。
性味： 性微温，味甘。
归经： 归脾、胃经。
功效： 温中补脾、益气养血、补肾益精、活血脉、强筋骨等。

小食材大营养

鸡肉，肉质细嫩，滋味鲜美，富有营养，适合多种烹调方法，自古以来就是新妈妈滋补身体的佳品。鸡肉含有蛋白质、钙、磷、铁、镁、钾、钠、维生素A、维生素B_1、维生素B_2、维生素C、维生素E和烟酸等成分，可以为人体提供多方面营养。鸡肉含有高度不饱和脂肪酸，在补充营养的同时还不会担心发胖。就算同一种类的鸡，母鸡和公鸡也有不同，最佳烹制方式也不同，在为新妈妈烹制鸡肉时要针对不同的鸡采用不同的、最适合的烹制方式。

产后食补功效

◆ 补虚

鸡肉含有丰富的优质蛋白质、不饱和脂肪酸、赖氨酸以及极具滋补作用的黑色素，具有温中益气、补虚的作用，对营养不良、贫血、产后虚弱、乏力等都有很好的食疗作用。

◆ 强筋骨

中医认为鸡肉有活血脉、强筋骨的功效。新妈妈产后体虚，多食用鸡肉可以滋补强身，对产后身体恢复有益。

◆ 催乳

鸡肉甘平无毒，新妈妈产后多喝鸡汤，能起到催乳的作用，对于产后乳汁不足的新妈妈，经常喝鸡汤也具有促进泌乳、改善乳汁稀少的作用。

食补小提示

鸡肉炖煮成汤是产后新妈妈的常见饮食，但是有的新妈妈只喝汤不吃肉，这是不科学的。鸡汤无论炖煮多久，鸡肉的营养都远远大于鸡汤。

在为新妈妈选购鸡肉的时候要注意鸡肉的外观、颜色以及质感，新鲜卫生的鸡肉颜色白里透着红，看起来有亮度，手感比较光滑。注过水的鸡肉肉质会显得特别有弹性，表面有些高低不平，最好不要选购。

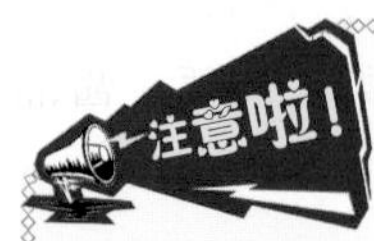

如果新妈妈只将鸡肉当做主食食用，不摄入瓜果蔬菜及粮食，可能会导致营养失衡，对恢复身体没有好处。

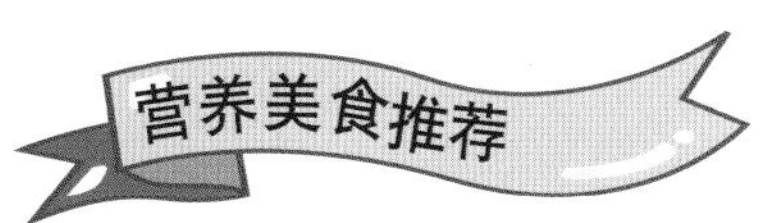

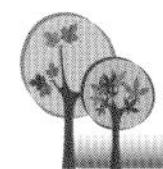

黄瓜鸡肉卷

原料 面粉100克，黄瓜1根，胡萝卜半根，鸡肉120克。

调料 盐、香油、料酒各适量。

做法

1. 黄瓜半根切块，榨汁，半根切丝；胡萝卜洗净，切丝。
2. 鸡肉洗净，切丝用料酒、盐、香油拌匀。
3. 黄瓜汁、面糊放入饼铛中煎成黄瓜饼。
4. 油锅烧热，放入鸡肉炒至变色，放入胡萝卜丝、盐，炒匀盛出。
5. 黄瓜饼铺上鸡肉丝，胡萝卜丝，黄瓜丝，即可。

功效 此饼可以直接食用，也可以蘸酱，适合新妈妈产后食用。

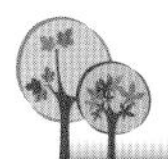

洋葱炒鸡肉

原料 鸡腿2个，洋葱半个。

调料 小葱2棵，料酒、酱油、蚝油各1大匙，淀粉、白糖各适量。

做法

1. 鸡腿肉洗净，切小块，加蚝油、料酒、淀粉拌匀，腌制10分钟。
2. 将洋葱、洗净切成片，小葱洗净切成葱花。
3. 油锅烧热，放入鸡肉，炒至变色，加入酱油、料酒和白糖，炒匀。
4. 放入洋葱炒至断生，撒上葱花炒匀，即可。

功效 洋葱营养丰富，鸡肉可以补血提气，二者搭配在一起，适合产后新妈妈食用。

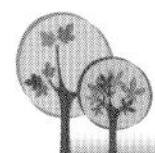

黄芪炖母鸡

原料 母鸡1只，黄芪30克，红枣10克。

调料 生姜1小块，大葱1段，枸杞子20粒，盐适量。

做法

1. 母鸡洗净，黄芪、红枣、枸杞子洗净；生姜切片。
2. 将黄芪和红枣填入鸡腹，慢炖2小时。
3. 加枸杞子和适量盐，再煮5分钟，即可。

功效 此汤有补血滋阴、润燥的作用，产后新妈妈食用可强身。

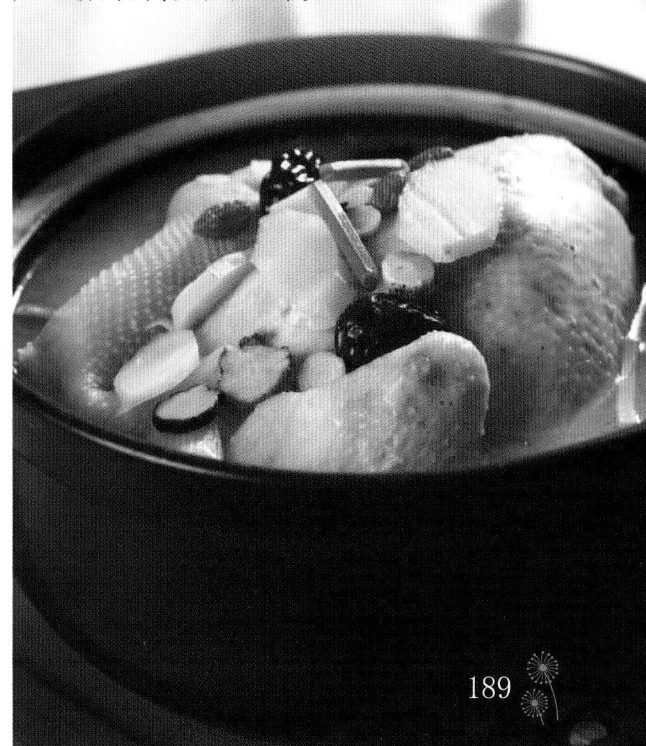

红糖

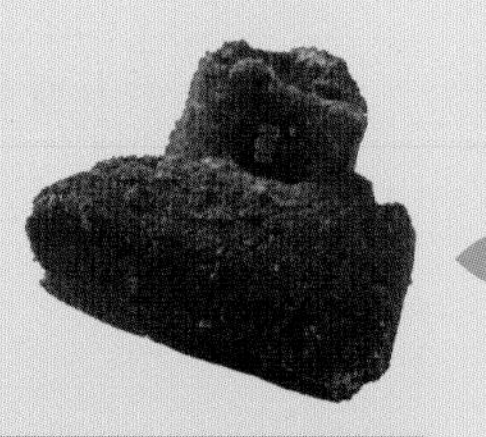

祛风散寒、活血化瘀

别名：砂糖、赤砂糖、紫砂糖、片黄糖。

性味：性温，味甘。

归经：归肝、脾经。

功效：益气补血、健脾暖胃、缓中止痛、活血化瘀、补血、破瘀等。

小食材大营养

红糖一般是将甘蔗榨汁经浓缩形成的带蜜糖，是未经精炼的粗糖，保留了较多的维生素和矿物质。红糖没有经过高度精练，几乎保留了蔗汁中的全部成分，除含有丰富的糖分之外，还含有丰富的维生素和铁、锌、锰、铬等微量元素。红糖还含有人体生长发育不可或缺的苹果酸、核黄素、胡萝卜素、烟酸。产后新妈妈、年老体弱的人、大病初愈的人都适合食用红糖。

红糖不能简单地用开水溶化，最好煮开至红糖全部溶化。在煮红糖水的时候不能用牛奶代替水，否则会使牛奶失去了原有的营养价值。

产后食补功效

◆ 护肤

红糖可以有效保护和恢复表皮、真皮的纤维结构和锁水能力，强化皮肤组织结构和皮肤弹性，新妈妈食用红糖可以补充皮肤营养，促进细胞再生。

◆ 补血

新妈妈食用红糖可以补血，弥补新妈妈生产时失去的血气。

◆ 祛风散寒

红糖有促进活血舒筋、暖脾健胃的功效，新妈妈食用红糖可以祛风散寒，有利于身体恢复健康。

◆ 促进新陈代谢

红糖可以平衡细胞内环境的水液代谢，排出细胞代谢产物，保持细胞内、外环境的清洁，从而起到促进新陈代谢的作用。

食补小提示

新妈妈如果食用红糖过多、时间过长，会使恶露增多，导致慢性失血性贫血，影响子宫恢复，还会影响新妈妈的身体健康。新妈妈食用红糖的时间不宜过久，最好控制在产后10～12天，即可。

红糖的品种很多，在为新妈妈选购红糖时要注意，优良的红糖呈晶粒状或粉末状，干燥而松散，不结块，不成团，无杂质，取少量红糖放入水中，其水溶液清晰，无沉淀、无悬浮物，闻着有甘蔗汁的清香味，喝起来口味浓甜带鲜，微有糖蜜味。

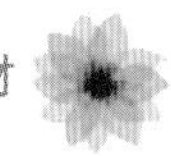

营养美食推荐

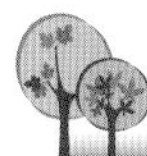

红糖南瓜红枣汤

原料 南瓜200克，红枣30克。

调料 红糖适量。

做法

1. 南瓜洗净，切块；红枣洗净。

2. 把红枣和南瓜放入砂锅中，加适量清水，大火煮开，转中火煮至南瓜熟烂。

3. 加入适量红糖，煮至红糖全部溶化，即可。

功效 新妈妈食用此汤，有提高免疫力、补中益气的作用。

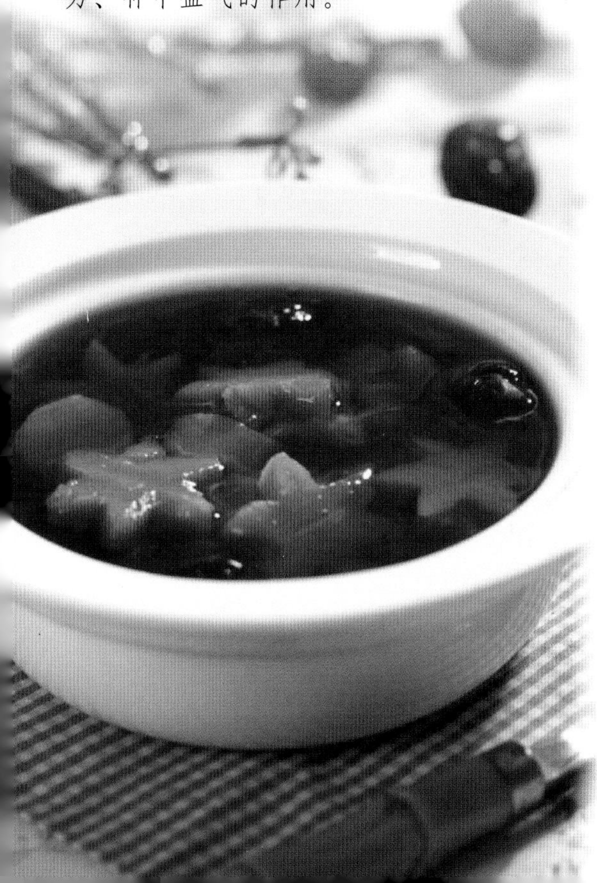

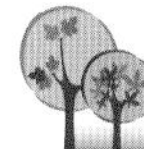

红糖煎苹果

原料 苹果1个。

调料 红糖适量。

做法

1. 苹果洗净，切薄片；红糖中加水，以3份红糖、1份清水的比例加入。

2. 把红糖水倒入锅中，中火熬化后放入苹果片，沸腾后继续保持中火熬至汤汁黏稠，苹果表皮起皱，即可。

功效 新妈妈趁温热食用此菜，可以补血、提气。

黑芝麻红糖花卷

原料 面粉500克，黑芝麻粉20克。

调料 酵母粉、红糖各适量。

做法

1. 将红糖放入热水中，拌匀使其完全溶解，加入酵母粉，拌匀，加入面粉中，揉成光滑的面团，饧约1小时。

2. 将饧好的面团分成均匀的剂子，擀成长方形面片，刷上一层薄油，撒上一层黑芝麻粉，做成花卷。

3. 将做好的花卷放入蒸锅中，大火蒸约18分钟，即可。

功效 新妈妈以此花卷当早点，可以起到益气养血、健脾暖胃的作用。

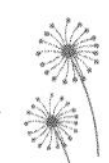

红豆

消肿、通乳汁

别名：红饭豆、米红豆、孔雀豆、相思格。

性味：性平，味甘、酸。

归经：归肺、心、脾经。

功效：清热解毒、健脾益胃、利尿消肿、通气除烦、和血排脓等。

小食材大营养

红豆的品种很多，一般可以食用的是大红豆和小红豆。红豆富含蛋白质、脂肪、维生素A、维生素B_1、维生素B_2和植物皂素以及铝、铜等微量元素，有多重功效，使其不仅是可口的食品还成为有特殊功效的药品。用红豆做成饭、粥、汤、糕点馅，美味可口，不论老少都很适宜，产后新妈妈可以用红豆煮汤、粥，软烂可口，营养丰富。

红豆是大自然对人们的馈赠，有天然的香味和甜味，制作成食品可以不加调料，如果要加也只能加糖，最好不要加盐，因为加了盐，红豆的功效就降低了。

产后食补功效

◆ 利尿消肿

红豆含有较多的皂角甙，有良好的利尿作用，能解酒、解毒，对心脏病和肾病、水肿有益。新妈妈食用红豆可以利尿，对消水肿有很好的食疗作用。

◆ 通乳

红豆富含叶酸，有催乳下奶的功效。新妈妈如果乳汁分泌不足，可以用红豆煮汤，也可以和鸡肉、鱼一起煮汤。

◆ 润肠通便

红豆有较多的膳食纤维，具有良好的润肠通便作用，新妈妈食用红豆不仅可以润肠通便，还可以降血压、降血脂、调节血糖。

◆ 预防低钾症

产后新妈妈多吃红豆，不仅可以增进食欲，还可为机体补充钾离子，从而避免低钾症的发生。

食补小提示

豆类和谷类搭配食用可以获得营养的最大化，起到营养互补的作用，提高蛋白质的吸收利用率。红豆与谷类搭配做成八宝粥、红豆饭、红豆馅汤圆等，其营养将更多被人体吸收利用。在为产后新妈妈烹制红豆时，可以适当添加一些谷类，当然，添加一些鱼类、肉类、蔬菜类，不仅增加了营养，还丰富了食物的口感，更利于产后新妈妈食用。

在为产后新妈妈选购红豆时要注意区分，选择那些颗粒饱满的、色泽自然红润的、颗粒大小均匀的。

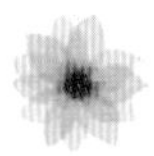

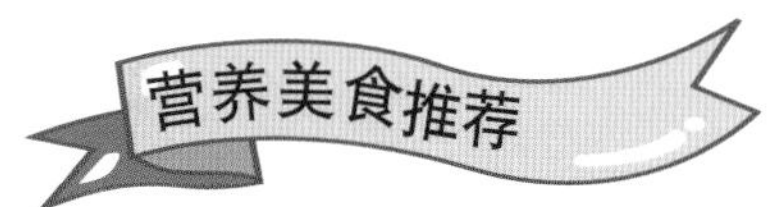

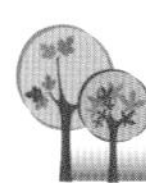

红豆紫薯羹

原料 紫薯1个，蜜红豆150克。

做法

1. 紫薯去皮，洗净，切成小块，锅中加适量水，放入紫薯块，大火煮开。
2. 煮至紫薯软烂，用搅拌器将紫薯搅拌成泥。
3. 将蜜红豆倒入紫薯泥内，搅拌成糊状，即可。

功效 此羹软烂、香甜，新妈妈食用不仅可以催乳，还可以润肠通便。

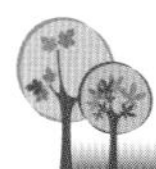

陈皮红豆沙

原料 红豆200克，陈皮10克。

调料 冰糖适量。

做法

1. 红豆和陈皮浸泡4个小时以上，洗净。
2. 将红豆放入开水焯5分钟，捞出。
3. 将焯好的红豆放入锅中，加陈皮和适量热水，煮至红豆软烂出锅。
4. 加入冰糖继续煮至融化，即可。

功效 此豆沙味道香甜，有着淡淡的陈皮香味。新妈妈食用，有清心养神、健脾益肾的功效。

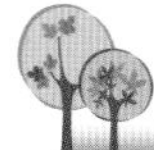

红豆鲫鱼汤

原料 鲫鱼300克，红豆100克，香菜1棵。

调料 生姜1小块，大蒜5瓣，盐、黑胡椒粉各适量，料酒1小匙。

做法

1. 红豆洗净，提前一晚浸泡；生姜洗净，切片；大蒜洗净，切片；鲫鱼宰杀洗净，撒少许盐和料酒腌制。
2. 红豆放入砂锅中，大火烧开。
3. 油锅烧热，放入姜片、蒜片爆香，放入鲫鱼煎至两面金黄。
4. 把煎好的鲫鱼放入烧滚的红豆水中，大火烧开，小火慢煲40分钟，撒入黑胡椒粉、少量盐，调味，点缀香菜，即可。

功效 此汤红豆酥烂、鲫鱼香浓，产后新妈妈食用可以催乳下奶。

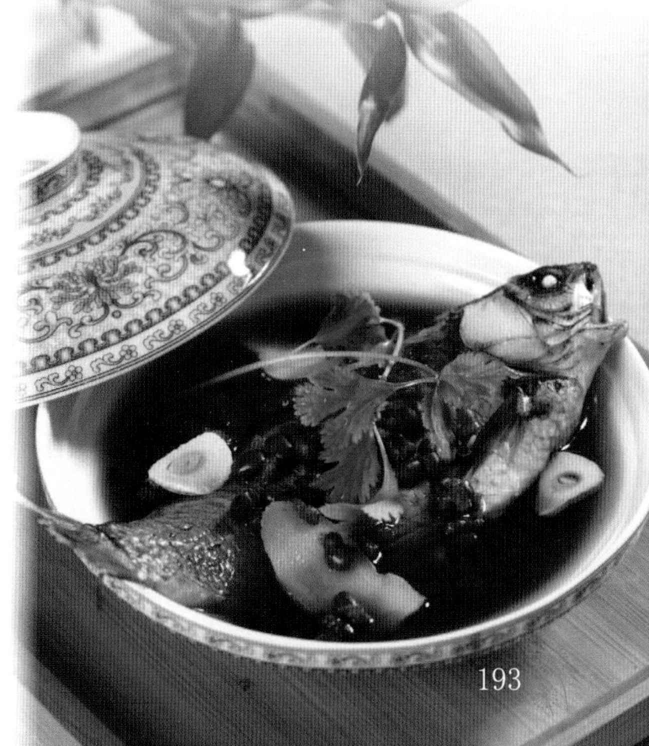

花生

养血清肺、促进乳汁分泌

别名： 落生、落花生、长生果、泥豆、番豆、地豆。

性味： 性平，味甘。

归经： 归脾、肺经。

功效： 增强记忆、延缓衰老、润肺、和胃、补脾等。

小食材大营养

花生是“长生果”，是老百姓最常用、最普遍的营养品。花生含有丰富的蛋白质、脂肪、糖类、维生素A、维生素B_6、维生素E、维生素K，以及钙、磷、铁等矿物质。另外，花生还含有8种人体所需的氨基酸及不饱和脂肪酸、卵磷脂、胆碱、胡萝卜素、膳食纤维等物质。花生的营养很丰富，不论鲜果还是干果都很适合食用，食用方式也很多样，炒、煮、蒸、炸、炖等。新妈妈多食用花生可以补充身体必需的营养物质。

煮花生比炒花生更利于人体吸收花生的营养，而且炒花生容易上火，不适宜新妈妈食用。

产后食补功效

◆ 促进发育

花生含有丰富的钙，可以促进人体骨骼的生长、发育。新妈妈经常适量食用花生则可以达到补钙目的，以确保骨骼健康。

◆ 凝血止血

花生中起到止血补血作用的不是花生的果肉，而是花生果实外面那层薄薄的红衣。

◆ 通乳

花生含有丰富的脂肪油和蛋白质，有滋补气血、养血通乳作用。新妈妈多食用花生不仅可以促进多分泌乳汁，还可提高乳汁质量。

◆ 增强记忆

花生含有维生素E和一定量的锌，能增强记忆，抗老化，延缓脑功能衰老。

食补小提示

在为新妈妈选购花生时要注意：

优质花生果的外壳呈土黄色或白色，不同品种的花生米颜色各异，色泽分布均匀一致，花生米颗粒饱满、形态完整、大小均匀，具有花生特有的气味。

劣质花生果外壳灰暗或黯黑，果仁呈紫红色、棕褐色或黑褐色，有大量变软、色泽变暗的颗粒，有霉味、哈喇味等不良气味。

另外，新妈妈不论生吃花生还是煮熟再吃，都不应该将花生红衣丢弃。

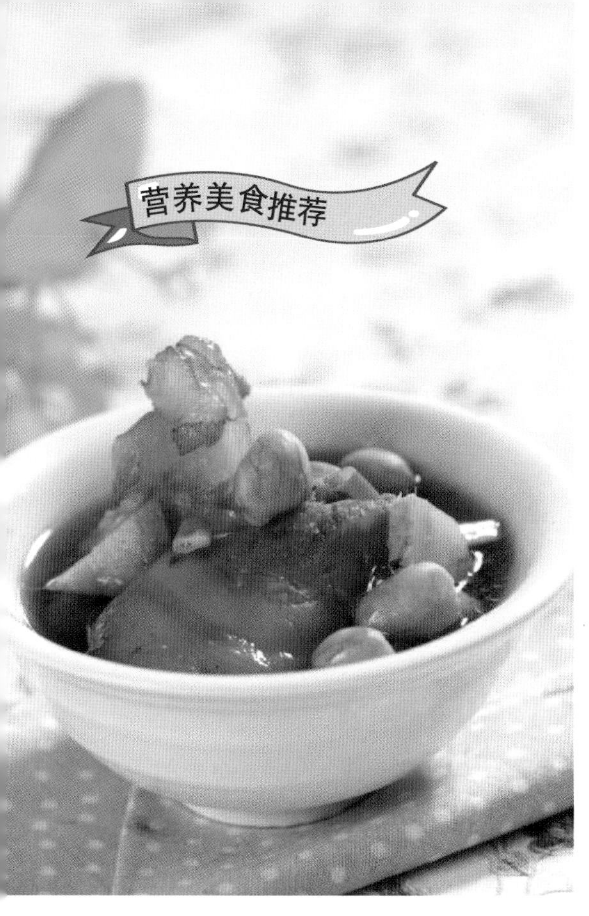

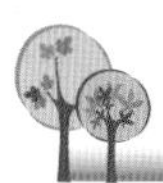

花生焖猪手

原料 猪蹄2个，鲜花生100克。

调料 生姜1小块，盐、酱油、白糖各适量。

做法

1. 猪蹄刮净外皮，洗净，斩成小块，放入开水中焯水，捞出沥干。
2. 花生洗净，浸泡；生姜，洗净，切片。
3. 油锅烧热，爆香生姜片，倒入猪蹄煸干，加酱油，炒匀。
4. 加入花生和适量的热水，大火煮开后小火炖煮2小时，加白糖和盐调味，即可。

功效 此菜花生酥香、猪蹄软烂，适合新妈妈食用。

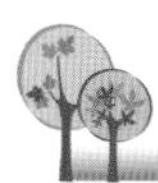

花生排骨汤

原料 花生200克，猪排骨500克，红枣5个。

调料 枸杞子10粒，生姜3片，陈皮、盐各适量。

做法

1. 排骨洗净，斩成小块，放入开水中焯5分钟，捞出，洗去血沫，沥干。
2. 花生、枸杞子、红枣、陈皮洗净。
3. 锅内加适量水，大火煮开，放入花生米、排骨、陈皮，用小火煮至肉烂。
4. 加盐调味，即可。

功效 新妈妈食用此菜，可以健脾开胃、补血止血。

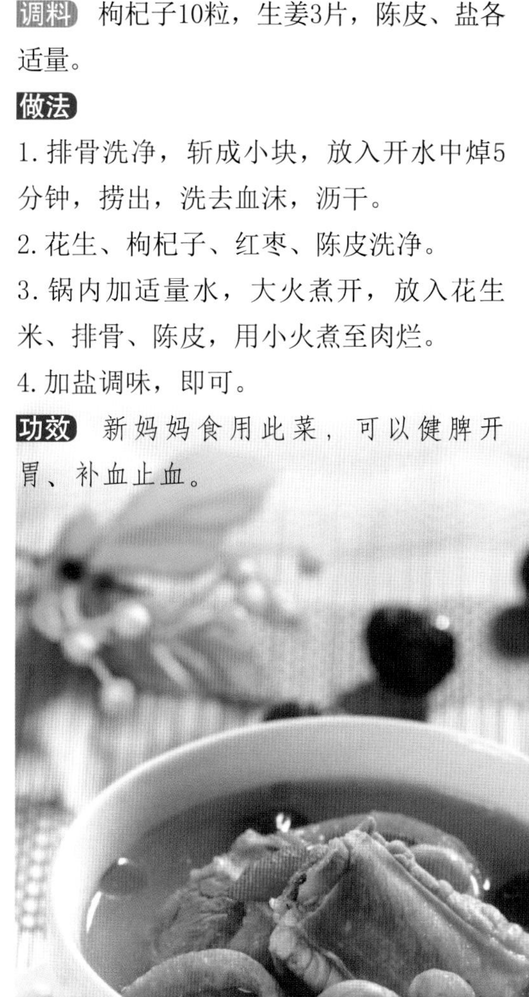

小米

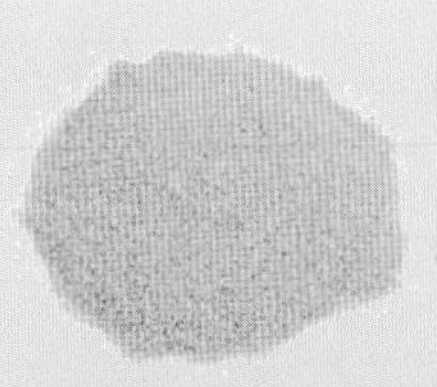

滋阴养血、健脾开胃

别名：粟米、白粱粟、粢米、黄粟、稞子、谷子。

性味：性凉，味甘、咸。

归经：归胃、脾、肾经。

功效：健脾和胃、补益虚损、和中益肾、除热等。

小食材大营养

小米是我国传统食物，深受人们喜欢。小米含有丰富的脂肪、碳水化合物，其比例都不低于稻、麦。小米中蛋白质、钙、钾、维生素A、维生素D、维生素C和维生素B_{12}含量很高，可以为人体提供丰富的营养元素。小米还含有一般粮食中不具备的胡萝卜素，可以弥补胡萝卜素的不足。在我国北方，小米是产后新妈妈滋补身体的佳品，可以单独煮粥，也可以添加红枣、红豆、红薯、莲子、百合等，熬成风味各异的营养品。

小米和大米营养互补，搭配食用可提高营养价值。

产后食补功效

◆ 治口疮

小米因富含维生素B_1、维生素B_{12}等，具有防止消化不良及口角生疮的功效。新妈妈食用小米可以防治口疮，确保口腔健康和饮食正常。

◆ 健脾开胃

小米可以“健脾胃，暖中”，具有健脾开胃的功效，新妈妈食用小米可以增强食欲，促进身体恢复分泌更多乳汁。

◆ 养血

小米具有滋阴养血的功能，新妈妈食用小米可以使其产后虚寒的体质得到调养，帮助她们恢复体力。

◆ 安眠

小米有调节睡眠的作用，用小米煮粥，新妈妈睡前服用，易使人安然入睡。

食补小提示

在为新妈妈选购小米时要注意，优质的小米米粒大小、颜色均匀，呈乳白色、黄色或金黄色，有光泽，很少有碎米，无虫，无杂质，有清香味。一般而言，黄色的比发白的好，这是因为黄色小米中富含如核黄素等营养素更多一些。如果是染色的陈米，用手拈几粒小米，蘸点水在手心搓一搓，小米颜色会由黄变灰暗，手上还会有黄色，最好不要购买。

在为新妈妈煮粥时可以加红糖，提高粥的营养价值。

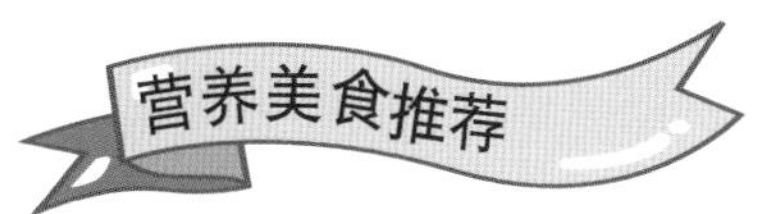

营养美食推荐

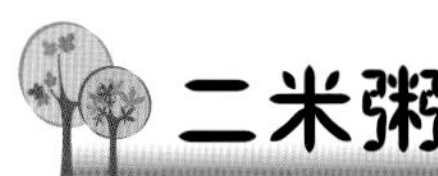

二米粥

原料 小米30克，大米50克。

做法

1. 大米、小米淘洗干净。
2. 将大米、小米放入锅中，加适量清水，大火煮开后小火煮约1小时，即可。

功效 新妈妈早晚食用此粥，可以补血养心。

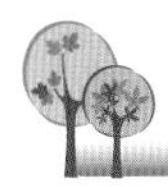

小米蒸排骨

原料 排骨400克，小米50克。

调料 料酒、酱油各1大匙，蒜末、姜末、盐、白糖各适量。

做法

1. 小米淘洗干净加适量的水浸泡20分钟，捞出沥干水分。
2. 排骨洗净，切小块，加入盐、酱油、姜末、蒜末等腌制20分钟。
3. 将腌制好的排骨加入小米中拌匀，放入碗中。
4. 将排骨放入蒸锅，大火蒸30分钟，即可。

功效 此菜小米软糯，排骨清香，适合产后新妈妈食用。

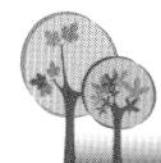

南瓜小米糊

原料 南瓜200克，小米100克。

做法

1. 南瓜去皮、去瓤，洗净后切丁；小米提前浸泡，洗净。
2. 小米和南瓜一起放入锅中，加适量清水，大火煮开后小火煮1小时，即可。

功效 此粥色泽金黄，甘香清润，适合新妈妈食用。

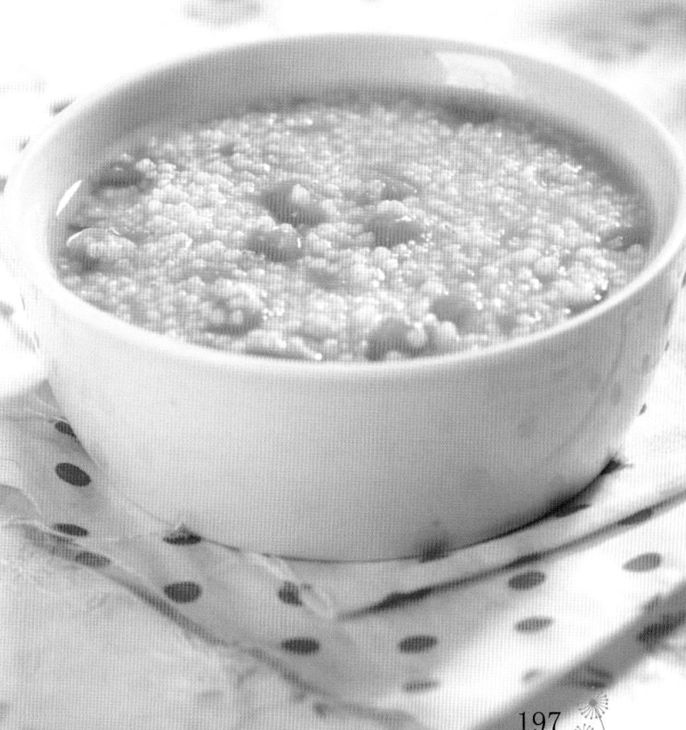

鸡蛋

促进乳汁分泌、保证母子健康

别名：鸡子、鸡卵、滚头、剥之、甩果。

性味：性平，味甘。

归经：归脾、肾、胃、大肠经。

功效：益精补气、润肺利咽、滋阳润燥、养血等。

小食材大营养

鸡蛋含有丰富的蛋白质，主要为卵白蛋白和卵球蛋白，与人体蛋白的组成极为近似，极容易被人体吸收利用。鸡蛋含脂肪、卵磷脂、固醇类、卵磷脂以及钙、磷、铁、维生素A、维生素D及B族维生素。鸡蛋含有的营养成分很丰富，但是所含的热量却不太多，适合新妈妈在产后食用。鸡蛋有很多种食用方法，相比于蒸、煎、炒、炸，煮鸡蛋的营养吸收率和消化率最高，是最佳的吃法，但要注意细嚼慢咽，否则会影响消化和吸收。

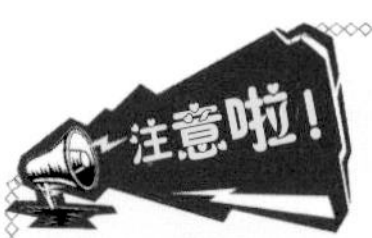

鸡蛋钙含量相对少些，和牛奶一起搭配食用可以营养互补。

产后食补功效

◆ 健脑益智

鸡蛋黄中的营养成分对增进神经系统的功能大有裨益，可以改善大脑的记忆力。新妈妈食用鸡蛋不仅可以补充大量的营养成分，还可以健脑益智。

◆ 促进乳汁分泌

中医认为鸡蛋可以促进乳汁分泌。鸡蛋可以煮、冲、蒸，添加红糖、小米等，都可以起到催乳的作用。

◆ 补血

鸡蛋含有较丰富的铁，铁元素有造血功能，并在血中起到运输氧和营养物质的作用。

◆ 滋补强壮

鸡蛋富含锌、铁、钙、铜等元素，有很高的营养价值。产后新妈妈食用鸡蛋可以改善食欲，有强身健体的作用。

食补小提示

鸡蛋的种类很多，在为新妈妈选购鸡蛋时要注意：

看外观：优质的新鲜鸡蛋蛋壳清洁、完整、无光泽，壳上有一层白霜，色泽鲜明。劣质、非新鲜鸡蛋，蛋壳有裂纹、破损。

摸外皮：优质的新鲜鸡蛋蛋壳粗糙，重量适当。劣质、非新鲜鸡蛋蛋壳有光滑感，掂量时过轻或过重。

听声音：优质的新鲜鸡蛋相互碰击声音清脆，手握蛋摇动无声。劣质、非新鲜鸡蛋碰击发出哑声，手摇动时内容物有流动感、晃荡声。

闻味道：优质的新鲜鸡蛋有轻微的生石灰味。劣质、非新鲜鸡蛋有强烈的生石灰味或轻度霉味。

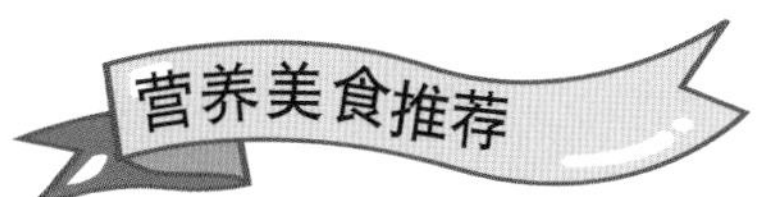

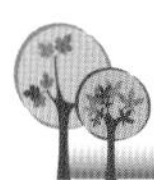

秋葵炒鸡蛋

原料 秋葵250克，鸡蛋4个。

调料 虾酱、料酒各1小匙。

做法

1. 秋葵洗净，去掉根部，切片。
2. 鸡蛋打入碗中，加虾酱、料酒调匀，将秋葵放入蛋液中搅拌均匀。
3. 油锅烧热，倒入秋葵鸡蛋液，炒熟，即可。

功效 此菜让秋葵和鸡蛋都有浓郁的海虾的鲜美和香味，新妈妈食用可以开胃。

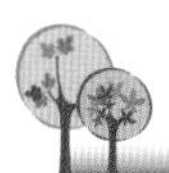

鸡蛋羹

原料 鸡蛋2个。

调料 盐、鸡汁各适量。

做法

1. 鸡蛋打入碗中，加盐、鸡汁、温开水搅拌均匀，用筛网过筛两遍，去掉蛋液中的空气。
2. 用厨房纸巾吸掉蛋羹液体表层的残留气泡，放入蒸锅内中小火蒸8分钟，即可。

功效 此羹香滑细腻，容易消化，极适合产后新妈妈食用。

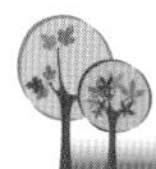

海米紫菜蛋汤

原料 海米、紫菜各10克，鸡蛋1个，香菜适量。

调料 葱、香油、盐各适量。

做法

1. 海米用开水泡软；鸡蛋打入碗内搅匀；香菜择洗干净，切成小段；葱择洗干净，切成葱花。
2. 紫菜撕碎，放入汤碗内。
3. 油锅烧热，下葱花炒香，加入适量水和海米，大火煮开，加盐，改小火，淋入鸡蛋液，放入香菜。
4. 将汤冲入汤碗内，淋入香油，即可。

功效 此汤含有丰富的碘、钾、钙、磷等多种营养素，极适合产后新妈妈食用。

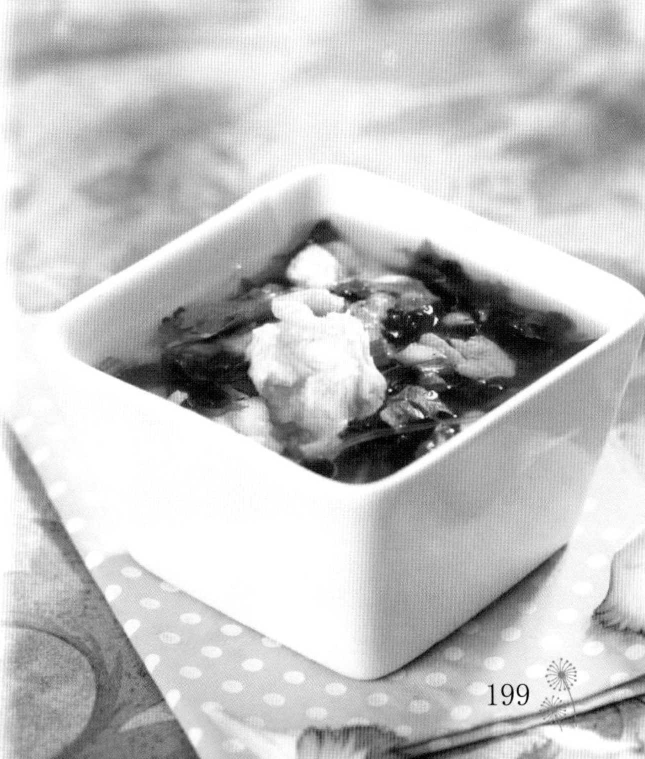

第七章

4 周营养月子餐，为后期哺乳开个好头

随着新宝宝的第一声啼哭，孕妈妈变成了新妈妈，准爸爸也升级成了新爸爸。爸爸妈妈们做好角色转变的各项准备了吗？当爸爸做妈妈没有教科书做示范，慢慢去学，用心去做，就可以了。新爸爸的首要任务就是照顾好新妈妈、认真学习如何照料新生儿；新妈妈则是要注意合理饮食，让自己的身体更快恢复，身体变得更强壮，为宝宝提供高质量、充足的“粮食”。在父母的精心照料下，小宝宝才能茁壮地成长！

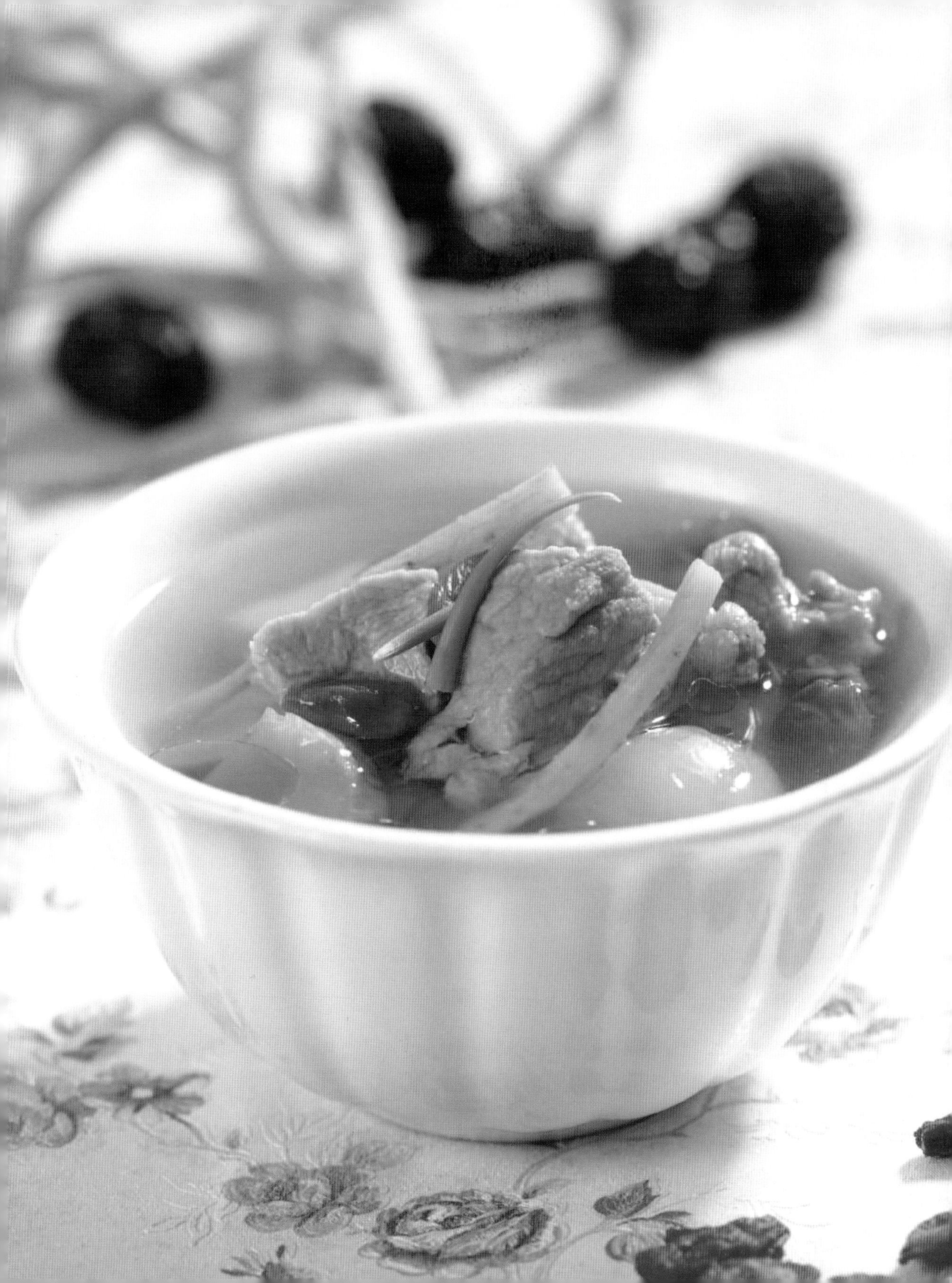

产后第一周：适应产后新生活

宝宝出生了，准爸爸和孕妈妈升级为爸爸妈妈，新妈妈要尽快适应自己的新身份、新生活，才能更好地照顾自己和宝宝。产后第一周是新妈妈的“血性恶露期”，新妈妈要从饮食上着手，促进恶露的排出，从而起到排毒的作用。

新妈妈的现状

刚刚生下宝宝的新妈妈最大的变化就是肚子小了，子宫缩小了很多，并且子宫内膜也在慢慢生长。新妈妈的乳房增大，变坚实，开始分泌乳汁。在生产的过程中会阴部可能会有撕裂或侧切，会出现充血和水肿现象，小便时会疼痛。剖宫产的新妈妈会阴部可能保护得很好，但是肚子和子宫上都有伤口，子宫缩小时的疼痛更厉害一些。新妈妈的皮肤排泄功能旺盛，排汗很多。

新宝宝的现状

刚出生的新宝宝并不漂亮，很爱睡觉，仿佛一整天绝大部分时间都在睡觉。从出生第2天起新宝宝终于可以排便了，两三天就会把胎便排净。就在新宝宝排胎便期间，大多数的新宝宝都会出现黄疸症状，皮肤变黄。这种生理性的黄疸不需要特殊处理，一般7天左右就能够自行消退。新宝宝出生后脐带被剪断了，开始了完全属于自己的人生路。

营养补充原则

产后第一周，新妈妈的饮食要求既要营养又要清淡、适口，太油腻、厚重的食物对新妈妈反而不利。新妈妈要适当增加一些含蛋白质丰富的食物，如豆制品、蛋类等对身体恢复很有帮助。此外，产后第一周虽然不必大力催奶，但没有乳汁对宝宝来说也无益，新妈妈可多喝些营养清淡的汤粥，如小米粥、丝瓜汤、瘦肉汤等。为了保证乳汁的质量，新妈妈最好不要吃油条、油饼等油炸食物及辣椒、茴香、韭菜等刺激性食物。

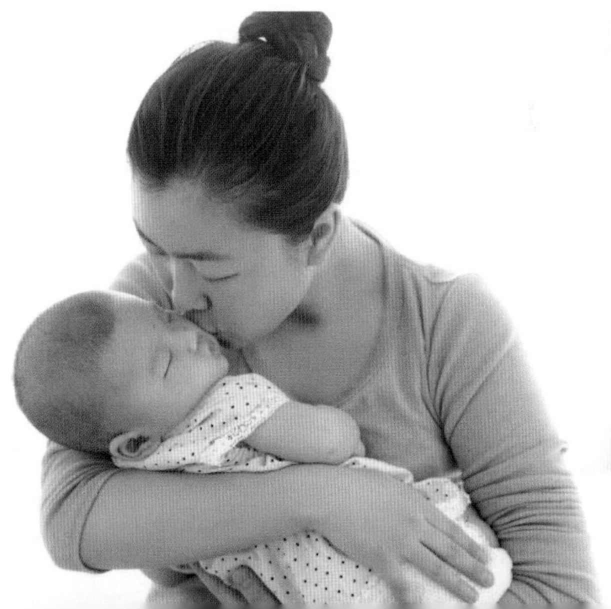

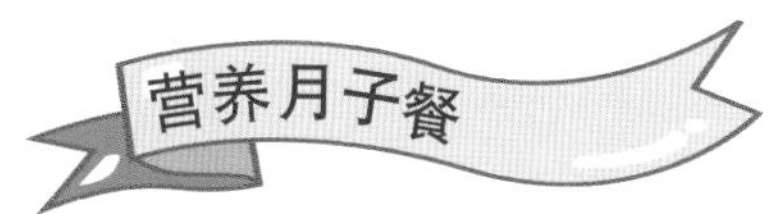

营养月子餐

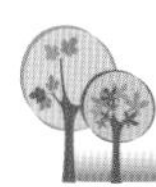

生地益母草粥

原料 鲜益母草汁10克，鲜生地黄汁、鲜藕汁各40克，大米100克。

做法

1. 砂锅内加足量清水，大火烧开，放入大米，煮开后改小火，煮约30分钟。
2. 加入鲜益母草汁、鲜生地黄汁和鲜藕汁，大火再煮约5分钟，至熟，熄火晾至温热，即可饮用。

功效 此粥可以滋阴、消瘀，产后新妈妈如果有产后血晕、恶露不净等症状，极适宜食用。

生化汤

原料 当归16克，川芎8克，桃仁（去心）1.5克。

调料 炙甘草、干姜各1.5克，江米酒500毫升。

做法

1. 将当归、川芎、桃仁(去心)、干姜、炙甘草略洗，放入容器内，将江米酒倒入，略微浸泡。
2. 大火煮开后，小火加盖熬煮45分钟，煮至汤汁只有250～300毫升时，关火，即可。

功效 此汤是新妈妈产后最好的补身良方，可活血养虚、祛恶露、帮助子宫收缩。自然分娩连续服用7天，剖宫产连续服12天，效果最好。

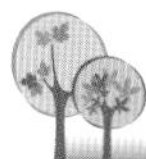

枸杞子乳鸽汤

原料 乳鸽300克，枸杞子20粒。

调料 葱段、生姜片、盐、白糖各适量。

做法

1. 乳鸽洗净，剁为大块，放入开水中焯去血水，捞出洗净，沥干。
2. 枸杞子用温水泡开。
3. 锅内加适量清水，大火烧开，放入枸杞子、乳鸽块、葱段、生姜片，小火煲约3小时，加入适量盐、白糖调味，即可。

功效 乳鸽可以补肾益气，产后新妈妈食用此汤可以改善体虚、气短、乏力等症状。

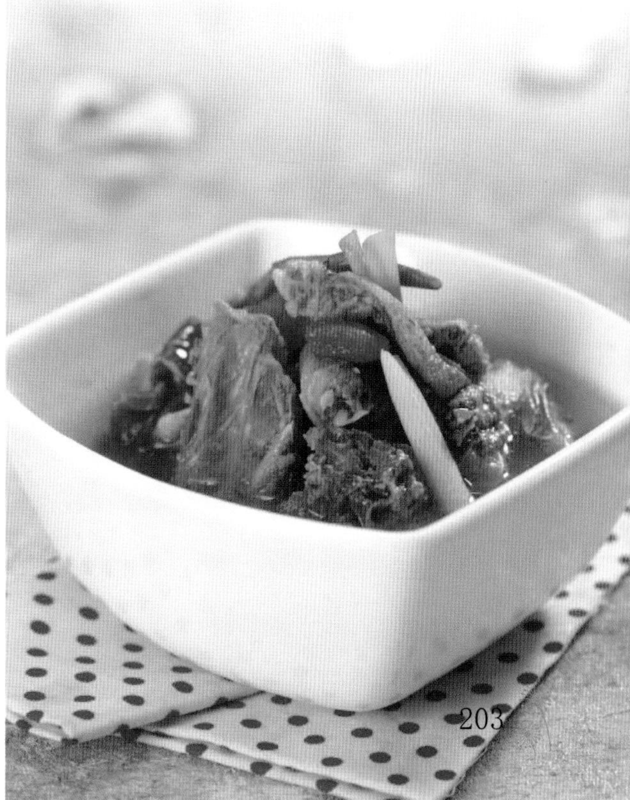

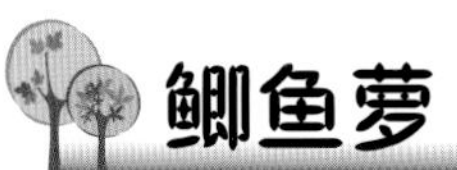

鲫鱼萝卜丝汤

原料 鲫鱼400克，白萝卜50克。

调料 生姜3片，盐、胡椒粉各适量。

做法

1. 鲫鱼宰杀好，洗净，抹干表面水分。
2. 油锅烧热，放入姜片煎一下，放入鲫鱼，中火煎至鱼身两面发黄。
3. 倒入足量开水，大火烧开后转中火煮约30分钟。
4. 白萝卜去皮切丝，倒入萝卜丝再煮5分钟，加盐、胡椒粉调味，即可。

功效 白萝卜可以通气，鲫鱼能通乳、强体，产后新妈妈食用此汤可以明目、养胃、强身健体、下奶。

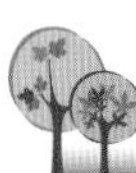

山楂红糖汤

原料 新鲜山楂100克（山楂片30克）。

调料 红糖适量。

做法

1. 新鲜山楂洗净，切成薄片，沥去水分。（如果是干的山楂片，洗净就行。）
2. 锅中加入适量清水，水开后加入山楂，大火煮至山楂烂熟。
3. 加入适量红糖，再煮10分钟，即可。

功效 此汤有增进食欲、促进消化、化淤血、补血的作用，新妈妈每天喝1～2次，可以促进排出恶露。

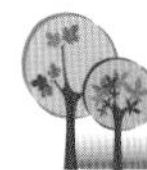

陈皮瘦肉汤

原料 猪里脊肉100克，陈皮适量。

调料 生姜1小块，盐适量。

做法

1. 把猪里脊肉洗净，切成小块；生姜切成片；陈皮洗干净温水泡10分钟。
2. 把切好的肉块和姜片放锅里用凉开水浸30分钟左右。
3. 把陈皮放到锅里，用大火煮开后继续煮30分钟左右，关火，静置5分钟，把清汤倒出来，加盐即可饮用。

功效 尤其是剖宫产的新妈妈饮用此汤不仅可以补充能量，还可以促进排气，帮助恶露排出。

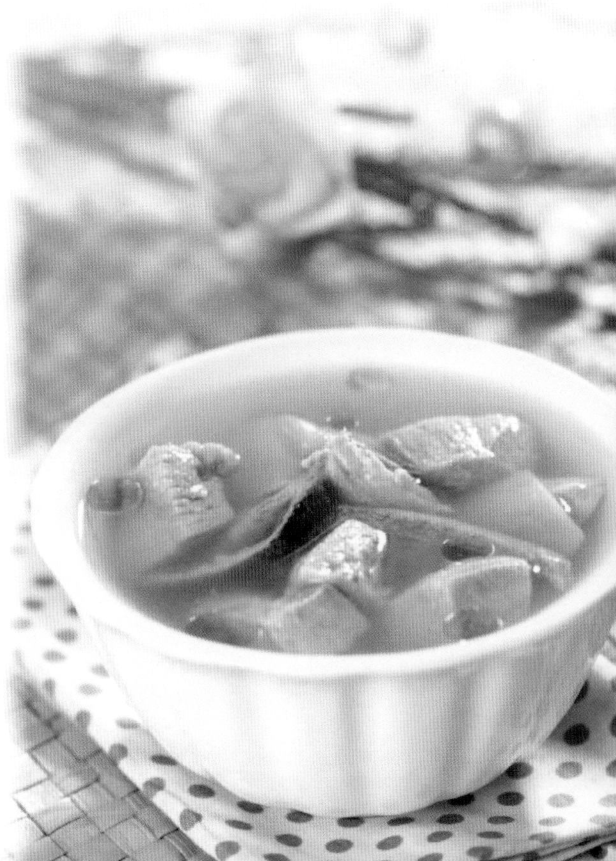

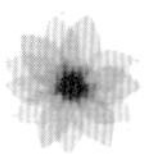

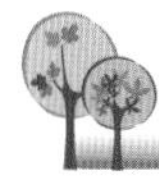

腰花山药粥

原料 大米200克，猪腰180克，山药100克，薏米50克。

调料 盐、鸡精各适量。

做法

1. 将猪腰对半切开，去除筋和膜，洗净，切碎，放入沸水中焯去血水。
2. 山药洗净去皮，切小块。
3. 将猪腰、山药、薏米、大米一同入锅，加适量清水，煮制成粥，加适量盐、鸡精调味，即可。

功效 新妈妈食用此粥，可以改善肾虚、腰疼、水肿等症状。

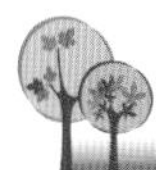

山楂粥

原料 山楂30克，大米150克。

调料 白糖适量。

做法

1. 山楂洗净，去核；大米洗净。
2. 将山楂、大米放入锅中，加适量清水，大火煮开后转小火，煮至粥软烂、黏稠，即可。

功效 此粥有活血化瘀的功效，新妈妈食用可以促进子宫恢复、排出恶露。

猪肚粥

原料 熟猪肚、大米各100克。

调料 盐适量。

做法

1. 将熟猪肚切丝。
2. 大米淘净，与猪肚丝一同放锅中，加清水适量，煮到大米软烂成粥，加少量盐调味，即可。

功效 此粥不油腻，清淡适口，有补虚损、健胃的作用，产后新妈妈食用可以增进食欲，补中益气。

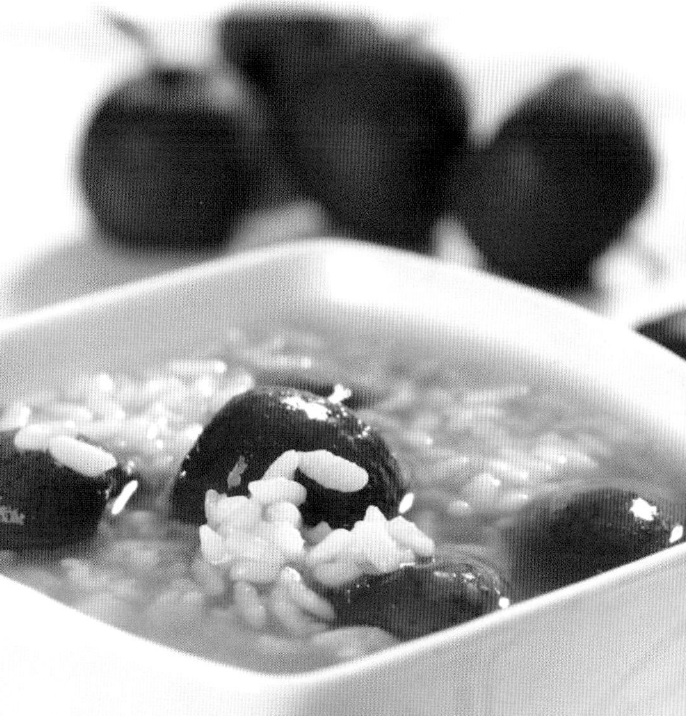

产后第二周：滋阴、补血最为重

无论是自然分娩还是剖宫产，产后第二周新妈妈和宝宝已经回到自己的家中，开始全新的生活。新妈妈可能已经有些适应自己的新身份、新生活，但是生产带来的不利影响还依然存在。新妈妈的身体还很虚弱，要多食用一些滋阴、补血的食物，增强新妈妈的体力，使其尽快恢复以往的活力。

新妈妈的现状

产后第二周新妈妈还会有恶露排出，此时的恶露为浆液恶露，是淡红色。这一周新妈妈的子宫收缩最快，新妈妈应尽量多卧床休息，因为生产后子宫收缩，内脏不再受压迫而变得非常松垮，如果此时新妈妈常坐起或走动，因地心引力的关系，易使松垮的子宫及内脏收缩不良，引起内脏下垂，造成妇科疾病。

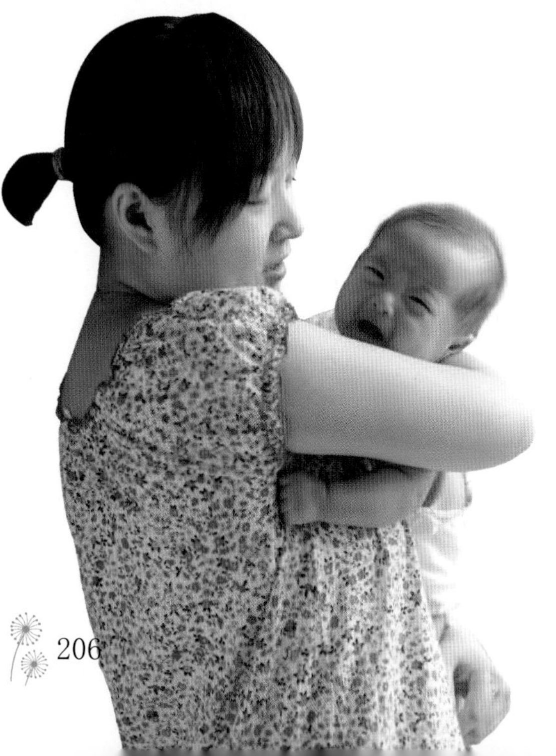

新宝宝的现状

出生两周的宝宝，体重可能没有太大变化，但是反应力却增强了很多，开始对声音有反应，妈妈的声音最能引起宝宝的兴趣。宝宝的小手可以呈握拳状，仿佛手中握着极重要的东西。新宝宝喝奶之后可能会出现吐奶现象，对此新妈妈不必过于担心，每次喂完奶将宝宝抱起来，拍拍后背，至其打出嗝就可以了。随着宝宝一天天长大，这种情况就会慢慢减少。

营养补充原则

产后第二周新妈妈的营养重点是滋阴补血，要多吃一些能起到补血作用的食物，比如动物肝脏、动物红肉、红枣、阿胶、桂圆肉等。另外也要注意维生素C的补充，多食用富含维生素C的食物，例如新鲜的水果、蔬菜等。新妈妈尽量不要食用寒凉的食物，比如猪心、鸭肉、鱿鱼、梨、西瓜、柑橘等。新妈妈肩负着哺乳大任，韭菜、麦芽水等有回奶作用的食物一定不能吃。

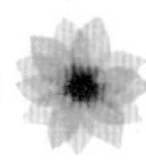

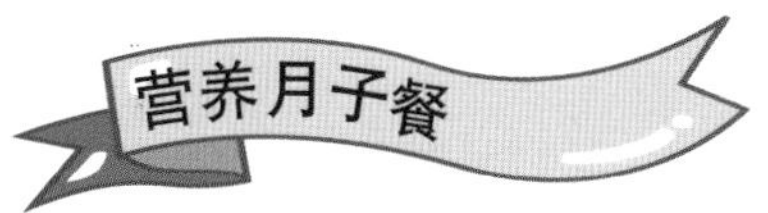

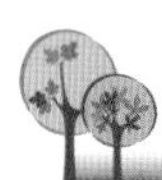

阿胶糯米粥

原料 阿胶30克，糯米100克。

调料 红糖15克。

做法

1. 将阿胶捣碎成粒；糯米洗净。
2. 将糯米放入锅中，加适量清水，煮成粥。
3. 加入阿胶粒，边煮边搅均匀，加红糖，至红糖完全溶化，即可。

功效 此粥可以滋阴补虚，养血止血，新妈妈食用可以补血。

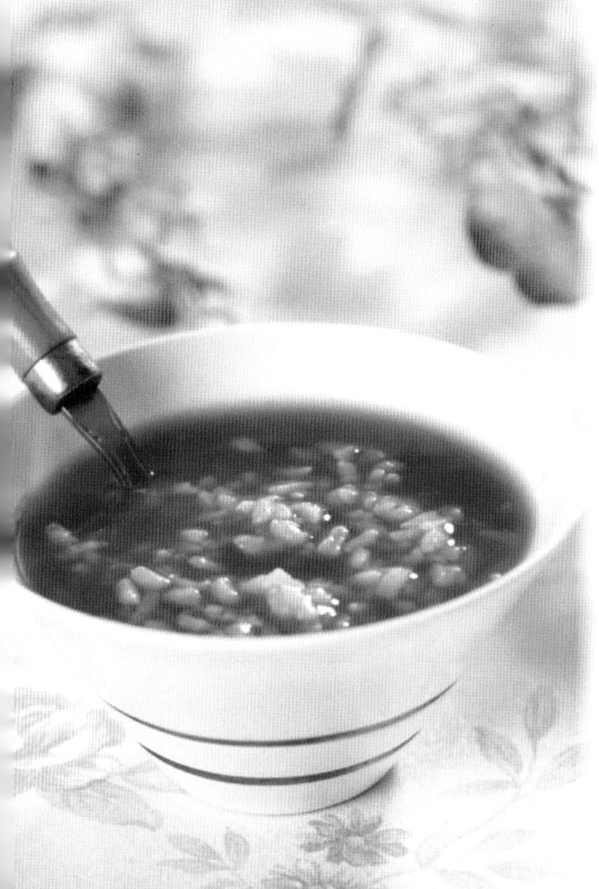

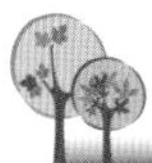

木瓜花生红枣汤

原料 木瓜750克，花生150克，红枣5粒。

调料 红糖适量。

做法

1. 木瓜去皮、去核，切块；花生、红枣洗净。
2. 将木瓜、花生、红枣和适量清水放入砂锅中，大火煮开后，改小火煮1小时。
3. 放入适量红糖，再煮5分钟，即可。

功效 新妈妈产后食用此汤，可以补虚、通乳，更为重要的是可以补血。

干贝猪肉汤

原料 干贝50克，猪瘦肉250克，青菜50克。

调料 葱末、姜末各适量，料酒、鸡精、猪油、肉汤各少许。

做法

1. 干贝用温水浸泡，洗净，放入炖盅，加清水，上笼蒸透取出。
2. 猪肉洗净，放入开水锅内焯一下，捞出，切丝；青菜叶洗净，切段。
3. 锅中放入猪油，煸香葱、姜末，加入肉丝，烹上料酒，煸至水干，加入肉汤、干贝、肉丝，煮至肉烂，撒上青菜，用鸡精调味，即可。

功效 此汤可以补脾益胃、养阴生津，具有滋补强壮的作用，适合产后新妈妈食用。

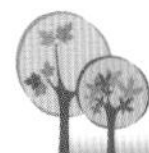

红糖小米粥

原料 小米150克。

调料 红糖适量。

做法

1. 小米淘洗干净。

2. 锅中加入适量清水，煮开，加入小米，当煮至小米黏稠，加入红糖再煮10分钟，即可。

功效 此粥可以益气补血、补脾胃、活血脉，新妈妈食用对产后虚弱、恶露不净等症状有一定的食疗作用。

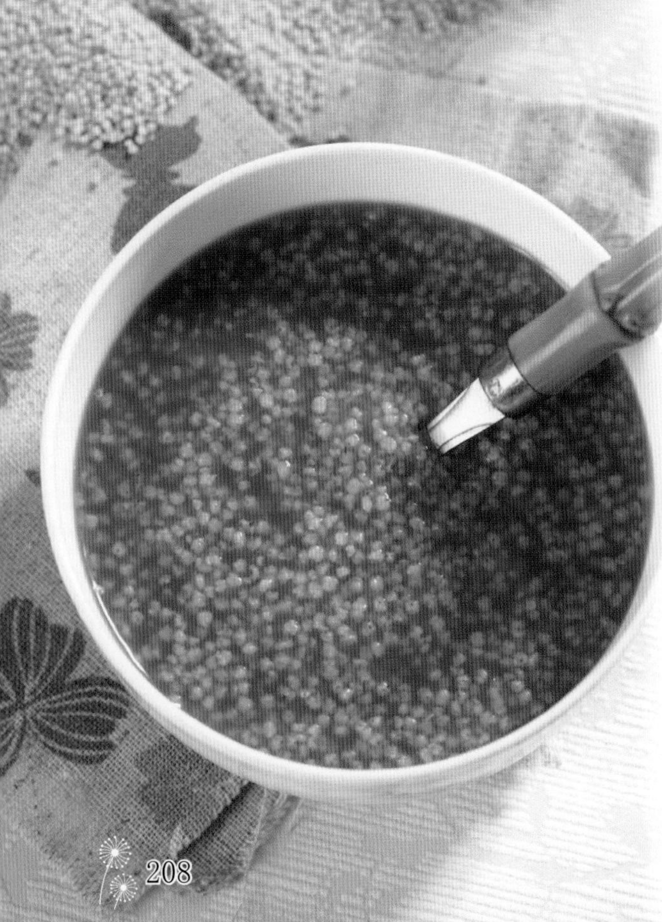

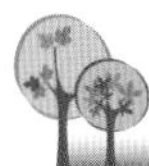

米酒豆腐汤

原料 豆腐200克，米酒50克。

调料 红糖适量。

做法

1. 豆腐洗净，切成小块。

2. 将豆腐、米酒、红糖放入锅中，加1碗水，煮20分钟，即可。

功效 此汤可以养血活血、催乳，同时还可以促进子宫复原、恶露排出，极适合产后新妈妈食用。

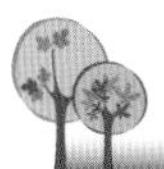

香油猪肝

原料 猪肝200克，生姜、熟白芝麻各适量，米酒100克。

调料 香油1大匙。

做法

1. 猪肝洗净切成薄片；生姜洗净，切成片。

2. 锅里放入适量香油，放入姜片小火煎黄煎香。

3. 倒入猪肝，中火煎至猪肝变色收缩，撒上少许熟白芝麻即可。

功效 此菜可以帮助子宫排出污血及废物，促进子宫收缩，以恢复正常功能。

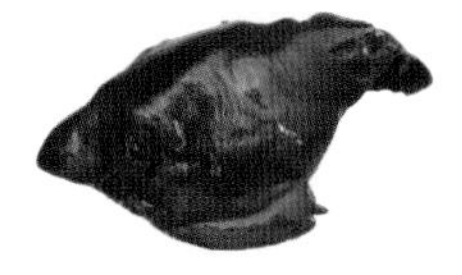

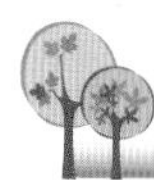

菠菜炒猪肝

原料 猪肝200克，菠菜150克。

调料 香油1大匙，淀粉1小匙，生姜、米酒各适量。

做法

1. 猪肝洗净擦干，切成厚片，加淀粉拌匀；菠菜洗净沥干，切段。
2. 锅加热后，倒入香油，油热后加入姜片，煎到呈浅褐色。
3. 加入菠菜和猪肝快炒，淋入少许米酒，炒到猪肝不见血色，即可。

功效 此菜具有通便利肠，补血的功效，新妈妈食用可以改善肠胃不适、痛风、便秘及贫血。

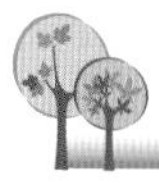

南瓜烩豆腐

原料 南瓜200克，南豆腐150克，豌豆20克。

调料 生姜3片，酱油、盐、香油各适量。

做法

1. 南瓜去皮、去籽，洗净，切块；南豆腐洗净，切块。
2. 香油放入锅中，加热，放入姜片爆香，加入南瓜，用小火煎至九分熟，将其在锅内压成泥。
3. 放入豌豆、酱油和适量清水，烧开。
4. 加入南豆腐，再煮10分钟，加盐调味，即可。

功效 此菜可以补中益气、消炎止痛，非常适合新妈妈食用。

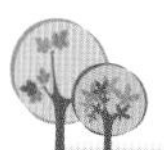

姜丝鱼汤

原料 鲫鱼1条。

调料 姜丝、米酒各适量。

做法

1. 鲫鱼洗净，切块。
2. 油锅烧热后放入鱼块，煎至发白放米酒，米酒要淹没鱼身，撒上姜丝。
3. 大火加热15分钟，煮至鱼汤变浓变白，即可。

功效 此汤味美、营养丰富，新妈妈食用有利于产后身体恢复和催乳下奶。

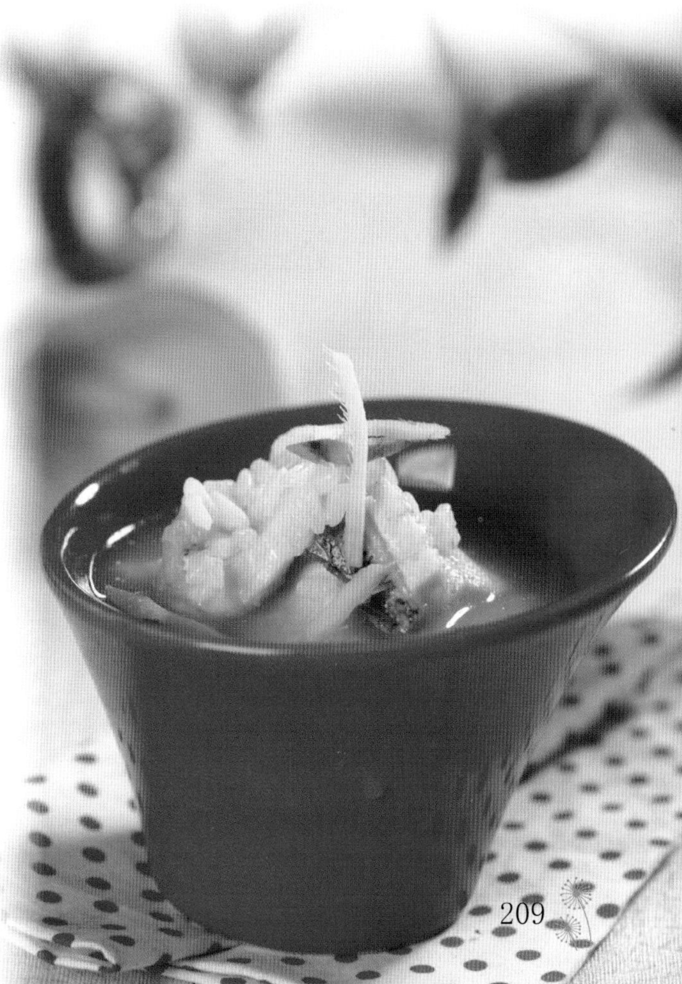

产后第三周：补充精力好时机

产后第三周，新妈妈的身体已经很大程度上恢复了，新宝宝也基本适应了新的生活。对于身体和精神都得到一定放松的新妈妈来说，这一周是补充精力的最好时机，可以通过合理饮食不仅让自己的身体恢复健康，更要借助“月子”这个机会让自己的健康状况得到更好的提升。

新妈妈的现状

新妈妈在生宝宝的时候留下的伤口已经慢慢愈合，阴道及会阴部水肿、松弛基本好转，恶露已经消失。如果没有特殊情况，本周末就可以下床。新妈妈可以照料新宝宝了，但是不要逞强，不要太劳累，不要长时间站立及做消耗体力的事情，还是要以休息为主。

新宝宝的现状

出生三周的新宝宝真的是一天一个样，头部绒毛会脱落，黄疸也会开始自然消失。新宝宝每天大便次数较多，一般每天2～4次，也有母乳喂养的宝宝大便次数可能达到6～8次，这都属于正常现象。新宝宝新陈代谢速度最快，新的上皮细胞生成，旧的上皮细胞脱落，所以新宝宝会脱皮。有的新宝宝已经学会了使用大块肌肉，腿也在不断地增加力量，并喜欢踢腿。

营养补充原则

产后第三周是恢复体力、补充精力的好时机，饮食宜以营养和可口为主。另外，新妈妈还要注意全方位摄取营养，这样分泌出来的乳汁营养才更丰富。此外，新妈妈还应该注意的是不能一味地补充高蛋白、高糖食物，特别是孕期患有糖尿病的新妈妈更要注意少吃高糖类食物。本周的饮食补充要点是全面摄取营养，多吃营养丰富的食物，同时仍然要注意铁的补充量，可适当吃些鱼类、肉类、蛋类及新鲜蔬菜。

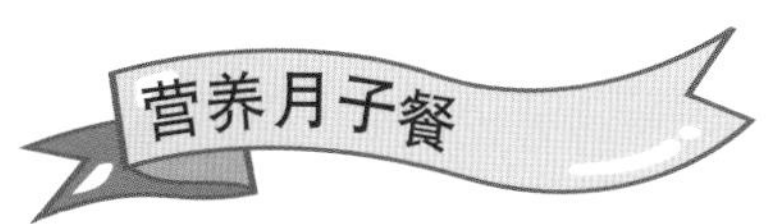

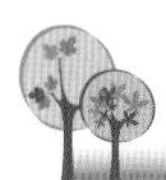

鲢鱼丝瓜汤

原料 鲢鱼肉300克，丝瓜100克，红枣10克。

调料 生姜1小块，盐适量，料酒1小匙。

做法

1. 将鲢鱼肉洗净，切成片，用料酒和盐腌制5分钟。
2. 丝瓜去皮，切成块；生姜洗净，切成片；红枣用温水泡透。
3. 油锅烧热，放入姜片炒香，注入适量清汤。中火烧开后下入鱼肉、红枣。
4. 煮开后，加入丝瓜、盐，大火煮熟，即可。

功效 此汤营养丰富，可以增加新妈妈的乳汁分泌量，适合新妈妈食用。

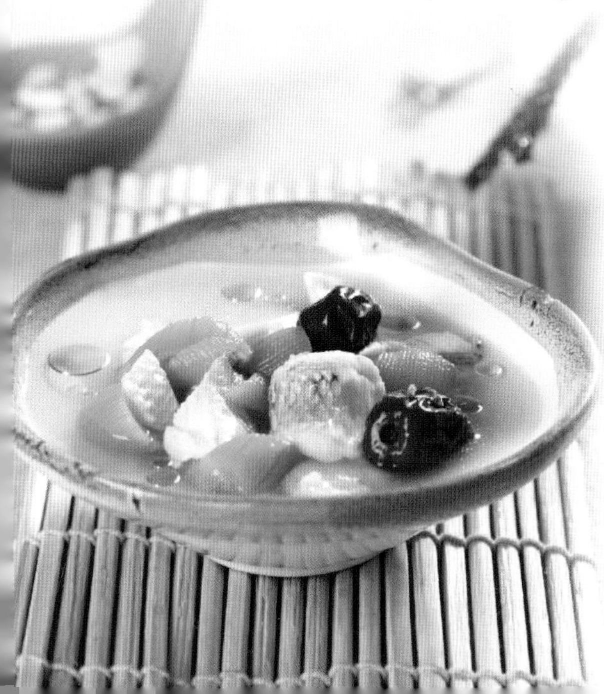

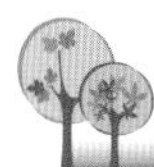

通草鲫鱼汤

原料 鲫鱼400克，通草5克。

做法

1. 鲫鱼宰杀好，洗净；通草洗净。
2. 将鲫鱼、通草放入锅中，加适量清水，大火煮开后，小火煮30分钟左右，汤出现奶白色，鱼肉鱼骨分离，即可。

功效 产后新妈妈喝此汤的时候最好不放盐，可以起到通乳、强身的作用。

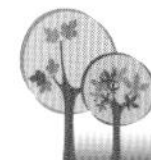

蜜枣乌鸡汤

原料 乌鸡1只，白菜干50克，蜜枣5粒，花生米100克，莲子50克，陈皮1块。

调料 盐适量。

做法

1. 乌鸡宰杀后洗净，去其头、爪、内脏，斩成大块，用开水焯一下，漂净血水，沥干。
2. 白菜干用温水浸泡后洗净，每棵撕成数条。
3. 蜜枣、花生米洗净；莲子洗净，去心；陈皮洗净，刮去内瓤。
4. 锅内加入适量清水，大火煮开后将乌鸡、白菜干、蜜枣、花生米、莲子、陈皮等都放进锅内，先用大火煮30分钟，再用中火煮1个小时。
5. 加盐调味，即可。

功效 此汤营养丰富、清香适口，新妈妈食用可以益气补血，强身健体。

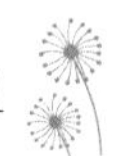

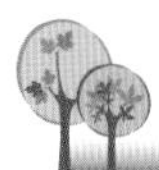

什锦蔬菜

原料 各式季节时令蔬菜（胡萝卜、青椒、玉米笋、青菜、绿豆芽、黄豆芽、冬瓜、苦瓜、丝瓜等）400克。

调料 米酒、香油各适量。

做法

1. 挑选不少于4样蔬菜，洗净，切成小块或薄片。
2. 锅内加入适量香油，放入蔬菜，炒香，加入适量米酒，炒约2分钟，至蔬菜熟透或汁黏稠，即可。

功效 此菜会合了多种蔬菜，新妈妈食用可以补充大量的植物性营养，有益于补充精力。

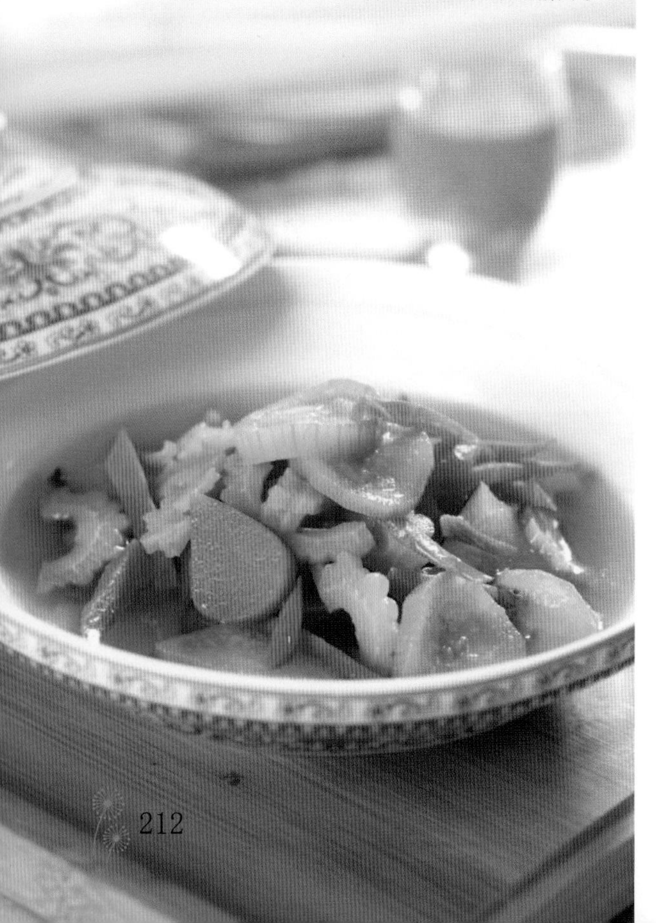

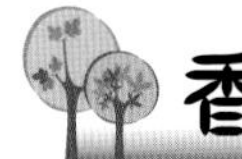

香油鸡

原料 鸡肉500克。

调料 生姜1小块，香油20克，盐、米酒各适量。

做法

1. 生姜洗净，切片；鸡肉洗净，切块。
2. 锅放火上，加入香油，将姜片爆香。
3. 倒入鸡块煸炒，加入米酒和适量清水，用大火烧开，改小火煮，直到鸡肉熟烂，加盐调味，即可。

功效 香油鸡能起到补身体、固元气的作用，适合产后新妈妈恢复身体食用。

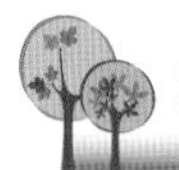

菠菜饭

原料 温饭1碗，菠菜150克。

调料 香油适量，老姜3片。

做法

1. 菠菜洗净沥干，切段。
2. 锅热后倒入香油，油热后加入姜片，煎到呈浅褐色。
3. 加入菠菜，大火快炒到菜变软。
4. 加入米饭拌匀，即可。

功效 菠菜富含维生素A、维生素C及矿物质，具通便利肠、补血效果，新妈妈食用此饭可以为身体供给大量营养，并可改善肠胃不适、便秘的症状。

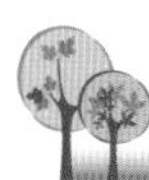

五谷杂粮饭

原料 糙米、薏米、小麦、大麦、黑糯米、高粱、燕麦。

调料 米酒、香油各适量。

做法

1. 将全部杂粮混合洗净，用米酒浸泡8小时。
2. 将全部杂粮放入电饭锅内，另加适量香油，煮成饭，即可。

功效 此饭营养丰富，产后新妈妈食用可以补充能量，另外，还可以催乳下奶。

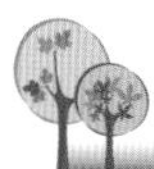

鲫鱼豆腐汤

原料 鲫鱼1条，豆腐200克。

调料 葱花、姜片各适量，料酒、盐、鸡精各少许。

做法

1. 豆腐洗净，切片，放入煮开的盐水中焯5分钟，捞出，沥干。
2. 鲫鱼去鳞、肠，抹上料酒，腌10分钟左右。
3. 油锅烧热，爆香姜片，放入鲫鱼，将鱼两面煎黄，加水适量，用小火煮30分钟。
4. 放入豆腐片，调味后勾薄芡，并撒上葱花，即可。

功效 此汤营养全面，新妈妈食用容易消化吸收，可以为身体提供大量营养成分。

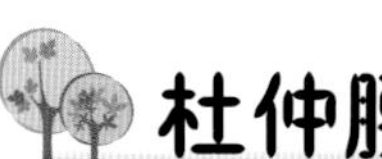

杜仲腰花

原料 杜仲50克，猪腰2只。

调料 米酒适量。

做法

1. 腰子对切去筋，洗净，在猪腰表面上轻划斜纹，再切块。
2. 锅中加入适量米酒和杜仲，大火煮开后，改用小火煮约20分钟
3. 锅内放入4杯米酒，煮沸后，加入腰花，煮到腰花变色即可。

功效 杜仲腰花是产后不可或缺的药膳，可明显改善腰酸背痛现象。杜仲有镇静，镇痛抗发炎等功效，并可补肝肾，强筋骨。猪腰有益肾气，可防止腰酸背痛，并能补充体力。

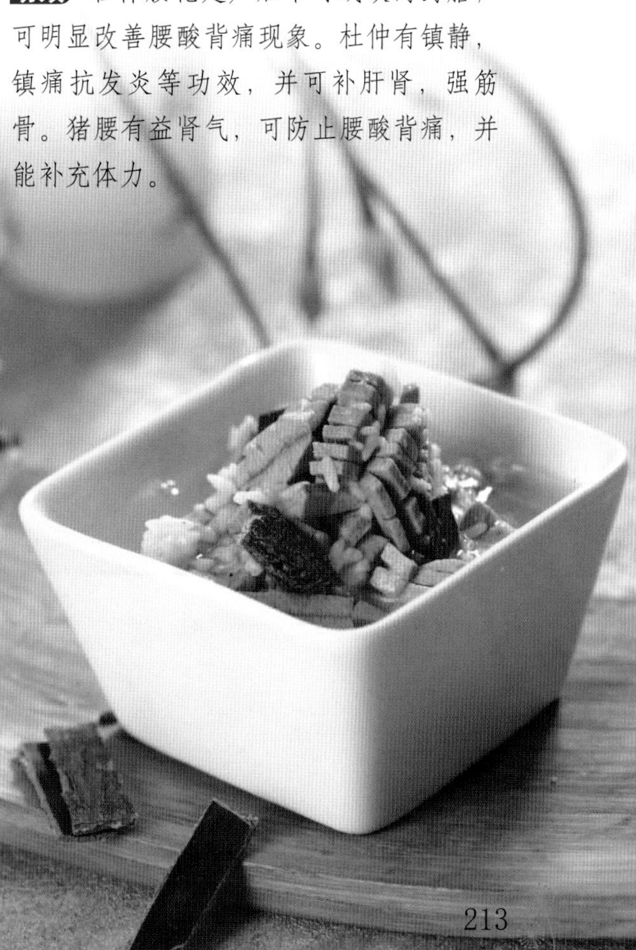

产后第四周：产后恢复黄金期

宝宝快满月了，不仅身体长大了，也有一定的灵活性，招人疼招人爱。此时，新妈妈的身体也基本恢复了，但是还没有达到怀孕前的标准，所以新妈妈不论是做家务还是照顾宝宝都要悠着点儿，不要太劳累了。新妈妈要调整好自己的饮食，适度参与一些产后恢复运动，抓住产后恢复的黄金期。

新妈妈的现状

产后第四周，新妈妈的恶露消失，变成白带。阴道内的伤口大体痊愈，阴道及会阴部浮肿、松弛基本好转，耻骨松弛好转。子宫也恢复得差不多了，其他性器官大体复原。与刚生产的日子相比，新妈妈可以做一些日常家务、照料新生宝宝，但是也不要太劳累，如果感觉疲劳就放下手中事情休息一会儿。

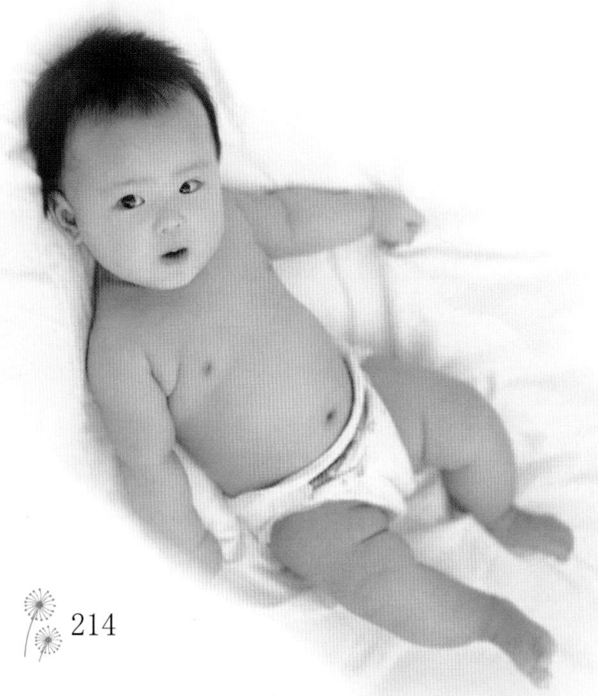

新宝宝的现状

新宝宝进入第四周，圆鼓鼓的小脸，粉嫩的皮肤，非常可爱。新宝宝的生长速度也更快了，到本周末，新宝宝比出生时重了将近1000克，身长也增加了2～3厘米。新宝宝的运动能力有了很大的提高，俯卧时能将下巴抬起片刻，头会转向一侧。新宝宝也表现出对世界的强烈感知能力，会兴致勃勃地观察周围，倾听新的声音，接受新的信息。

营养补充原则

产后第四周，新妈妈即将出“月子”，是迈向正常生活的过渡期，新妈妈的饮食不仅要满足自身和新宝宝的营养要求，更要适应整个家庭的饮食方式和饮食时间。新妈妈要增加食物类型，平衡膳食，五谷杂粮、蔬菜水果、肉蛋奶、油糖均衡搭配。新妈妈要想多分泌乳汁，就要多食用汤、粥等流质食物，另外，还要多饮水，多食用催乳食物。

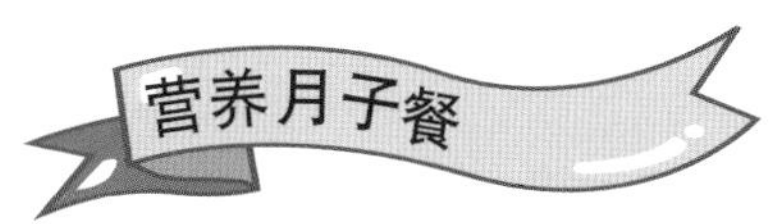

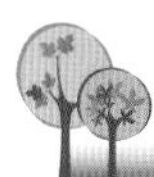

通草猪蹄汤

原料 猪蹄500克，通草25克，白芷25克，当归40克。

调料 盐适量。

做法

1. 猪蹄洗净去毛，冷水下锅，焯去血水，捞出洗净，沥干。
2. 通草、白芷、当归洗净，沥干。
3. 锅内加适量清水，大火烧开，把通草、白芷、当归和猪蹄放入，小火煲2小时左右，加适量盐调味，即可。

功效 此汤含有丰富的胶原蛋白，新妈妈食用猪蹄、喝汤，可以补益气血、通乳，还有利于保护皮肤。

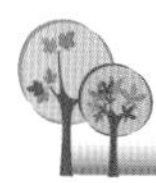

猪腰大米粥

原料 猪腰1个，大米100克。

做法

1. 猪腰洗净，对半切开，去除筋和膜，洗净，切碎。
2. 大米洗净，放入锅中，加足量清水，大火煮开，小火煮30分钟。
3. 加入猪腰，再煮10分钟，即可。

功效 此粥软烂易消化，产后新妈妈食用可以健脾益肾、补虚、强筋骨。

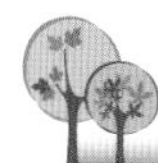

当归黄花菜汤

原料 当归、干黄花菜各15克，猪瘦肉适量。

调料 盐适量。

做法

1. 当归洗净，切片；黄花菜泡发，洗净；猪瘦肉洗净，切片。
2. 将当归片、干黄花菜、猪瘦肉片一起放入锅中，加适量清水，煮制成汤，待猪瘦肉熟烂，加盐调味即可。

功效 此汤可以补虚养血，能够帮助改善产后新妈妈乳汁不足、身体虚弱的症状。

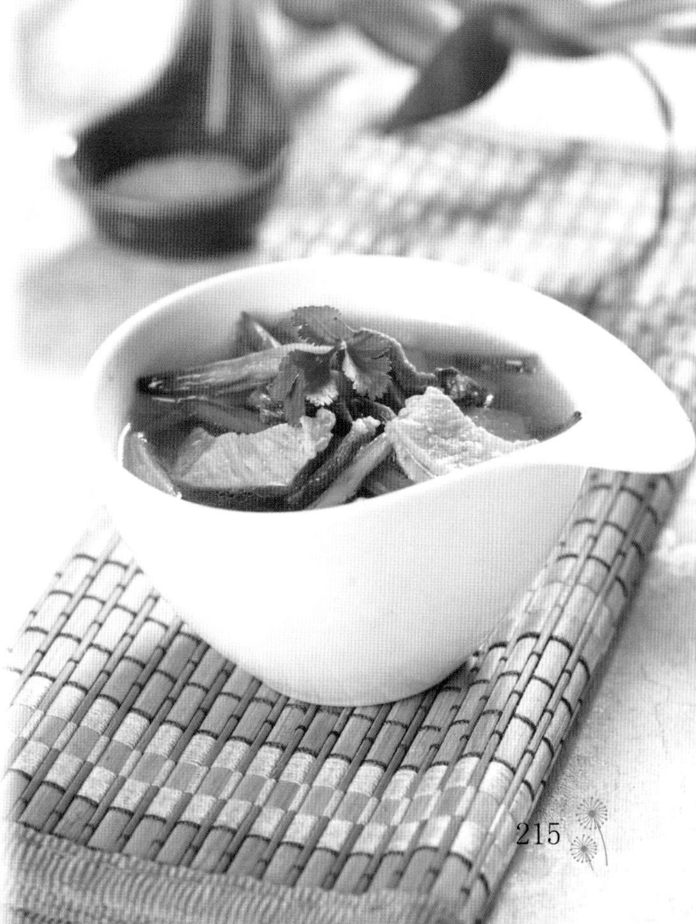

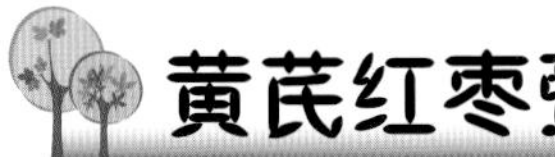

黄芪红枣粥

原料 生黄芪15克，红枣5个，糯米50克。

做法

1. 将生黄芪煎水，取滤液。
2. 红枣洗净，去核取肉。
3. 糯米洗净，放入砂锅，加入黄芪水、红枣肉和适量清水，煮制成粥，即可。

功效 此粥可以益气、固表、止汗，产后新妈妈食用能够缓解乏力、怕冷、气虚自汗等症状。

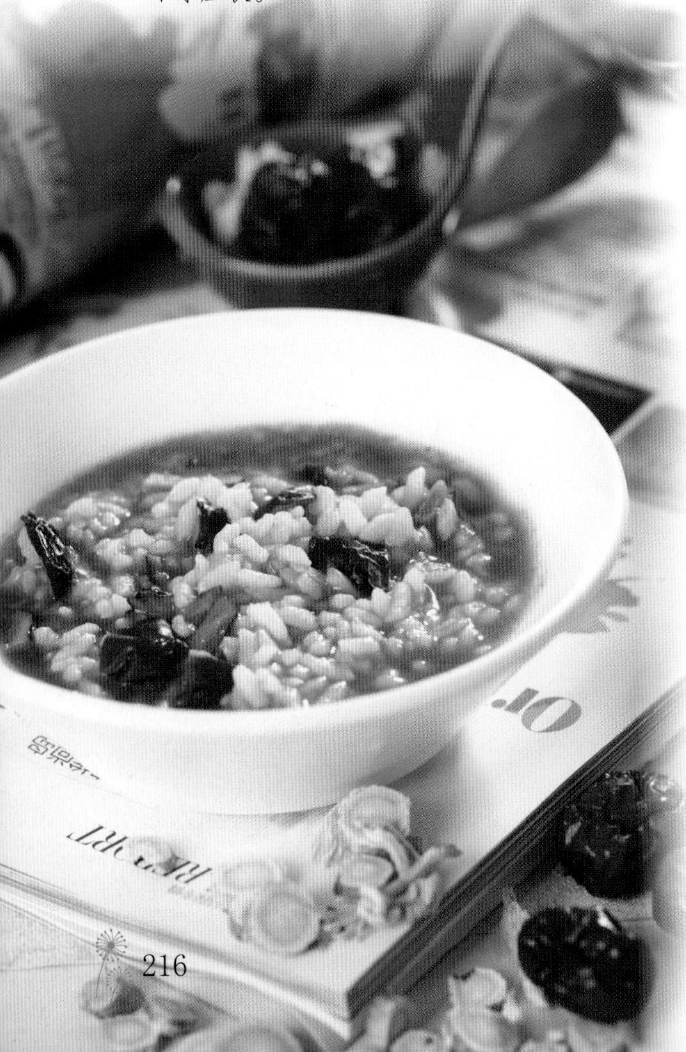

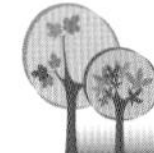

红糖豆腐汤

原料 豆腐100克。

调料 红糖25克。

做法

1. 豆腐洗净，切成小块。
2. 将豆腐块、红糖一起放入锅中，加适量清水，大火煮开后改小火煮约15分钟，即可。

功效 新妈妈食用此汤，可以增加乳汁分泌，促进子宫复原。

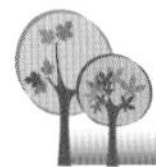

香菇花生炖肘子

原料 猪肘子1000克，花生米100克，香菇30克，红枣10颗。

调料 生姜5片，米酒、香油、盐各适量。

做法

1. 花生米洗净，先用大火煮开后，改用小火煮熟；猪肘子刮皮洗净，切成小块，放入开水中焯5分钟，捞出洗净，沥干。
2. 香菇以适量米酒浸泡，泡软后取出切块备用，米酒过滤后备用。
3. 锅中放入香油，加热后，爆香姜片，放入花生略炒。
4. 加入猪肘子、香菇、红枣和所有米酒，加盖煮开后改用小火煮3小时，加盐调味，即可。

功效 此菜富含不饱和脂肪酸及卵磷脂，有益气补虚的作用。新妈妈食花生、猪肘子，再喝汤，可以补血通乳，补益身体。

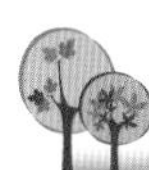

山药小米粥

原料 小米30克，山药200克。

做法

1. 小米用水洗一遍，锅中加适量清水，大火煮开后放入小米，再次煮开后，改小火煮。
2. 煮小米的同时，将山药削去外皮，切成大块。
3. 小米煮约30分钟，加入山药块，再煮约30分钟，即可。

功效 产后新妈妈食用可以增加食欲，开脾健胃，增强抵抗力。

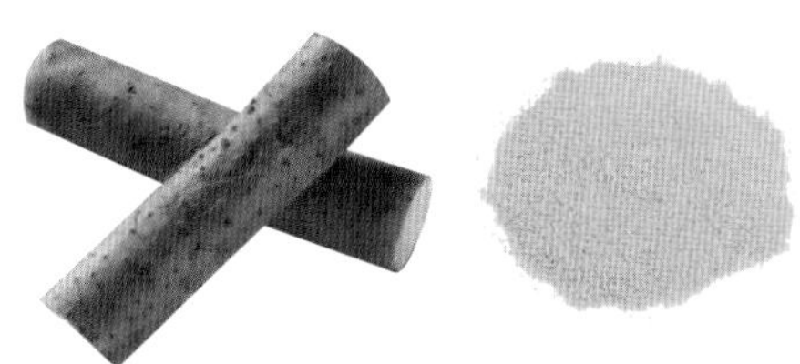

甘蔗糯米粥

原料 甘蔗500克，糯米100克。

做法

1. 甘蔗去皮，切成小段。
2. 糯米洗净，加入甘蔗块和适量清水，煮成粥，即可。

功效 产后新妈妈食用此粥可以健脾、益气、温阳。

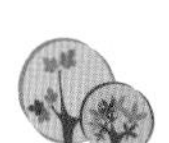

冬瓜排骨汤

原料 冬瓜500克，排骨800克。

调料 生姜1小块，花椒、盐各适量。

做法

1. 冬瓜去皮去籽，洗净，切块；生姜洗净，切片。
2. 排骨洗净，切小块，放入开水中焯5分钟，捞起，冲水，沥干。
3. 将排骨、姜片、花椒放入炖锅中，加清水，水量略高过调料和原料，大火煮开后改小火煮约1小时。
4. 加入冬瓜块，再煮30分钟，加盐调味，即可。

功效 新妈妈食用此汤可以利水消肿、促进泌乳。

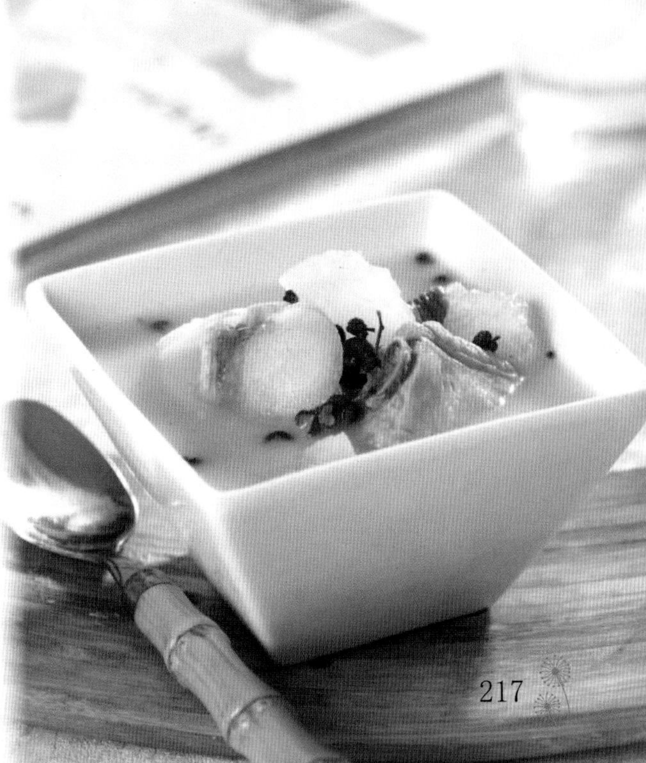

第八章

产后常见不适的营养改善法

生产前不论多艰辛，新妈妈都会告诉自己：“宝宝生出来，就好了。”生产后，面对嗷嗷待哺的宝宝以及自身可能出现的各种不适，新妈妈才知道，一切的艰辛可能才刚刚开始。产后新妈妈可能会出现食欲不振、体弱、乳汁不足、恶露不尽等多种不适，对此，唉声叹气是没有用的，尽量调节自己的饮食，必要的时候配合药物治疗，不适就会慢慢消失。新妈妈，用自己最乐观的心态、最强健的身体去开启和新宝宝的快乐人生吧！

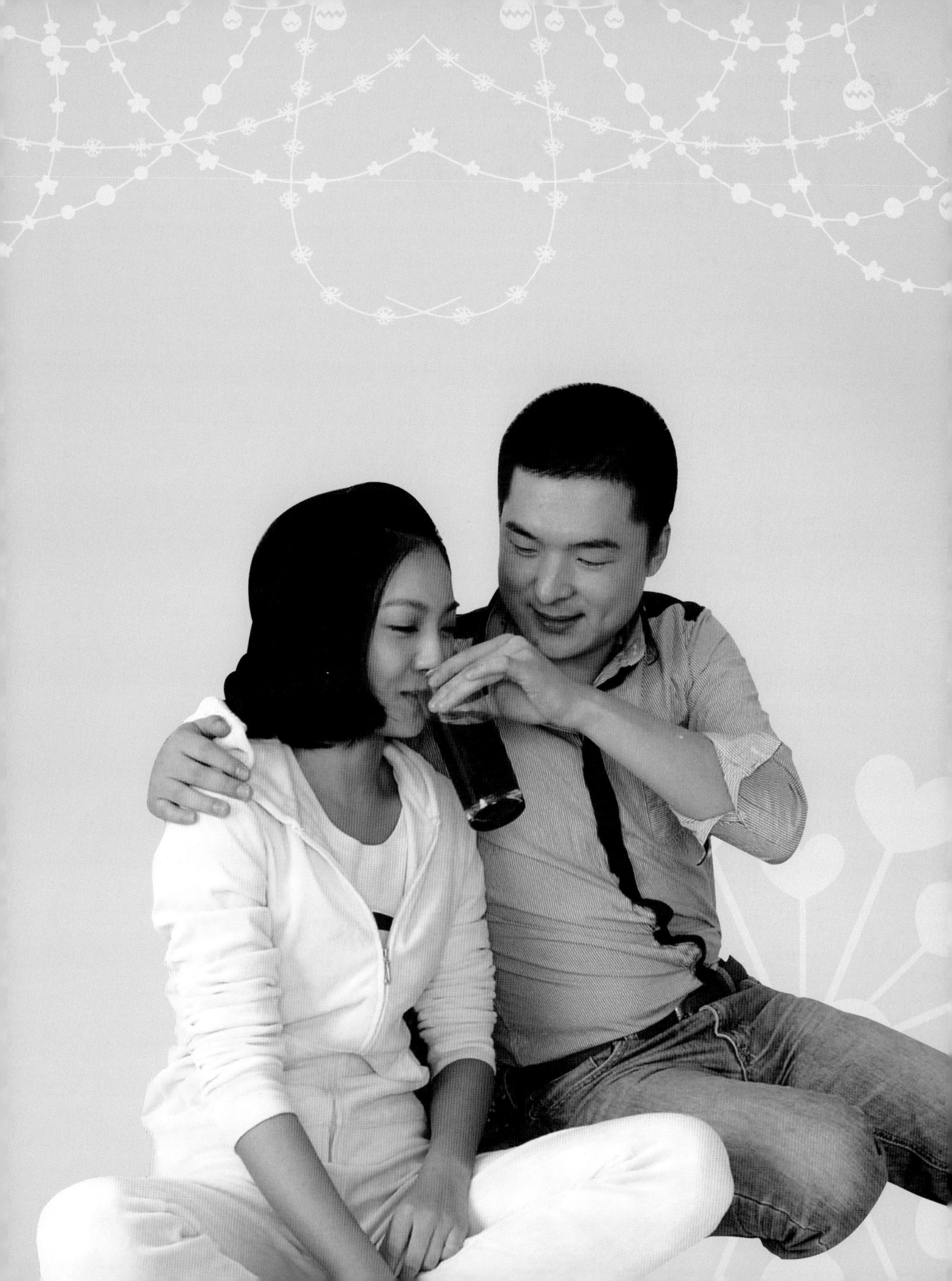

产后食欲差

产后食欲是母体健康的晴雨表，不仅关乎母体健康，也是宝宝生长发育的物质保障。一般来说，刚生产完的第一周，由于黄体素下降的缘故，妈妈们都会觉得胃口大开，但是有些妈妈却因为照顾宝宝有压力、天气闷热、睡眠不足、情绪激动、各种担忧等因素，而出现食欲缺乏的现象。

不适带来的影响

◆ 对新妈妈的影响

新妈妈生产后身体较为虚弱，又要给小宝宝哺乳，更是需要适量的饮食来补充体力。如果新妈妈食欲不佳，影响进食，营养物质摄入不足，对其身体恢复极为不利。若长时间食欲不佳，容易引发恶心、呕吐、胀气等不适症状，严重时还有可能引发其他疾病。

◆ 对新宝宝的影响

新妈妈食欲缺乏，势必会造成营养摄入不足，泌乳的数量及质量降低，宝宝无法得到高质量、充足的食物，会出现生长发育迟缓、抵抗力降低，容易感染疾病。

饮食改善法

不能吃太过油腻的食物，否则容易造成消化不良，增加胃肠的负担，出现反胃、呕吐等问题。饮食最好清淡化，可适当吃些汤粥类食物，如鱼汤、小米粥等，既容易消化，又具有促进乳汁分泌的作用。其次，要保证饮食多样化，膳食平衡，换着口味吃或许会激起新妈妈的食欲。

推荐食材

全麦面包、柿子椒、胡萝卜、西蓝兰花、西红柿、茄子、橙子、柚子、猕猴桃、菠萝、香蕉、柠檬、鱼类、瘦牛肉、鸡肉、牛奶、鸡蛋、生姜等。

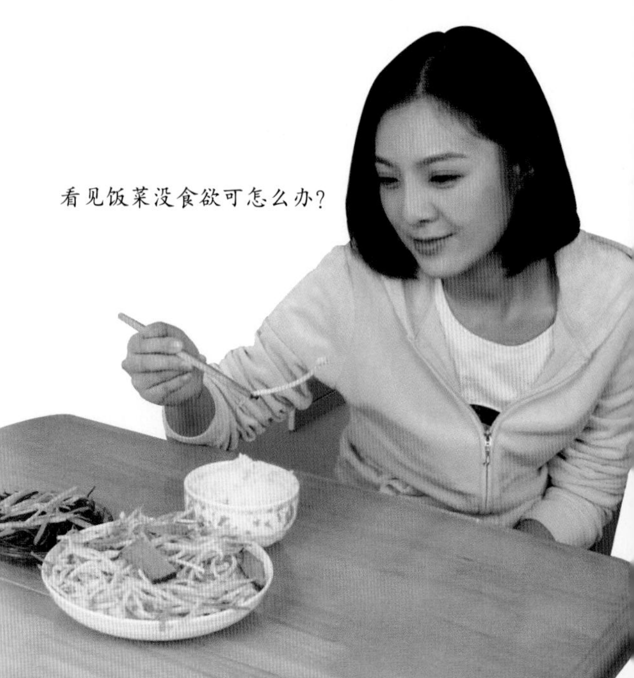
看见饭菜没食欲可怎么办？

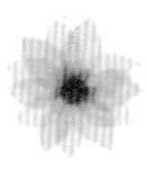

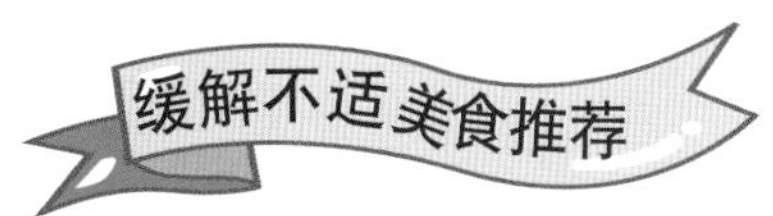

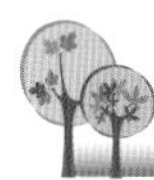

姜汁牛肉汤

原料 牛肉300克。

调料 酱油、玉米粉各1小匙，姜汁、盐、白糖各适量。

做法

1. 牛肉洗净，切片，用白糖、酱油、玉米粉、盐、姜汁和适量清水腌制10分钟。
2. 将牛肉片倒入炖锅炖1小时，即可。

功效 产后妈妈食用此汤可以调理身体，开胃。

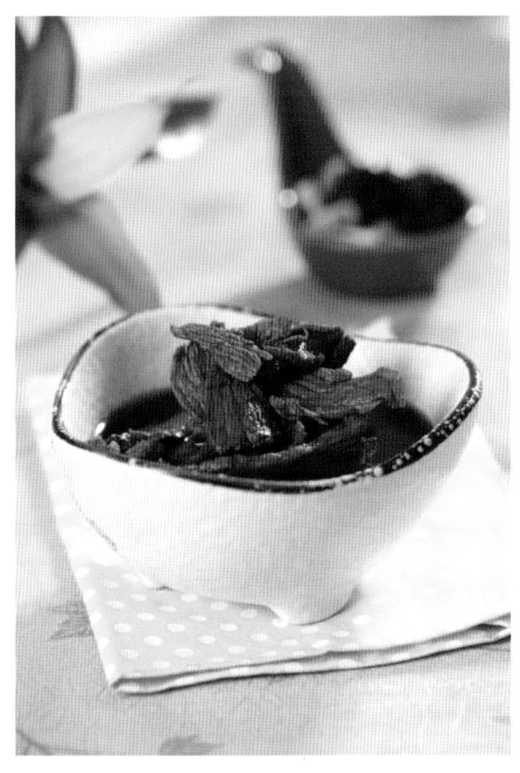

西红柿炒鸡蛋

原料 鸡蛋5个，西红柿150克。

调料 盐、白糖各适量。

做法

1. 将西红柿洗净去皮、去蒂，切块待用。
2. 将鸡蛋打均匀待用。
3. 鸡蛋液炒熟后，盛入盘中。
4. 西红柿块中加适量盐、白糖炒匀。
5. 加入之前的炒鸡蛋，翻炒两分钟，出锅即可。

功效 新妈妈食用可以帮助消化、增强食欲、防治便秘。

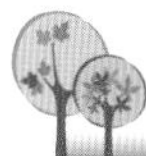

东坡茄子

原料 嫩茄子500克，猪肉馅100克。

调料 水淀粉10克，葱、姜末各适量，白糖50克，盐、鸡精各少许，酱油、料酒各1小匙，高汤2大匙。

做法

1. 茄子去蒂、洗净、去皮，切块，炸成枣红色。
2. 炒锅内留少许底油，烧热放入猪肉馅炒变色，加葱、姜末稍炒，放酱油、盐、白糖、料酒，高汤烧开后倒入装茄块的碗内，上屉蒸10分钟。
3. 茄块扣入盘中，原汁浇在茄块上即可。

功效 茄子营养丰富，适合产后新妈妈补身食用。此外本菜口味咸香，能很好地激发新妈妈的食欲。

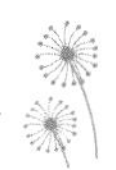

产后虚弱

产后体虚是新妈妈最常见的不适症状，一般在产后几天内，随着气血逐渐恢复会慢慢好转，不过有的也会持续一段时间。新妈妈只要饮食得当，注意休息，虚弱症状会慢慢消失。

不适带来的影响

◆ 对新妈妈的影响

产后虚弱对新妈妈来说是一件很痛苦的事情，头晕、乏力，无暇照顾宝宝，严重者还会因此而诱发乳房肿痛，甚至引发急性乳腺炎，导致排乳不畅、发烧和怕冷。有的新妈妈身体虚弱，产后长期卧床，很容易发生便秘，引起痔疮。

◆ 对新宝宝的影响

产后身体虚弱的新妈妈奶水分泌的质与量势必会受到影响，新宝宝生长发育会造成影响。若新妈妈因产后身体虚弱而无法照料宝宝，将留下一种遗憾。

产后虚弱是许多新妈妈会遇到的问题，新爸爸除了要照顾好妻子的饮食，还要给予关心与爱抚。

饮食改善法

对于产后虚弱的新妈妈，饮食调理是少不了的。可遵循以下原则进行调理。

第一，少食多餐、干稀搭配。尤其是产后1个月内，更应遵守该饮食原则。

第二，选择具有益气补血、滋补强身的食材。党参、白术、黄芪、红枣、当归等，对补血补气有着非常好的疗效。

第三，选择具有健脾开胃的食物。例如山药、山楂、大米等，可以熬粥吃也可以在煲汤过程中适当添加。

第四，多吃新鲜的蔬果。新鲜的蔬果中含有丰富的维生素、矿物质等营养成分，对改善身体虚弱有很好的帮助。例如猕猴桃、西红柿、木瓜、桂圆、芹菜等。

推荐食材

西蓝花、芹菜、茄子、南瓜、西红柿、胡萝卜、黑木耳、蘑菇、苹果、红枣、桂圆、草莓、木瓜、葡萄、香蕉、杧果、猕猴桃、橙子、柚子、牛肉、鸡肉、乌鸡、党参、白术、黄芪、当归等。

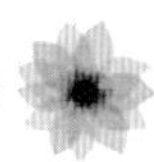

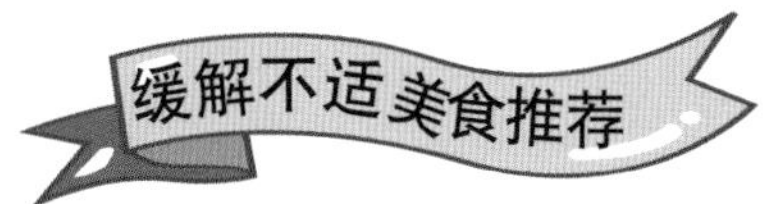

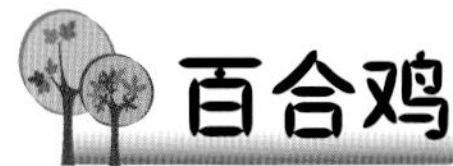

百合鸡

原料 母鸡1只，百合50克。

调料 生姜5片，盐、鸡精各适量。

做法

1. 百合洗净，掰成片；母鸡去内脏，洗净。
2. 锅中放水，加入姜片、母鸡，大火煮开后改小火煮1.5个小时，加入百合继续煮半个小时，加盐、鸡精调味，即可。

功效 此菜可以补养血气，产后新妈妈如果虚弱、乏力，可以适当多食用。

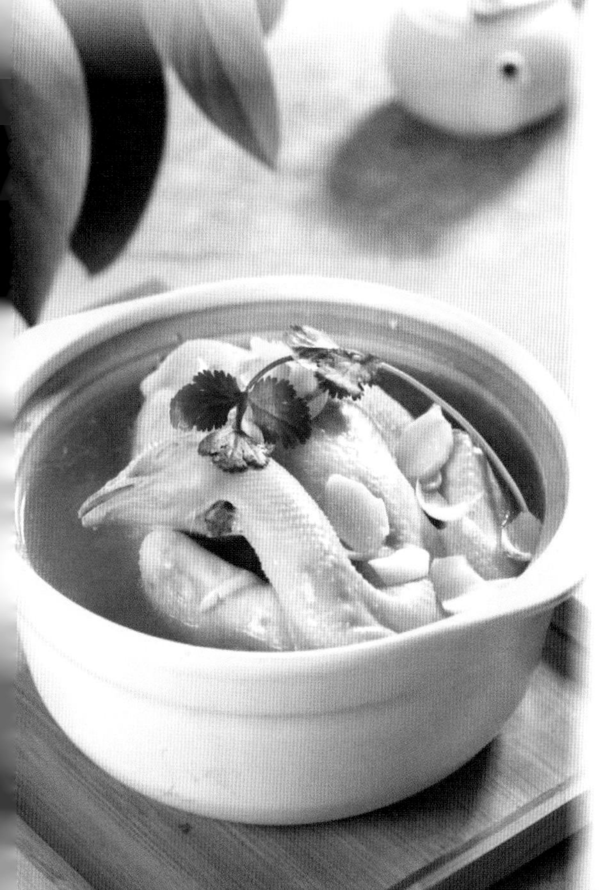

西蓝花炒肉

原料 西蓝花500克，猪肉200克。

调料 姜3片，蒜3瓣，香油、盐各适量。

做法

1. 西蓝花洗净，切成大小合适的小朵，放入开水中焯熟，捞出沥水，备用。
2. 猪肉肥瘦分开切，肥猪肉放一边待用，瘦猪肉放另一边待用。
3. 热锅，放肥肉先煎油，再放入姜、蒜炒香。
4. 放入瘦肉和西蓝花，炒熟，加入盐、香油，调味，即可。

功效 健脾和胃，补气养血。适用于产后疲倦，全身无力，汗多腰酸，食欲差。

蜜汁胡萝卜

原料 胡萝卜250克，核桃仁15克，葡萄干15粒，西红柿半个。

调料 蜂蜜、红酒、醋、橄榄油各1小匙，葱、盐、胡椒粉各适量。

做法

1. 胡萝卜用橄榄油、盐、蜂蜜腌制10分钟，西红柿切成块。
2. 将腌制好的胡萝卜放入锅中烹制。
3. 取出胡萝卜，加入红酒、醋、盐和胡椒粉，撒上西红柿块、葡萄干，即可。

功效 产后妈妈食用可以增强抵抗力。

产后缺乳

缺乳的程度和情况各不相同：有的是刚开始哺乳时缺乏，之后稍多但仍不充足；有的全无乳汁，完全不能喂乳；有的正常哺乳，突然高热或情绪过激后，乳汁骤少，不足以喂养宝宝。调理时应以饮食调理为主，再用其他方法加以辅助治疗。

不适带来的影响

◆ 对新妈妈的影响

新妈妈产后乳汁不足对其身体的影响不算很大，但是看着心爱的宝宝没有奶吃，心情免不了烦躁，心理压力比较大。

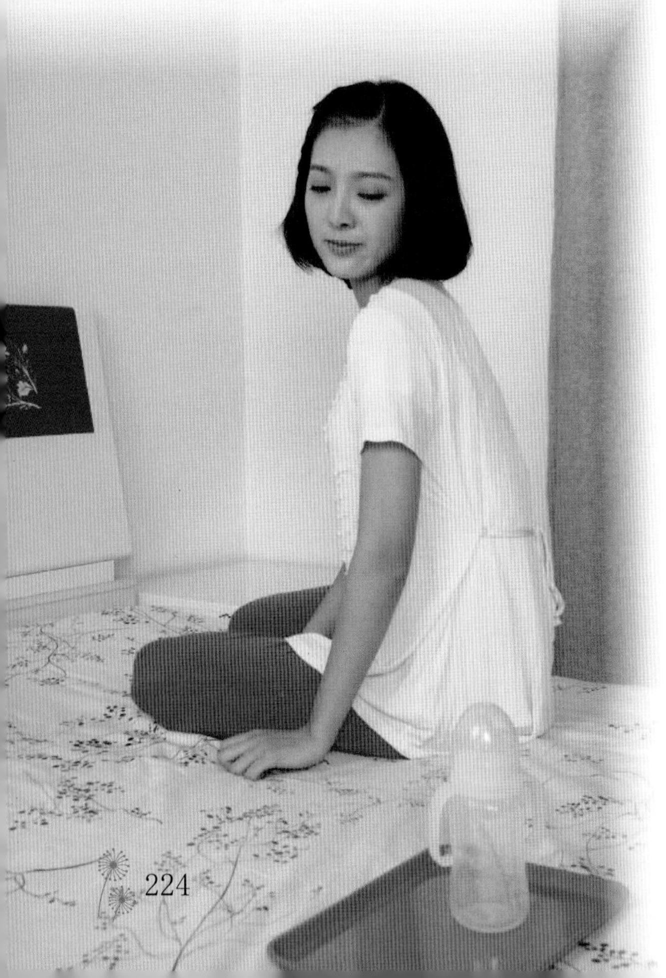

◆ 对新宝宝的影响

乳汁是新宝宝的粮食，新妈妈乳汁不足，对宝宝的直接影响是营养摄取不足，不得不选用奶粉喂养或混合式喂养方式。无论多么好的奶粉，其中的营养配比也比不上母乳，而混合式喂养也很容易造成宝宝吃撑等相关问题。

饮食改善法

新妈妈要想多分泌乳汁，就要均衡摄取各种营养，饮食不能单一，适当吃蔬菜、水果。多吃些富含蛋白质和各种营养的食物，比如奶类、鱼、禽、蛋、瘦肉和豆制品。在饮食形式上来说，要多吃流质、半流质食物，比如鱼汤、猪蹄汤、小米粥、骨头汤等。

推荐食材

莴笋、丝瓜、白萝卜、芹菜、山药、土豆、胡萝卜、菠菜、南瓜、木瓜、桂圆、葡萄、草莓、橙子、柚子、火龙果、山楂、甘蔗、桂圆、鲫鱼、草鱼、乌鸡、猪蹄、鸡蛋、牛奶、枸杞子、阿胶、黄芪等。

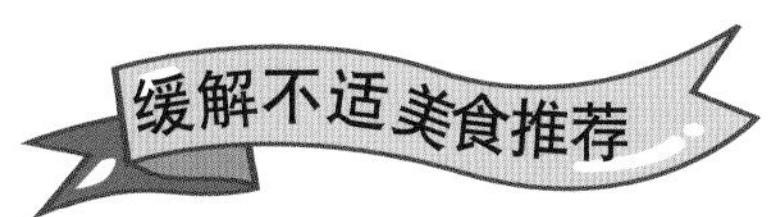

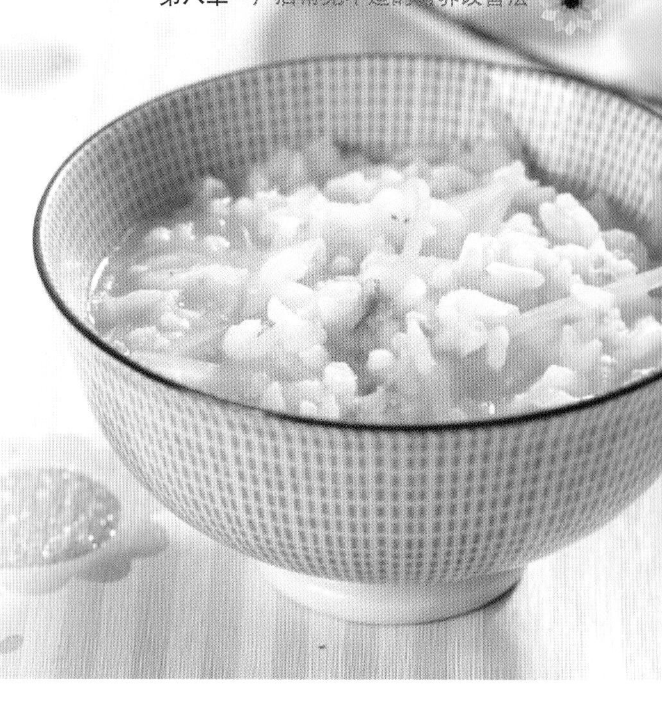

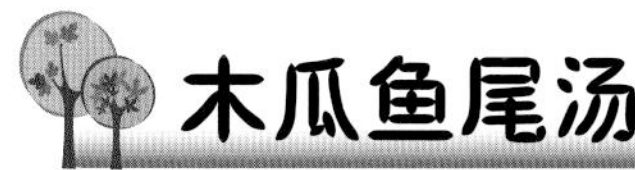

木瓜鱼尾汤

原料 木瓜半个，草鱼尾1个，猪肉50克。

调料 姜4片，盐适量。

做法

1. 木瓜去皮和籽、切块，猪肉切块，草鱼尾去鳞洗净。
2. 锅中放油，煎香草鱼尾。
3. 放入木瓜、猪肉和姜片，加适量开水，同煮，煮开后，用小火煲1小时，下盐调味，即可。

功效 木瓜营养丰富，具有通乳作用，适合产后妈妈食用。

丝瓜蜜饮

原料 丝瓜200克。

调料 蜂蜜10克。

做法

1. 将丝瓜洗净，打汁。
2. 将丝瓜汁放入锅内，加入蜂蜜拌匀，隔水炖半小时，即可。

功效 丝瓜能除热利肠，主治痘疮不出，乳汁不下。产后妈妈多饮此汁，可以滋补强壮，催乳。

莴笋猪肉粥

原料 莴笋300克，猪肉50克，大米50克。

调料 鸡精、盐、酱油、香油各适量。

做法

1. 莴笋去皮，用清水洗净，切成细丝；大米淘洗干净。
2. 猪肉洗净，切成末，放入碗内，加少许酱油、盐腌10～15分钟，备用。
3. 锅内加适量清水，放入大米煮沸，加入莴笋丝、猪肉末，改小火煮至米烂汁黏时，放入盐、鸡精、香油，搅匀，稍煮片刻，即可。

功效 莴笋有通乳的作用，产后新妈妈多食用可以有通乳汁、利小便的功效。

产后恶露不尽

因为气虚血瘀、子宫复原不全、剖宫产后切口愈合不良、术后感染、子宫黏膜肌瘤等多种原因，每个新妈妈都有恶露，产后三周以上还有恶露的，就不是正常现象了，可被称之为产后恶露不尽。新妈妈应该根据自己的身体状况，合理饮食，如果产后恶露不尽情况严重应该及时就医。

不适带来的影响

◆ 对新妈妈的影响

产后恶露不尽会影响新妈妈的身体恢复，特别是产后休息不足、继续干活的新妈妈，血性恶露会持续不停，给身体健康带来极大的伤害。新妈妈会出现神倦懒言、面色苍白、小腹空坠、面色潮红、口燥咽干、发热、头痛、关节疼痛等症状，容易引发其他疾病。产后恶露不尽会带走体内大量血液、组织液体，时间一长，新妈妈容易血虚，不利于产后恢复。

◆ 对新宝宝的影响

新妈妈产后恶露不尽，会加重身体虚弱的症状，影响其履行照顾新宝宝的职责，新宝宝得不到妈妈更多照料。产后恶露不尽会带走新妈妈体内大量的营养成分和体液，影响其泌乳，新宝宝所得到的母乳质量降低。如果新妈妈服用药物进行治疗，母乳里面可能会含有药物成分，对新宝宝来说又是一场考验。

饮食改善法

产后恶露不尽可以通过饮食改善，新妈妈的饮食最好清淡补益，以加强营养，增强体质。最好不要吃生冷水果及大寒的食物，以免凝滞血脉。不要吃辛辣刺激性食物，以免助生火热，加重出血。另外油腻类的食物最好也不要吃，以免损伤脾胃。

推荐食材

荠菜、莲藕、黑木耳、苋菜、莴笋、南瓜、冬瓜、菠菜、茭白、桂圆、苹果、火龙果、梨、香蕉、杧果、山楂、鸡蛋、益母草、当归、党参、黄芪等。

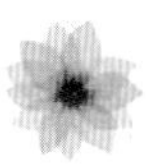

缓解不适美食推荐

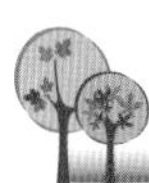

核桃仁藕汁瘦肉汤

原料 藕100克，核桃仁20克，瘦肉50克。

调料 枸杞子20粒，生姜、大葱、盐、白糖各适量，玫瑰露酒、熟鸡油各1小匙。

做法

1. 将核桃仁、枸杞子泡透；将藕去皮，切成末，将瘦肉切成肉末；将生姜去皮，切成末，葱切成葱花。
2. 姜、藕末、瘦肉末，炒散，加入清汤、玫瑰露酒，用中火煮。
3. 待汤煮出味，下枸杞子，加入盐、白糖、核桃仁，用大火滚透，撒上葱花、淋入熟鸡油，即可。

功效 此汤有活血、散淤的功效，可治产后恶露排不出的症状。

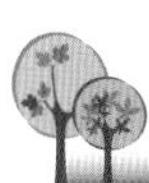

鸡蛋阿胶羹

原料 鸡蛋3个，阿胶30克。

调料 米酒1大匙，盐适量。

做法

1. 将阿胶捣碎，放入锅中，加入米酒和适量清水，用小火炖煮。
2. 鸡蛋打入碗中，用筷子打散。
3. 阿胶煮化后，倒入鸡蛋液，加入少量盐调味，再煮5分钟，即可。

功效 此羹既可以养生也可以止血，对产后阴血不足、血虚生热等引起的恶露不尽有治疗作用。

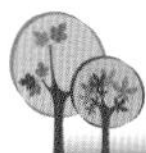

益母草黑木耳汤

原料 益母草20克，黑木耳30克。

调料 白糖适量。

做法

1. 将益母草用纱布包好，扎紧口，黑木耳水发后去蒂，洗干净，撕成小片。
2. 将处理好的材料放入锅中，放入适量的清水，煎煮30分钟，取出益母草包，放入白糖，略煮，即可。

功效 可用于防治产后血热、恶露不尽。

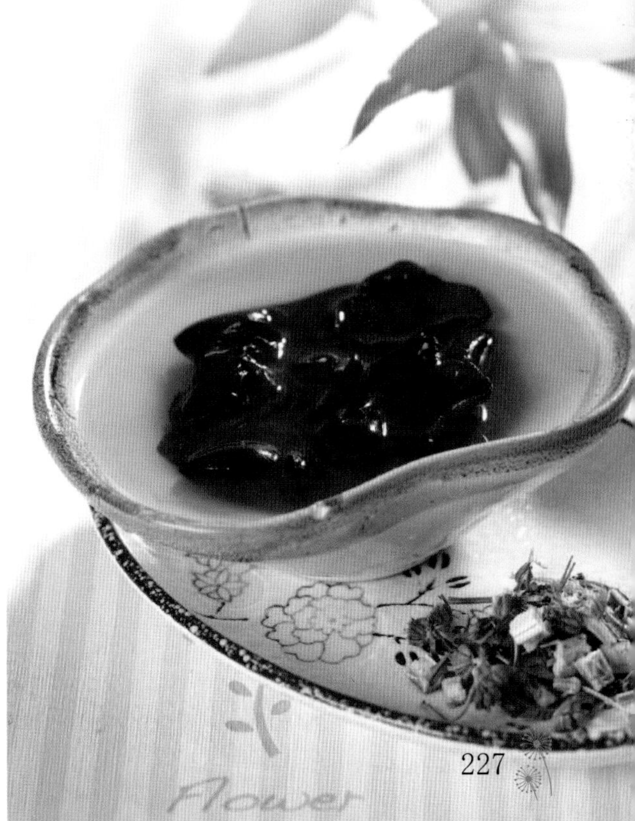

产后水肿

新妈妈在生产后会有一定程度的水肿，引起水肿的原因有很多，一是在怀孕后期，子宫变大影响了血液循环而出现水肿，生产后水肿还没有消退；二是新妈妈内分泌系统受到怀孕的影响，身体代谢水分的功能出现变化，身体下肢出现的水肿。

不适带来的影响

◆ 对新妈妈的影响

产后水肿可能是其他疾病的一种症状，比如肾病、心脏病等，新妈妈对此症状要加以注意。另外，产后水肿也可能引发其他症状，如食欲缺乏、头晕心悸、神疲肢倦、汗多、便溏、气短、耳鸣等多种症状。新妈妈分娩过后，在身体可以承受的情况下尽量下床活动以促进血液循环，减少血栓形成，多活动双下肢，并慢慢增加活动量，尽量减少水肿，避免因水肿而引发其他疾病。

◆ 对新宝宝的影响

新妈妈因为水肿，会使本来就很虚弱的身体负累更重，照顾新宝宝就会有心无力，照顾不全。另外，新妈妈出现水肿问题时，需在饮食上加以调理，营养摄入不均衡，对泌乳有一定的影响。此外，若新妈妈水肿得非常严重，就要听从医生的建议采取药物干预，对哺乳也会造成一定的影响。

饮食改善法

新妈妈可以多吃脂肪较少的肉类或鱼类，以及新鲜的蔬菜和水果。虽然不必控制饮水量，但是在睡前，新妈妈要少喝水以及其他饮料。新妈妈的饮食要尽量清淡，不要太咸，尤其不能吃咸菜，以防加重水肿。新妈妈还要少吃或不吃难以消化的食物和易产生胀气的食物，比如油炸食品、糯米点心、洋葱、土豆、红薯等，以免腹胀，使血液回流不畅，加重水肿。

推荐食材

薏米、西蓝花、油菜、黄瓜、芹菜、西瓜、冬瓜、柠檬、苹果、香蕉、草莓、生姜、桂圆、红枣、海带、牛肉、羊肉、鸡肉、动物肝脏、鸭肉、黄豆、红豆、鸡蛋、奶制品等。

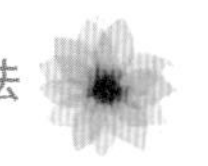

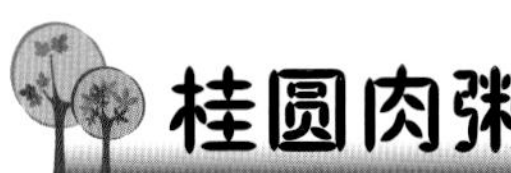

桂圆肉粥

原料 桂圆肉30克，大米60克。

调料 白糖适量。

做法

1. 桂圆肉洗净，切成小丁；大米淘洗干净。
2. 将桂圆肉、大米放入锅中，加适量清水，置炉火上煮。
3. 煮至米烂开花，粥汁黏稠时离火，加入白糖，搅匀，即可。

功效 此粥益气养血，健脾消肿。适用于产后脾胃虚弱所致水肿，也可治疗产后贫血。

红豆薏米姜汤

原料 红豆、薏米各50克。

调料 生姜5片，红糖适量。

做法

1. 红豆与薏米用水浸泡3个小时，捞出。
2. 将红豆、薏米、姜片放入锅中，加适量清水，大火煮开后改小火煮1个小时。
3. 加入适量红糖，即可。

功效 红豆与薏米相配具有利水渗湿、健脾消肿的功效，有利于改善新妈妈产后水肿的症状。

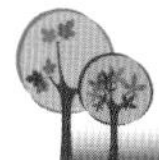

桂圆姜枣汤

原料 桂圆肉15克，红枣10个。

调料 姜片适量。

做法

1. 桂圆肉、红枣洗净。
2. 将桂圆肉、红枣、姜片放入砂锅中，加入适量清水，大火烧开后改小火，共煮40分钟。
3. 挑除姜片，食用桂圆肉、红枣，喝汤。

功效 此汤健脾开胃、益气养血、养心安神，对产后脾胃虚弱所致的水肿有一定的疗效，对于产后失血过多、脾虚泄泻、心悸失眠等也有较好的疗效。

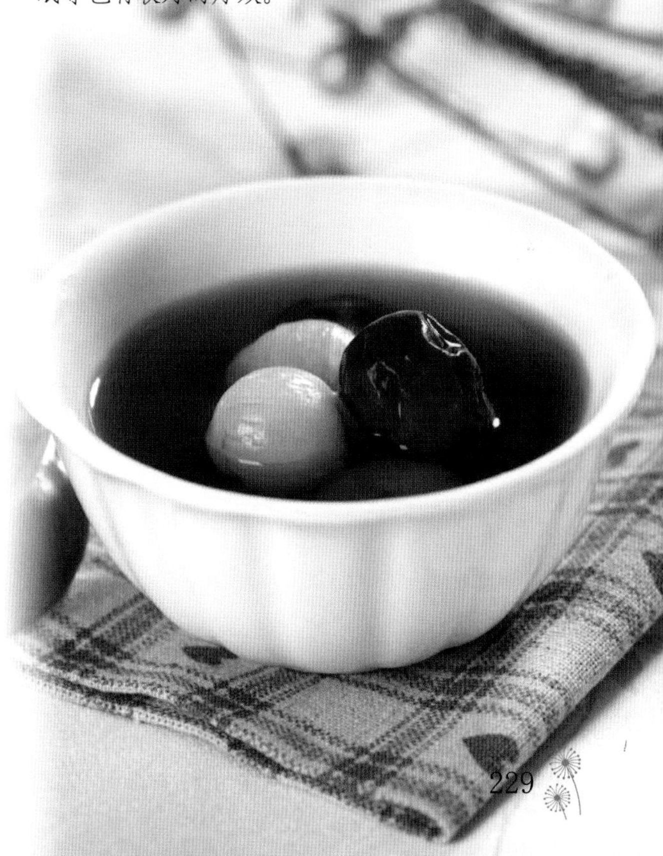

产后便秘

引起产后便秘的原因有很多，一是胃肠功能减弱，蠕动缓慢，肠内容物停留过久，水分被过度吸收，大便干结不易排出；二是怀孕期间，腹壁和骨盆底的肌肉收缩力量不足，排便无力；三是生产的时候，会阴和骨盆或多或少的损伤，通过神经反射，抑制排便动作；四是产后饮食过于讲究，多肉少菜，缺乏纤维素，食物残渣减少，大便量减少，不易排出。新妈妈要及时通过饮食、运动来加以调整，以利于产后身体恢复。

不适带来的影响

◆ 对新妈妈的影响

长时间的产后便秘会使肠道排空减缓，新陈代谢减慢，新妈妈会觉得腹中胀满，逐渐就会食欲减退。产后便秘还会令粪便在肠道停留过久，其中一些毒素逐渐蓄积，被肠壁吸收进入人体，对新妈妈的健康极为不利。此外，长时间的产后便秘还可能造成新妈妈盆腔和肛周血液回流障碍，可能形成不同程度的肛裂和痔疮。

◆ 对新宝宝的影响

新妈妈产后便秘大便郁结在肠道内难以排出，大便内的一些有毒成分难免被肠道所吸收，它们通过静脉循环进入体内，进而进入母乳中，通过哺乳影响新宝宝的健康。

饮食改善法

新妈妈要注意饮食结构，在进食鸡鸭肉蛋等高蛋白食物的同时，要合理搭配一些含纤维较多的食物，如蔬菜、水果和粗粮等，以提供较多的膳食纤维，这样既可以均衡摄取营养，又利于大便的排出。新妈妈还可以多饮水，如补充白开水、淡盐水、菜汤、豆浆、果汁等，对改善便秘很有帮助。香油、花生油、豆油等植物油能直接润肠，在肠道中分解的脂肪酸也有刺激肠蠕动的作用，新妈妈要适当多吃。新妈妈还要适当活动，坚持做产后保健操，养成定时排便的好习惯。

推荐食材

糙米、玉米、荠菜、芹菜、油菜、黄瓜、红薯、菠菜、圆白菜、白萝卜、蒜苗、杧果、木瓜、香蕉、梨、苹果、鸡肉、豆类、豆制品、酵母、核桃仁、松子仁、瓜子仁、杏仁、桃仁、蜂蜜等。

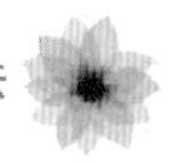

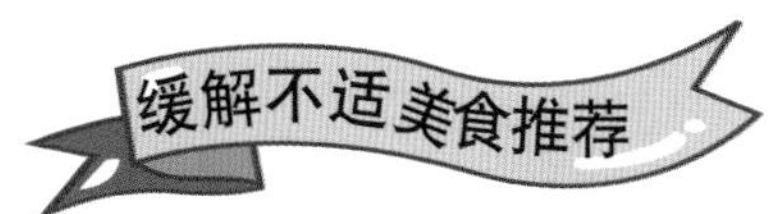

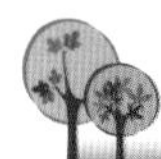

木瓜玉米汤

原料 木瓜100克，玉米200克。

调料 盐、白糖各适量。

做法

1.玉米洗净，煮熟，切段；木瓜洗净，切小块。

2.锅中加入适量清水，放入木瓜、玉米，煮开后，加入盐、白糖，小火煮30分钟，即可。

功效 新妈妈食用此菜，不仅可以促进乳汁分泌，还可以促进胃肠蠕动、加速排便。

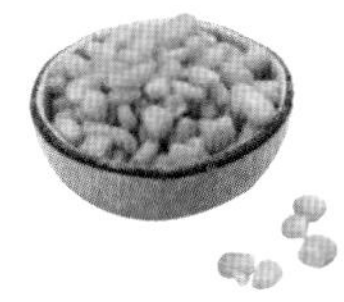

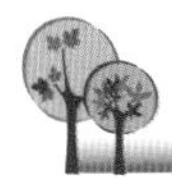

芹菜粥

原料 芹菜200克，大米100克。

做法

1.先将芹菜去根、叶，洗净，切碎备用。

2.把大米淘洗净，直接放入锅内，加入适量清水，置于火上，大火煮开后改小火煮1小时。

3.加入芹菜，再煮5分钟，即可。

功效 产后新妈妈食用此粥可预防及改善便秘。

松子仁粥

原料 松子仁30克，大米100克。

调料 盐适量。

做法

1.将松子仁打破，取洁白者洗净，沥干水，捣烂如膏，待用。

2.把煮锅中加清水适量，放入松子膏及大米，置于火上煮，烧开后改用中小火煮至米烂汁黏时，加入少许盐调味，即可食用。每日可食用1～2次。

功效 此粥黏稠，味香。

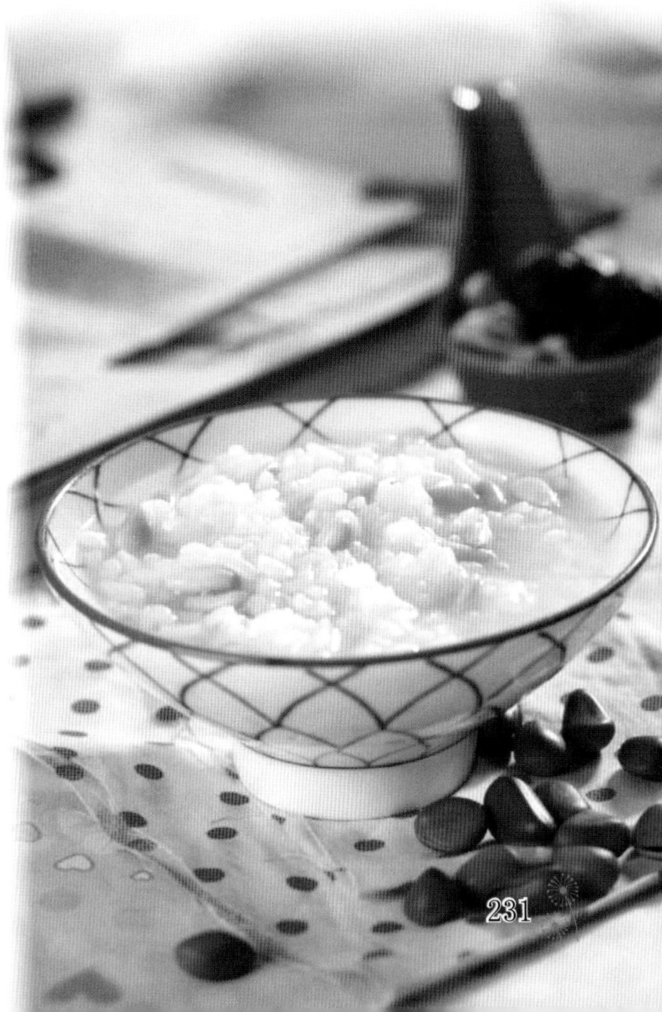

产后多汗

新妈妈因为刚刚生完宝宝，比其他人要更容易出汗，这是正常现象。现代医学证明，新妈妈在孕期增加了大量的体液，生产过后多余的体液就要排出。新妈妈产后出汗的程度与自身的体质、产程是否顺利等因素有关。及时进行饮食调理，经常给室内通风换气，穿适合的衣服，产后多汗的情况就会有所改善。

不适带来的影响

◆ 对新妈妈的影响

新妈妈产后多汗要区分不同的情况，如果身体没有其他症状只是汗多、尿多，那是机体在产后进行自我调整的表现，所以不需要任何特殊治疗。如果新妈妈有大汗湿衣、持续不断出汗、气短懒言、倦怠嗜睡、睡中多汗、醒来即止、五心烦热、口干咽燥、头晕耳鸣等症状，就是病理性出汗，对身体健康影响极大，新妈妈应当及时就诊，以免病情加重，产生更多不利影响。

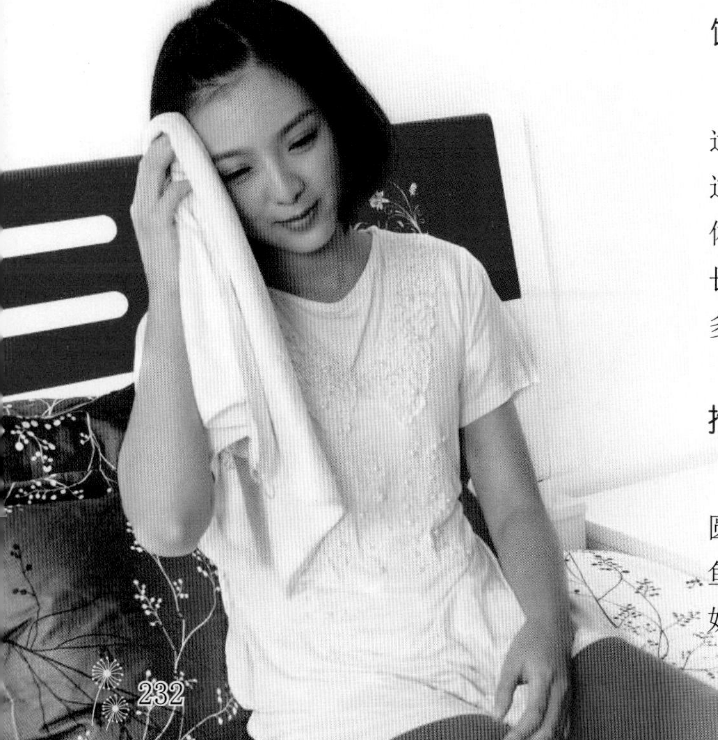

◆ 对新宝宝的影响

新妈妈产后多汗，汗液和乳汁抢夺水分，势必影响乳汁的质量，影响新宝宝的“食品”安全。

饮食改善法

新妈妈为调整产后多汗的状况，要适当饮用红糖水，以补铁、利尿，不过，饮用过多会导致新妈妈出汗更多，体内盐分流失。因此不宜饮用时间过长，最多不要超过10天。新妈妈要少食多餐，不可贪吃。

推荐食材

小麦、糯米、芝麻、山药、红枣、桂圆、泥鳅、黄鳝、鲫鱼、青鱼、鲈鱼、带鱼、银鱼、海带、猪心、猪肺、羊肉、牛奶、黄芪、蜂蜜、百合、莲子等。

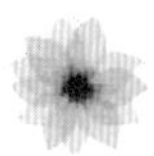

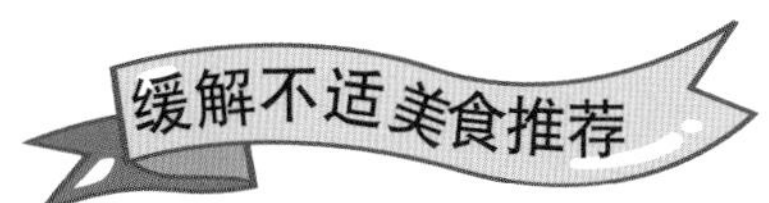

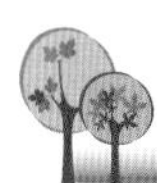

羊肉黄芪汤

原料 羊肉90克，黄芪15克，桂圆肉10克，淮山药15克。

调料 姜丝、葱段、盐各适量。

做法

1. 将羊肉洗净，切块，放入开水中焯2分钟，捞出放入冷水浸泡，捞出沥水。
2. 将黄芪、桂圆肉洗净，淮山药去皮洗净，切成块。
3. 将黄芪、桂圆肉、淮山药放入砂锅中，加适量清水，大火煮开后，加入羊肉，煮至羊肉软烂，放入姜丝、葱段和适量盐调味，即可。

功效 产后新妈妈食用可以改善体弱表虚、肌表不固的自汗症状。

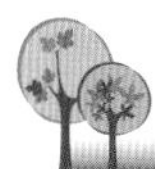

红枣糯麦粥

原料 糯米30克，小麦60克，红枣15个。

调料 红糖适量。

做法

1. 糯米和小麦分别洗净；红枣去核，洗净。
2. 糯米、小麦、红枣放入锅中，加适量清水，煮制成粥。
3. 加入适量红糖调味，即可。

功效 此粥香甜软糯，还有补益脾肺、固表止汗的功效。

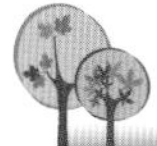

红枣莲子粥

原料 红枣10个，大米100克，莲子10克。

调料 姜丝，盐各适量。

做法

1. 红枣洗净去核；莲子、大米洗净。
2. 将红枣、莲子、大米和姜丝放入砂锅中，加入适量清水，先用大火煮滚，后改用小火熬至成粥，再用少许盐调味，即可。

功效 此粥有补脾养胃、涩肠固精、养心安神等功效，新妈妈产后食用可以帮助改善产后多汗的症状。

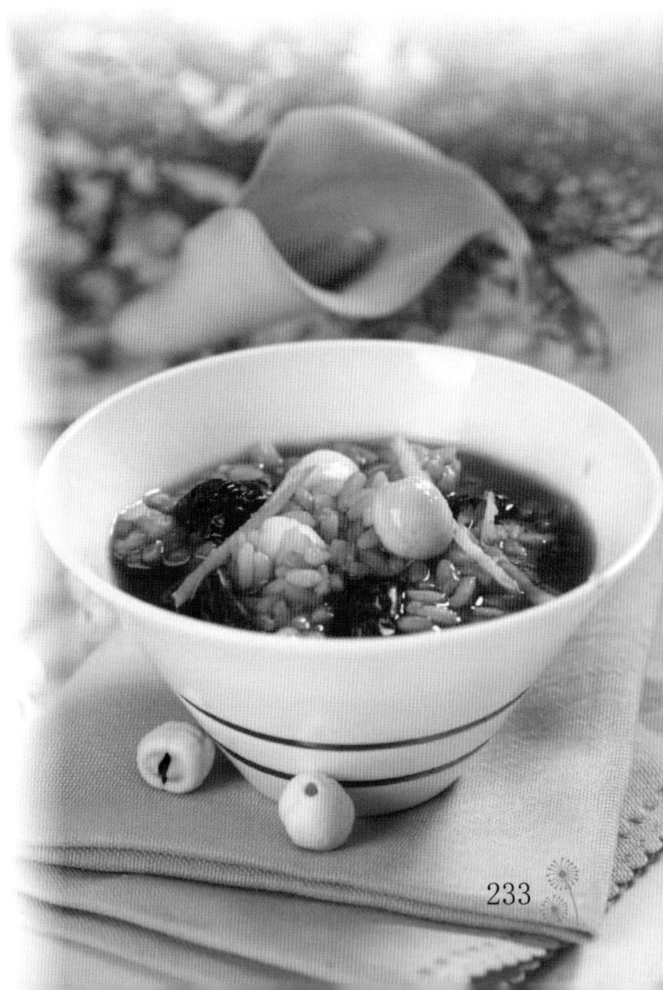

附录1：孕期用药指南

孕妈妈用药的原则

孕妈妈要成为新妈妈必须经历妊娠期这个特殊的生理时期，在妊娠期间，如果孕妈妈口服或外用了药物，有可能会影响胎宝宝的健康发育。药物对胎宝宝的影响并不确定，影响的途径也不一致，有的药物是通过影响母体内分泌、代谢等而间接影响胚胎或胎宝宝的，有的药物是通过胎盘屏障直接影响胎宝宝的。孕妈妈在妊娠期如果需要用药，应按以下原则正确处理。

◎按要求进行孕期检查，及时对自身和胎宝宝进行检查，尽早发现、排除病情。

◎必须有明确指征，避免不必要的用药，如果病情不重，尽量不要服用药品。

◎不自行用药，必须在医生指导下用药，如果条件允许，应当到正规的医院就医，遵照医生的指导用药。

◎用药尽量单一，能用一种药物就不要用两种或多种药物。

◎用疗效肯定的老药、传统药，尽量不使用对胎宝宝尚不确定有无不良反应的新药。

◎同一种药品也分不同的剂量，应正确服用合适的剂量，能用小剂量的药品，就不用大剂量的药品。

◎严格掌握药物剂量和持续时间，能停药就及时停药。

◎妊娠早期尽量不用药，如果病情允许，可以推迟到妊娠中期再针对病情进行药物治疗，以保障胎宝宝的安全。

◎如果病情特殊，必须在妊娠早期使用对胚胎有害的药物，则需要考虑终止妊娠。

药物对胎宝宝的影响

有一些孕妈妈在怀孕初期并不知道自己怀孕了，结果服用了一些药物，怎么办？怀孕后，有的孕妈妈生病了，可以服用药物吗？药物对胎宝宝的影响到底有多大？其实，即使是一些常规药，对胎宝宝的影响，迄今也不能完全肯定。胎盘是胎宝宝的屏障，可以阻止某些有害的大分子药物进入胎宝宝的血液中，因此药物对胎宝宝的实际影响也是不容易估量的。

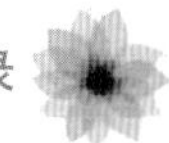

孕期	安全性	影响
孕3周	安全期	药物对胚胎的影响是“全或无”，即要么没有影响，要么有影响会导致流产，一般不会导致胎儿畸形
孕3～8周	致畸 敏感期	此时是胚胎各器官分化形成时期，极易受药物等外界因素影响而导致胎儿畸形，此时期不必用药时果断不用，包括一般保健品、滋补药。如果必须用药，一定要在医生指导下谨慎安全用药
孕8周至 16～20周	中敏期	这一时期胎儿的器官基本分化完成，并继续生长。这段时间药物致畸的可能性大大下降，但是有些药物仍可能影响胎宝宝的正常发育。此时是否终止妊娠应根据药物的毒副作用大小、有关症状、今后生育情况以及生病儿的社会心理因素以及家庭因素等全面考虑，权衡利弊后再行决定
孕20周至 分娩前	低敏期	此时胎宝宝各脏器已经基本发育，对药物的影响敏感性较低，用药后一般不会出现明显畸形，但可出现程度不一的发育异常或局限性损害
分娩前	敏感期	胎儿成为新生婴儿时，体内的代谢系统不完善，还不能迅速而有效地处理和消除药物，药物可能在婴儿体内蓄积并产生药物过量的表现

孕妈妈忌服的西药

孕妈妈怀胎十月产下新宝宝，十个月的时间不长，但是也不短，孕妈妈极有可能出现这样或那样的疾病，怎么办呢？在必要的情况下，孕妈妈还是要服用药物，西药成了很多人的选择，哪些西药是孕妈妈不能服用的呢？

药品	危险时期	不良后果
氯霉素	孕晚期	导致灰色婴儿综合征
四环素族	孕中期、孕晚期	大剂量肠道外给药会引起孕妈妈肝损害、骨生长异常及牙齿变色
利福平	孕期全程	有动物胚胎毒性，新生儿出血危险增加
孕激素	孕早期	大剂量可致畸
巴比妥类	孕期全程	新生儿可能出现不适症状，新生儿出现出血性疾病、低血压、低体温及呼吸功能减退
青霉胺	孕期全程	尽量避免使用
安定	孕早期、孕晚期	孕早期服用容易引起胎儿畸形，分娩前服用影响新生儿体温调节，引起高胆红素血症
麦角新碱	孕期全程	诱发子宫收缩，引起早产或急产
碘及碘化物	孕中期、孕晚期	引起甲状腺肿及机能低下
氯贝丁酯普罗布考	孕期全程	可能干扰胚胎生长和发育
酒精	孕早期、孕晚期	大剂量会影响胎宝宝发育或致畸
刺激性泻药	孕期全程	敏感的孕妈妈可能引起子宫收缩
阿罗地平	孕晚期	可抑制分娩，有致胎宝宝缺氧的可能
氨茶碱、茶碱	孕晚期	新生儿易激惹、心动过速或呼吸暂停
阿司匹林	孕晚期	使胎宝宝动脉导管于子宫内关闭，并可能造成新生儿持续肺动脉高压，延迟分娩并延长产程，损伤血小板，增加母婴风险

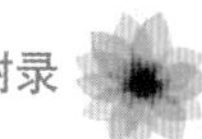

药品	危险时期	不良后果
鹅胆酸	孕期全程	对胎宝宝的代谢产生不良影响
奎宁丁	孕晚期	大剂量应用时偶尔可以引起早产
醋丁洛尔	孕晚期	引起胎宝宝子宫内发育迟缓、新生儿低血糖、心动过缓及低血压
利舍平	孕期全程	高血压孕妈妈服用，新生儿有昏迷、心动过缓、鼻黏膜充血和呼吸抑制等可能
哌替啶	孕中期、孕晚期	多次应用会抑制胎宝宝呼吸，影响其成长，严重时导致胎宝宝窒息
地塞米松	孕期全程	长期应用可导致流产及腭裂等婴儿先天性缺陷
口服降压药	孕中期、孕晚期	可引起新生儿长期血糖过低

孕妈妈禁服、慎服的中药

很多孕妈妈、准爸爸认为西药毒性大、不安全，觉得中药安全一些。孕妈妈可以服用中药，但是必须考虑到中药对孕妈妈本人以及胎宝宝的影响，以防导致胎儿畸形、流产等，能不用的药材尽量不用。凡辛散耗气、大辛大热、滑利、祛瘀、破血、有毒的药品都应慎用或禁用，详情如下：

适用性	类别	药品名
禁用	辛香通窍药	麝香
禁用	破血逐瘀药	水蛭、虻虫、莪术、三棱
禁用	峻下逐水药	巴豆、牵牛、芫花、甘遂、商陆、大戟
禁用	大毒药	水银、清粉、斑蝥、蟾蜍

适用性	类别	药品名
禁用	中成药	牛黄解毒丸、牛黄清心丸、龙胆泻肝丸、开胸顺气丸、益母草膏、大活络丹、小活络丹、紫血丹、至宝丹、苏合香丸等
慎用	活血祛瘀药	桃仁、蒲黄、五灵脂、没药、苏木、皂角刺、牛膝
慎用	行气破滞药	枳实
慎用	攻下利水药	大黄、芒硝、冬葵子、木通
慎用	辛热温里药	附子、肉桂、干姜

孕妈妈禁用、慎用的外用药

怀孕后，孕妈妈的内分泌、代谢和免疫力都会发生很大的改变，皮肤也会出现一些相应的生理性改变，以及发生与妊娠有关的皮肤病。

适用性	药品	作用
禁用	皮质醇类药	具有抗炎、抗过敏作用，如治荨麻疹、湿疹、药疹、接触性皮炎等
禁用	莫匹罗星软膏	抗生素外用软膏，在皮肤感染方面应用较广泛
慎用	达克宁霜	一般均有局部刺激，如果皮肤局部较为敏感，易发生接触性皮炎，或者因局部刺激发生灼感、红斑、脱皮起疱等
慎用	阿昔洛韦软膏	抗病毒外用药，抑制病毒DNA的复制，但同时对人体细胞的DNA（脱氧核糖核酸）聚合酶也有抑制作用，从而影响人体DNA（脱氧核糖核酸）的复制
慎用	杀癣净	多用于皮肤黏膜真菌感染，如体癣、股癣、手足癣等

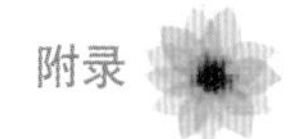

附录2：产后用药指南

产后用药原则

对于宝宝来说，妈妈是强大的，是无所不能的，但是妈妈也只是普通人，刚刚生产的妈妈更加虚弱。新妈妈在产后生病了，怎么办？新妈妈本来就有疾病，怎么办？新妈妈不仅要考虑给小宝宝哺乳，更要考虑自身的健康，合理就医，正确用药，争取早日摆脱不适，更好地照顾宝宝。

新妈妈用药应掌握以下原则：

◎同一类药物，选择疗效好、半衰期短的；用疗效肯定的老药、传统药，尽量不使用对宝宝尚不确定有无不良反应的新药。

◎用药尽可能使用最小的有效剂量，遵照医嘱，不要随意加大剂量。

◎每次服药的间隔时间至少为4个小时，可在哺乳后立即用药，并适当延迟下次哺乳时间，有利于宝宝吸吮乳汁时避开血药浓度的高峰期。

◎尽量避免应用禁用药物，如果必须应用，应停止哺乳。

◎服用慎用药物时，应在临床医师指导下用药，并密切观察宝宝的反应。如果新妈妈必须用药，但该药对宝宝的安全性又未能证实，应暂停哺乳或改用人工喂养。

◎不自行用药，必须在医生指导下用药，如果条件允许应当到正规的医院就医。

◎产后用中药做药膳，为避免产生不良反应，应尽量咨询医生。

产后禁服、慎服的药品

对哺乳期女性的用药问题，不能只考虑药物是否影响乳汁分泌，还必须考虑药物对宝宝的影响。许多药物可随母亲乳汁排出而进入婴儿体内。尽管有的药物在乳汁中的浓度很低，但由于宝宝身体稚嫩，药物对宝宝必定会起到影响。

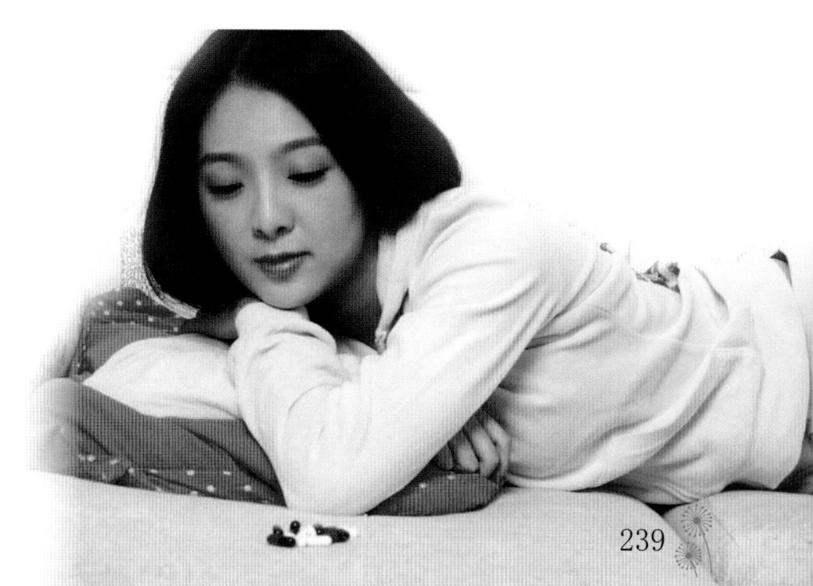

适用性	药品	不良后果
禁用	氯霉素	可造成致命的灰婴儿综合征
禁用	四环素	易进入乳汁，进入宝宝体内会使婴儿牙齿受损及出现黄疸
禁用	庆大霉素、链霉素	如在乳汁中浓度较高，会使婴儿听力受损
禁用	金刚烷胺（抗病毒药）	新妈妈服此药后，会导致宝宝呕吐、尿潴留、皮疹
禁用	抗甲状腺药	抑制宝宝的甲状腺功能
禁用	皮质激素、黄体激素	可由母及子而使宝宝出现黄疸
禁用	水杨酸类药	宝宝会出现嗜睡、皮疹
禁用	利尿剂和作用猛烈的泻药	对宝宝的身体极为不利
慎用	青霉素族抗生素	偶尔会造成宝宝过敏
慎用	甲硝唑	对婴儿的损害作用尚未肯定
慎用	镇静药	宝宝会出现不安定、过多啼哭、抖动等
慎用	口服避孕药	对宝宝虽无直接毒性反应，可是药物会使母乳分泌减少，并影响母乳成分
不宜长期大量使用	磺胺类药物	少量药物进入婴儿体内能产生有害影响
适用	抗癌药	药物会随乳汁进入宝宝体内，引起骨髓抑制，出现白细胞下降